中医必读经典读本丛书

古典医籍编辑部主编

妇人大全良方

〔宋〕 陈自明撰

中国中医药出版社

·北 京·

图书在版编目（CIP）数据

妇人大全良方/（宋）陈自明撰．—北京：中国中
医药出版社，2020.1
（中医必读经典读本丛书）
ISBN 978－7－5132－5406－9

Ⅰ.①妇…　Ⅱ.①陈…　Ⅲ.①妇产科病-验方　Ⅳ.
①R289.5

中国版本图书馆 CIP 数据核字（2018）第 286932 号

中国中医药出版社出版

北京经济技术开发区科创十三街 31 号院二区 8 号楼
邮政编码　100176
传真　010－64405750
保定市西城胶印有限公司印刷
各地新华书店经销

开本 880×1230　1/32　印张 18.25　字数 376 千字
2020 年 1 月第 1 版　2020 年 1 月第 1 次印刷
书号　ISBN 978－7－5132－5406－9

定价　66.00 元
网址　www.cptcm.com

社 长 热 线　010－64405720
购 书 热 线　010－89535836
维 权 打 假　010－64405753

微信服务号　zgzyycbs
微商城网址　https://kdt.im/LIdUGr
官 方 微 博　http://e.weibo.com/cptcm
天猫旗舰店网址　https://zgzyycbs.tmall.com

中医药学是中华民族文化宝库中之瑰宝，是中华民族文化基因的重要组成部分。其源远流长，传千载而不衰，统百世而未坠，发皇古今，历久弥新，熠熠生辉，不仅使中华民族生生不息，更是为人类文明做出了重要贡献。

中医典籍是众多名医先贤智慧的结晶，蕴含着博大精深的医学理论和临证经验。在中医学术传承中，中医典籍发挥了不可替代的关键作用。只有通达谙熟中医典籍，继承前人宝贵的学术成果，才能创新和发展。正如唐代王冰在《黄帝内经素问》序中所云："将升岱岳，非径奚为；欲诣扶桑，无舟莫适。"由此可见，古籍整理是读书治学的重要门径，如果不凭借古籍整理的手段，我们欲"见古人之心"，解中医典籍之秘是非常困难的，学术的传承可能因此而失去依托或发生断裂。鲁迅先生曾一针见血地指出："清代的考据家有人说过'明人好刻古书而古书亡'，因为他们妄行校改。"纵观当今中医古籍图书市场，泥沙俱下，鱼龙混杂。有径改而不出注者，有据明清医家著作而补《黄帝内经素问》而不加注者，有不明句读而乱加标点者……变乱旧式，删改原文，实为刻书而"古书亡"的原因，这是水火兵虫以外古籍之大厄。为正本清源，传承中医文脉，全面提升中医素养和临床诊治疗效，我们在汲取古今中医古籍整理成果的基础上，广泛听取中医名家意见，深入调研，多次论证，充分酝酿，反复甄选，特此整理出版了《中医必读经典读本丛书》，希冀成为广大中医研习者必备的"经典读本"，使每一位读者朋友读有所本，思有所获，习有所进，学有所成。

本套丛书甄选的书目，多为历代医家所推崇，向被尊为必读经典之圭臬，具有全面的代表性、珍稀的版本价值、极高的学术价值和卓著的临床实用价值。由于中医古籍内容广博，年代久远，版本在漫长的历史流传中散佚、缺残、衍误等为古籍的研究整理带来很大困难。我们的整理原则遵循：忠于原书原貌，不妄加删改，精编精校，严谨求真，逢校有注，勘误有证。力求做到：版本精良，原文准确，校勘无误，注释精当。每书前撰有内容提要、整理说明，简要介绍该书的作者生平、成书背景、版本源流、学术成就、学术特点、指导意义以及整理方法，以启迪研习者的感悟。

纵观古今中医前贤大家，无不是谙熟中医经典，勤于体悟临证，才能成为发皇古义而立新论，发古人之未发而创新说者。回顾每一次对中医古籍的整理过程都是一次知识的叠加与升华。"问渠哪得清如许？为有源头活水来（朱熹《活水亭观书有感》）"，历经长期的积淀与洗礼，中医药学结构和体系更加完整与科学，中医药学发展的信心更加坚定。我们衷心地希望《中医必读经典读本丛书》的整理出版，能为传承中医经典，弘扬中华传统文化，为中医人才队伍的培养和成长，为中医药事业的创新与发展，为中华文明的积淀发挥积极的推动作用。

中国中医药出版社

二〇一八年八月

《妇人大全良方》，宋·陈自明撰，成书于嘉熙元年（1237），是我国较早的一部妇产科著作。由于此书具有较高的学术水平和临床实用价值，后世多次再版刊行，版本较多。元勤有书堂刻本为现存最早版本，卷帙全，错漏少，具有很高的文献价值。清乾隆四十九年（1784）的四库全书抄本即以此本为祖本。明正德四年（1509），熊宗立较为完整地保留了陈氏原书的原貌，并在此基础上进行了补遗，共增一百六十余方及部分论述。明嘉靖二十六年（1547）刊行的《校注妇人良方》，为薛己据原书删节、增补，并加以校注的版本。另有日本文化年间（1805）丹波元简父子所藏聿修堂抄本，也具有一定的参考价值。整理原则与方法：

1. 本次整理以元勤有书堂刻本为底本，以明正德四年熊宗立补遗本（简称正德本）为主校本，以四库全书抄本（简称四库本）为旁校本，以明嘉靖二十六年薛己校注本（简称嘉靖本）及日本聿修堂抄本（简称日抄本）为参校本。

2. 校勘以对校、本校为主，凡底本与校本不尽相符，而底本存有错讹、脱漏、衍倒者，予以改正并出校记。

3. 原书竖排繁体改为横排简体，原"右""左"表示文字方位前后者，分别径改为"上""下"。

4. 原书目录与正文不相一致，各论下的凡几方与正文方数不合，多卷方剂未载入目录。今据正文订正目录，修正凡几方的数字，补入具有出处的药方，正文中未具方名的又方及互见方仅注明方数，不入目录。

5. 原书注文、按语为双行小字，今均改为单行小字。

6. 原书中的异体字、俗写字、古字，径改不注。通假字予以保留，首见出注。

7. 原书中凡因形近而误用的字，如"巳""己"和"已"，径改不注。

8. 原书中避讳字"圆"予以保留，未改。

9. 为便于查阅，书后附有方剂索引。

编者

二〇一九年八月

序

　　世之医者，于妇人一科，有《专治妇人方》，有《产宝方》。治以"专"言，何专攻也；方以"宝"言，爱重之也。盖医之术难，医妇人尤难，医产中数体则又险而难。彼其所谓《专治》者、《产宝》者，非不可用也。纲领散漫而无统，节目谆略而未备。医者尽于简易，不能深求遍览。有才进一方不效，辄束手者；有无方可据，揣摩臆度者；有富贵家鄙药贱，而不服者；有贫乏人惮药贵，而无可得服者；有医之贪利以贱代贵，失其正方者。古云：看方三年，无病可治；治病三季，无药可疗。又云：世无难治之病，有不善治之医；药无难代之品，有不善代之人。此之谓也。

　　仆三世学医，家藏医书若干卷。既又遍行东南，所至必尽索方书以观。暇时闭关净室，翻阅涵泳，究极未合，采摭诸家之善，附以家传经验方，秤而成编。始自调经，讫于产后，凡八门，门数十余体，总二百六十余论。论后有药，药不惟其贵贱，惟其效。纲领节目，灿然可观。庶几病者随索随见，随试随愈。

　　仆于此编，非敢求异昔人也，盖亦补其偏而会其全，聚于散而敛于约，期更无憾云。愚者千虑，必有一得。君子毋以人废言。

　　时嘉熙元年八月良日建康府明道书院医谕①临川陈自明良父序

---

　　①　谕：原作"论"，据正德本改。

新编 《妇人大全良方》 纲目

凡八门

调经门　凡医妇人，先须调经，故以为初。

众疾门　经脉不调，众疾生焉，故以次之。

求嗣门　疾病既无，须知求嗣，故以次之。

胎教门　求嗣已明，须知胎教，故以次之。

妊娠门　胎教已明，须知妊娠疾病，故以次之。

坐月门　妊娠疾病既明，须知坐月避忌，故以次之。

产难门　坐月既明，须知产难，故以次之。

产后门　产难既明，须知产后疾病，故以次之。

目录

辨识修制药物法度 ·········· 1

卷之一

调经门 ·············· 10
月经序论第一 ·········· 10
精血篇第二 ··········· 11
《产宝方》序论第三 ······· 11
王子亨方论第四 ········· 12
月水不调方论第五凡四方
············· 12
  紫石英圆 ········· 13
  加减吴茱萸汤 ······· 13
  姜黄散 ·········· 14
  桃仁散 ·········· 14
月水不通方论第六 ······· 14
 《产宝方》论 ········ 15
《养生必用》论经病第七凡九方
············· 15
  当归散 ·········· 16
  琥珀散 ·········· 16
 《救急》方 ········· 16
 《产宝方》方 ········ 17

《梅师方》方 ·········· 17
万病圆 ············· 17
红花当归散 ··········· 17
鳖甲圆 ············· 18
桃仁煎 ············· 18
室女月水不通方论第八凡二方
············· 18
  通经圆 ·········· 19
 《圣惠方》方 ········ 19
室女经闭成劳方论第九凡十方 ·· 19
  柏子仁圆 ········· 20
  泽兰汤 ·········· 20
  沉香鳖甲散 ········ 20
  金花散 ·········· 20
  劫劳散 ·········· 21
  资血汤 ·········· 21
  麦煎散 ·········· 22
  鳖甲煎圆 ········· 22
  八仙饮子 ········· 23
  茅香饮子 ········· 23
血枯方论第十凡四方 ······· 24

乌贼鱼骨圆 …………… 24

苁蓉圆 …………… 24

干地黄汤 …………… 25

磁石圆 …………… 25

月水不利方论第十一凡四方

…………… 25

白薇圆 …………… 25

《产宝方》方 …………… 26

牡丹散 …………… 26

牛膝散 …………… 26

月水行或不行心腹刺痛方论

第十二凡五方 …………… 26

温经汤 …………… 27

桂枝桃仁汤 …………… 27

地黄通经圆 …………… 28

琥珀散 …………… 28

荜茇圆 …………… 29

月水不断方论第十三凡四方

（又单方二道） …………… 29

牡丹圆 …………… 30

续断圆 …………… 30

禹余粮圆 …………… 30

牡蛎圆 …………… 30

妇人杀血心痛方论第十四

…………… 31

崩暴下血不止方论第十五凡十九

方（又单方十道） …………… 31

小蓟汤 …………… 32

阿茹陁圆 …………… 32

琥珀散 …………… 32

五灵脂散 …………… 33

荆芥散 …………… 34

独圣散 …………… 34

神应散 …………… 35

《本事方》方 …………… 35

金华散 …………… 35

如圣散 …………… 35

《千金翼》方 …………… 36

缩砂散 …………… 36

如神散 …………… 36

煮附圆 …………… 37

补药圆子 …………… 38

竹茹圆 …………… 39

经验方 …………… 39

如圣无比散 …………… 39

《千金方》方 …………… 39

崩中带下方论第十六 …………… 40

崩中漏下生死脉方论第十七凡二十

一方（又单方及互见方十一道）

…………… 41

鹿茸圆 …………… 41

柏叶散 …………… 42

益母草散 …………… 42

张氏方 …………… 42

白芷散 …………… 42

乳香散 …………… 42

破故纸散 …………… 43

搐鼻散 …………… 43

白矾散 ·············· 43

伏龙肝散 ·············· 43

茯苓散 ·············· 44

《圣惠方》方 ·············· 45

《千金》温经汤 ·············· 45

紫金散 ·············· 46

文仲方 ·············· 46

《千金》方 ·············· 46

沉香牡丹圆 ·············· 46

《广济》方 ·············· 47

《千金》方 ·············· 47

白芷暖宫圆 ·············· 47

地黄圆 ·············· 48

妇人白浊白淫方论第十八凡一方

·············· 48

姜黄散 ·············· 48

妇人天癸过期经脉不调方论第十

九凡二方 ·············· 49

当归散 ·············· 49

茱萸鹿茸圆 ·············· 49

妇人血分水分肿满方论第二十

凡三方 ·············· 49

椒仁圆 ·············· 49

《养生必用》方 ·············· 50

葶苈圆 ·············· 50

卷之二

众疾门 ·············· 51

《极一方》总论第一 ·············· 51

《产宝方》论第二 ·············· 51

《博济方》论第三 ·············· 52

寇宗奭论第四 ·············· 52

通用方序论第五凡十六方 ·············· 53

加减四物汤 ·············· 53

怀娠产前后加减良方 ··· 56

佛手散 ·············· 57

丹参散 ·············· 59

胜金圆 ·············· 59

金钗煎 ·············· 60

交加散 ·············· 61

交加散 ·············· 61

玉露通真圆 ·············· 61

补中圆 ·············· 62

二圣散 ·············· 62

二圣大宝琥珀散 ·············· 62

朱翰林白术煎 ·············· 63

沉香琥珀煎 ·············· 64

滋血汤 ·············· 65

乌鸡煎圆 ·············· 65

卷之三

妇人中风方论第一凡九方

·············· 68

排风汤 ·············· 68

三生饮 ·············· 70

参苏饮 ·············· 70

木香煮散 ·············· 71

附子理中汤 ·············· 71

加减小续命汤 ·········· 72

小风引汤 ·········· 73

《千金》竹沥汤 ········ 74

《必效》竹沥汤 ········ 74

妇人中风角弓反张口噤方论第二

凡八方 ·········· 74

葛根汤 ·········· 75

桂枝加葛根汤 ·········· 75

附术散 ·········· 76

桂心白术汤 ·········· 76

附子防风散 ·········· 76

八物白术散 ·········· 76

白僵蚕散 ·········· 77

乌蛇圆 ·········· 77

妇人中风口噤方论第三凡三方

·········· 77

天南星散 ·········· 77

走马散 ·········· 78

乌蛇散 ·········· 78

妇人中风不语方论第四凡三方

·········· 78

神仙解语丹 ·········· 78

防风汤 ·········· 79

竹沥汤 ·········· 79

妇人风痱手足不随方论第五

凡一方 ·········· 79

三痱汤 ·········· 79

妇人中风自汗方论第六凡二方

·········· 80

独活汤 ·········· 80

续命煮散 ·········· 81

妇人臂痛方论第七凡六方

·········· 81

柏子仁圆 ·········· 81

舒经汤 ·········· 82

茯苓圆 ·········· 82

控涎丹 ·········· 82

白芥子散 ·········· 82

流气饮子 ·········· 83

妇人贼风偏枯方论第八凡三方

·········· 83

大八风汤 ·········· 84

增损茵芋酒 ·········· 84

续断汤 ·········· 84

妇人偏风口㖞方论第九凡三方

·········· 85

防风汤 ·········· 85

《广济》方 ·········· 85

深师续命汤 ·········· 85

妇人血风心神惊悸方论第十凡三方

·········· 86

茯神散 ·········· 86

龙齿圆 ·········· 86

朱贲琥珀散 ·········· 87

妇人失血过多心神不安方第十一

凡一方 ·········· 87

宁志膏 ·········· 87

妇人风邪颠狂方论第十二凡一方

‥‥‥‥‥‥‥ 87

　防风散 ‥‥‥‥‥ 88

妇人飞尸血厥方论第十三凡五方

‥‥‥‥‥‥‥ 88

　太乙神精丹 ‥‥‥ 89

　雄朱散 ‥‥‥‥‥ 89

　白薇汤 ‥‥‥‥‥ 90

　仓公散 ‥‥‥‥‥ 90

　白术散 ‥‥‥‥‥ 90

卷之四

妇人血风身体骨节疼痛方论第一

凡五方 ‥‥‥‥‥ 91

　芎劳散 ‥‥‥‥‥ 91

　羚羊角散 ‥‥‥‥ 91

　通灵圆 ‥‥‥‥‥ 91

　当归没药圆 ‥‥‥ 92

　大效虎骨散 ‥‥‥ 92

妇人血风白虎历节走注方论第二

凡五方 ‥‥‥‥‥ 92

　漏芦散 ‥‥‥‥‥ 92

　四生圆 ‥‥‥‥‥ 93

　麝香圆 ‥‥‥‥‥ 93

　芍药知母汤 ‥‥‥ 93

　附子八物汤 ‥‥‥ 94

妇人血风瘾疹瘙痒方论第三凡三

方（又单方四道）‥‥‥ 94

　何首乌散 ‥‥‥‥ 95

　附子酒 ‥‥‥‥‥ 95

　《圣惠方》方 ‥‥‥ 95

妇人虚风头目眩晕及心眩方论第

四凡七方 ‥‥‥‥ 96

　养正丹 ‥‥‥‥‥ 96

　钩藤散 ‥‥‥‥‥ 97

　《斗门方》方 ‥‥‥ 97

　蔓荆子散 ‥‥‥‥ 97

　四神散 ‥‥‥‥‥ 98

　川芎散 ‥‥‥‥‥ 98

　心眩方 ‥‥‥‥‥ 98

妇人血风头痛方论第五肾厥头痛、

厥逆头痛附 凡六方（又单方二道）

‥‥‥‥‥‥‥ 98

　川芎当归散 ‥‥‥ 98

　七生圆 ‥‥‥‥‥ 99

　芎辛汤 ‥‥‥‥‥ 99

　玉真圆 ‥‥‥‥‥ 99

　硫磺圆 ‥‥‥‥ 100

　白附子散 ‥‥‥ 100

妇人项筋强痛方论第六凡五方

‥‥‥‥‥‥ 101

　追风散 ‥‥‥‥ 102

　急风散 ‥‥‥‥ 102

　蝎附散 ‥‥‥‥ 102

　都梁圆 ‥‥‥‥ 103

　木瓜煎 ‥‥‥‥ 103

妇人腰痛方论第七凡二方

‥‥‥‥‥‥ 104

如神汤 ·············· 104

独活寄生汤 ·········· 104

妇人腰脚疼痛方论第八凡二方

·············· 105

酸枣仁散 ·········· 105

骨碎补散 ·········· 105

妇人脚气方论第九凡十方（又单方
一道）·············· 105

《圣惠方》妇人脚气论

·············· 106

牛膝散 ············ 106

大腹皮散 ·········· 107

半夏散 ············ 107

犀角散 ············ 107

木香散 ············ 107

紫苏散 ············ 108

桑白皮散 ·········· 108

薏苡仁散 ·········· 108

四白散 ············ 108

苍术圆 ············ 109

卷之五

妇人痨瘵叙论第一凡十二方（又单
方八道）·············· 110

二十四种蒸病论 ········ 111

神仙秘法 ············ 112

鸡苏圆 ············ 114

防风汤 ············ 114

温金散 ············ 115

桔梗饮子 ·········· 115

瓜蒌汤 ············ 115

子芩散 ············ 115

含化圆 ············ 116

河车圆 ············ 117

补肺汤 ············ 117

养正膏 ············ 118

猪肚圆 ············ 118

妇人骨蒸劳方论第二凡十五方

·············· 118

天灵盖散 ·········· 119

獭肝圆 ············ 119

黄芪圆 ············ 120

煞鬼圆 ············ 120

鳖甲煎 ············ 120

麦煎散 ············ 121

筒骨煎 ············ 121

明月丹 ············ 122

《苏沈良方》明月丹 ··· 122

地黄煎圆 ·········· 123

石膏散 ············ 123

青蒿散 ············ 123

青蒿鳖甲煎圆 ········ 124

逍遥散 ············ 124

枳壳散 ············ 124

妇人血风劳气方论第三凡十三方
（又单方一道）·············· 125

人参荆芥散 ········ 125

鳖甲圆 ············ 125

琥珀圆 ·················· 126

香甲散 ·················· 126

地黄煎 ·················· 127

荆芥散 ·················· 127

荆芥煮散 ················ 127

如圣散 ·················· 128

乞力伽散 ················ 128

油煎散 ·················· 128

大效油煎散 ·············· 129

香甲散 ·················· 129

马鞭草散 ················ 130

妇人风虚劳冷方论第四凡二方

 ······················· 130

泽兰散 ·················· 130

紫石英圆 ················ 131

妇人冷劳方论第五凡七方

 ······················· 131

桃仁散 ·················· 131

木香圆 ·················· 131

熟干地黄圆 ·············· 132

硇砂煎圆 ················ 132

煮肝散 ·················· 132

煮肝散 ·················· 133

大香甲圆散 ·············· 133

卷之六

妇人热劳方论第一凡四方

 ······················· 134

黄芪散 ·················· 134

半夏散 ·················· 134

猪肚圆 ·················· 135

秦艽散 ·················· 135

妇人客热方论第二凡三方

 ······················· 135

麦门冬散 ················ 135

犀角散 ·················· 136

黄芪散 ·················· 136

妇人寒热方论第三凡四方

 ······················· 136

地骨皮散 ················ 136

生地黄散 ················ 137

柴胡散 ·················· 137

荆芥散 ·················· 137

寡妇寒热如疟方论第四凡一方

 ······················· 138

生地黄圆 ················ 138

妇人恶寒方论第五 ········ 139

妇人血风烦闷方论第六凡四方

 ······················· 139

川乌头圆 ················ 139

赤芍药散 ················ 140

酸枣仁散 ················ 140

当归散 ·················· 140

妇人血风攻脾不能食方论第七

凡四方 ·················· 140

草豆蔻散 ················ 141

神曲圆 ·················· 141

椒红圆 ·················· 141

进食散 ·············· 141

妇人梦与鬼交方论第八凡三方

·············· 142

茯神散 ·············· 142

桃仁圆 ·············· 142

似辟瘟丹 ·············· 143

妇人伤寒伤风方论第九凡八方

·············· 143

桂枝红花汤 ·············· 144

黄芩芍药汤 ·············· 144

当归汤 ·············· 145

泻心三黄汤 ·············· 145

干地黄汤 ·············· 145

烧裈散 ·············· 145

青竹茹汤 ·············· 145

当归白术汤 ·············· 146

妇人热入血室方论第十凡三方

·············· 146

小柴胡汤 ·············· 146

干姜柴胡汤 ·············· 146

海蛤散 ·············· 147

妇人咳嗽方论第十一 ······ 148

咳嗽用温药方论第十二凡八方

·············· 148

黄芪散 ·············· 148

蛤蚧圆 ·············· 149

含化圆 ·············· 149

贝母汤 ·············· 149

定喘汤 ·············· 149

补肺汤 ·············· 150

金不换散 ·············· 150

《古今录验》橘皮汤 ··· 151

妇人劳嗽方论第十三凡二方

·············· 151

四满圆 ·············· 152

《古今录验》四满圆 ··· 152

妇人喘满方论第十四凡六方

·············· 153

神秘汤 ·············· 154

杏子散 ·············· 154

千缗汤 ·············· 154

枣膏圆 ·············· 154

神授汤 ·············· 155

九宝汤 ·············· 155

妇人风痰方论第十五凡七方

·············· 156

旋覆花汤 ·············· 157

天南星圆 ·············· 157

柴胡半夏汤 ·············· 157

金沸草散 ·············· 158

瓜蒂散 ·············· 158

大半夏汤 ·············· 158

四七汤 ·············· 158

妇人心胸嘈杂方论第十六凡一方

·············· 159

旋覆花汤 ·············· 159

卷之七

妇人呕吐方论第一凡六方 ··· 160

    益智子散 ············· 161

    丁香散 ·············· 161

    竹茹汤 ·············· 161

    《良方》槐花散 ········· 162

    许仁则半夏圆 ········· 162

    人参七味圆 ·········· 162

妇人霍乱方论第二凡六方

············· 162

    加减理中圆 ·········· 163

    《千金翼》四顺汤 ······ 163

    四逆加猪胆汁汤 ······· 164

    香薷散 ·············· 164

    诃子散 ·············· 164

    胡椒汤 ·············· 165

妇人翻胃吐食方论第三凡二方

············· 165

    白垩散 ·············· 165

    白芷散 ·············· 165

妇人血膈方论第四凡一方

············· 165

    牡丹煎 ·············· 165

妇人鼻衄方论第五凡三方

············· 166

    刺蓟散 ·············· 166

    伏龙肝散 ············ 166

    茅花汤 ·············· 166

妇人吐血方论第六凡八方（又单方六道）············· 167

    鸡苏散 ·············· 167

    鸡苏散 ·············· 167

    《千金翼》方 ········· 167

    柔脾汤 ·············· 168

    四生圆 ·············· 169

    犀角地黄汤 ·········· 169

    青饼子 ·············· 170

    干姜甘草汤 ·········· 170

妇人疹癖诸气方论第七凡二方（又单方一道）············· 170

    麝香圆 ·············· 170

    葱白散 ·············· 171

妇人疝瘕方论第八凡四方

············· 172

    干漆散 ·············· 173

    硇砂圆 ·············· 173

    巴豆圆 ·············· 173

    《良方》黑神圆 ······· 173

妇人八瘕方论第九凡一方

············· 174

    桃仁煎 ·············· 175

妇人腹中瘀血方论第十凡二方

············· 176

    桃仁散 ·············· 176

    桃仁圆 ·············· 176

妇人癥痞方论第十一凡三方

············· 176

川山甲散 ·············· 176

蓬莪术圆 ············· 177

丁香圆 ············· 177

妇人食癥方论第十二凡二方

·············· 177

硇砂圆 ············· 177

礞石圆 ············· 178

妇人积年血癥块方论第十三凡七方

·············· 178

干漆圆 ············· 178

琥珀圆 ············· 178

硇砂圆 ············· 179

没药圆 ············· 179

五灵脂圆 ············· 180

三棱煎 ············· 180

水府丹 ············· 180

妇人血气心痛方论第十四凡六方

（又单方二道） ············· 181

乌药散 ············· 181

阿魏圆 ············· 181

鸡舌香散 ············· 181

陈氏二神圆 ············· 182

陈日华抽刀散 ············· 182

《灵苑方》方 ············· 183

妇人血气心腹疼痛方论十五凡十

八方（又单方一道） ············· 183

延胡索散 ············· 183

琥珀散 ············· 183

没药散 ············· 183

瑞金散 ············· 184

八仙散 ············· 184

八仙散 ············· 184

不换金散 ············· 184

定命散 ············· 185

大效琥珀散 ············· 185

蠲痛散 ············· 185

没药散 ············· 185

牡丹散 ············· 185

至圣汤 ············· 186

菖蒲圆 ············· 186

延胡索散 ············· 186

当归煎圆 ············· 187

神圣北亭圆 ············· 187

琥珀散 ············· 187

妇人血气小腹疼痛方论第十六凡

四方 ············· 188

葳灵散 ············· 188

当归散 ············· 188

追气圆 ············· 188

石灰散 ············· 188

妇人两胁胀痛方论第十七凡六方

草豆蔻散 ············· 189

莪蒁子散 ············· 189

人参紫金圆 ············· 189

气针圆 ············· 189

木通散 ············· 191

三腕散 ············· 191

妇人心腹胀满方论第十八凡三方

······ 191

  白术散 ······ 192

  槟榔散 ······ 192

  木香散 ······ 192

卷之八

妇人淋沥小便不通方论第一凡六

方（又单方四道）······ 193

  木通散 ······ 193

  石韦散 ······ 193

  桃胶散 ······ 193

  金沙散 ······ 194

  鸡苏散 ······ 194

  火府丹 ······ 194

妇人胖转不得小便方论第二凡五

方（又单方四道）······ 195

  滑石散 ······ 195

  蓊叶散 ······ 196

  石韦汤 ······ 196

  《千金翼》方 ······ 196

  葱白汤 ······ 196

妇人小便数方论第三凡二方

······ 197

  鹿茸散 ······ 197

  桑螵蛸散 ······ 197

妇人遗尿失禁方论第四凡一方（又

单方六道）······ 197

  鹿茸圆 ······ 197

妇人小便出血方论第五凡四方（又

单方二道）······ 198

  鹿茸散 ······ 199

  发灰散 ······ 199

  生干地黄散 ······ 199

  当归散 ······ 199

妇人大便不通方论第六凡四方

······ 200

  牵牛子散 ······ 200

  通神散 ······ 200

  牵牛圆 ······ 201

  大麻仁圆 ······ 201

论老人、虚人、风人大便秘，不

可用驶药 ······ 201

妇人风入肠间或秘或利方论第七

凡三方（又单方一道）······ 202

  蒹蓁汤 ······ 202

  大五柔圆 ······ 202

  二仁圆 ······ 203

妇人泄泻方论第八凡七方 ··· 204

  香朴圆 ······ 204

  桂香圆 ······ 204

  豆蔻分气饮 ······ 205

  五香散 ······ 205

  豆蔻圆 ······ 205

  人参豆蔻散 ······ 205

  木香散 ······ 206

妇人协热下利方论第九凡二方

······ 207

玉粉丹 ················ 207

四味阿胶圆 ·········· 208

妇人滞下方论第十凡十一方（又单
方二道） ············ 208

白头翁汤 ·········· 210

神术散 ············ 211

六神圆 ············ 211

三黄熟艾汤 ········ 211

四顺附子汤 ········ 212

三建丹 ············ 212

加味参附汤 ········ 212

香茸圆 ············ 213

参香散 ············ 214

豆蔻饼 ············ 215

调中汤 ············ 215

妇人痢后呕哕方论第十一凡七方

················ 216

橘皮干姜汤 ········ 216

半夏生姜汤 ········ 216

丁香柿蒂汤 ········ 217

橘皮竹茹汤 ········ 217

生姜橘皮汤 ········ 217

退阴散 ············ 217

猪苓汤 ············ 217

妇人大便下血方论第十二凡四方
（又单方三道） ······ 218

防风如神散 ········ 218

木香乌荆圆 ········ 218

地榆汤 ············ 219

肠风黑散 ············ 219

妇人痔瘘方论第十三凡一方（又单
方一道） ············ 220

鳖甲散 ············ 220

妇人脱肛候方论第十四凡二方（又
单方三道） ·········· 221

《圣惠方》方 ········ 221

《急验》方 ········· 221

妇人阴肿方论第十五凡六方

················ 221

菖蒲散 ············ 222

《经心录》方 ········ 222

麻黄汤洗方 ········ 222

白矾散 ············ 222

《肘后方》方 ········ 222

《子母秘录》方 ······ 222

妇人阴痒方论第十六凡五方（又单
方四道） ············ 222

大黄散 ············ 223

《广济方》方 ········ 223

崔氏方 ············ 223

《古今录验》方 ······ 223

矾石散 ············ 224

妇人阴冷方论第十七凡四方（又单
方二道） ············ 224

五加皮浸酒方 ······ 224

《传心方》方 ········ 224

《近效》坐导药 ······ 224

坐药法 ············ 225

妇人阴挺出下脱方论第十八凡三
方（又单方二道）········· 225
　当归散 ········· 225
　《广济方》方 ········· 225
　《千金翼》方 ········· 226
妇人阴中生疮方第十九凡四方（又
单方一道）········· 226
　《集验方》方 ········· 226
　《肘后方》方 ········· 226
　黄芩汤洗方 ········· 226
　雄黄散 ········· 226
女人伤丈夫头痛方第二十凡二方
········· 227
　《集验》方 ········· 227
　桑白皮方 ········· 227
女人交接辄血出痛方第二十一凡
一方（又单方一道）········· 227
　《千金》方 ········· 227
女人交接他物伤方第二十二凡一
方（又单方二道）········· 228
　《集验》方 ········· 228
小户嫁痛方第二十三凡三方（又单
方一道）········· 228
　《千金》方 ········· 228
　太和汤 ········· 228
　海螵蛸散 ········· 228

卷之九

求嗣门 ········· 229
陈无择求子论第一 ········· 229

褚尚书澄求男论第二 ······ 229
妇人无子论第三 ··········· 230
《千金翼》求子方论第四凡十五方
········· 230
　禁忌法 ········· 232
　男子受胎时日法 ········· 232
　推王相时日法 ········· 232
　推贵宿日法 ········· 233
　七子散 ········· 234
　庆云散 ········· 235
　荡胞汤 ········· 235
　坐导药 ········· 235
　紫石英圆 ········· 236
　《延年》方 ········· 236
　内灸圆 ········· 236
　秦桂圆 ········· 237
　养真圆 ········· 237
　白薇圆 ········· 238
　地黄汤 ········· 238
　金城太守白薇圆 ········· 238
　《千金翼》白薇圆 ········· 239
　《经心录》茱萸圆 ········· 239
　紫石英圆 ········· 239
温隐居求嗣保生篇方论第五凡一方
········· 240
　续嗣降生丹 ········· 241

卷之十

胎教门 ········· 242

妊娠总论第一 ·········· 242

娠子论第二 ·········· 244

受形篇第三 ·········· 245

论胎教第四 ·········· 246

孕元立本章第五 ·········· 246

凝形殊禀章第六 ·········· 249

气质生成章第七 ·········· 251

转女为男法第八 ·········· 254

卷之十一

脉例第一 ·········· 255

诊妇人有妊歌第二 ·········· 255

验胎法第三 ·········· 258

胎杀避忌产前将护法第四

·········· 258

月游胎杀第五 ·········· 258

十干日游胎杀第六 ·········· 258

十二支日游胎杀第七 ·········· 259

六甲旬游胎杀第八 ·········· 259

太史局日游胎杀第九 ·········· 259

食忌论第十 ·········· 259

孕妇药忌歌第十一 ·········· 260

卷之十二

妊娠门 ·········· 262

妊娠随月数服药及将息法第一

凡二十方 ·········· 262

乌雄鸡方 ·········· 262

补胎方 ·········· 263

艾汤 ·········· 263

黄连汤 ·········· 264

雄鸡汤 ·········· 264

茯神汤 ·········· 265

菊花汤 ·········· 265

调中汤 ·········· 266

阿胶汤 ·········· 266

安中汤 ·········· 266

安胎当归汤 ·········· 267

麦门冬汤 ·········· 267

柴胡汤 ·········· 268

旋覆花汤 ·········· 268

葱白汤 ·········· 268

杏仁汤 ·········· 269

芍药汤 ·········· 269

葵子汤 ·········· 270

半夏汤 ·········· 270

猪肾汤 ·········· 270

妊娠恶阻方论第二凡九方（又单方二道） ·········· 271

白术散 ·········· 271

人参橘皮汤 ·········· 271

人参丁香散 ·········· 272

醒脾饮子 ·········· 272

保生汤 ·········· 273

《古今录验》方 ·········· 273

二香散 ·········· 273

《近效》方 ·········· 273

安胎饮 ·········· 274

妊娠痰逆不思食方论第三凡六方

（又单方二道） ……… 275

　半夏茯苓汤 ……… 275

　张氏方半夏茯苓汤 …… 276

　茯苓圆 ……… 276

　茯苓散 ……… 276

　《集验》方 ……… 277

　柴胡方 ……… 277

胎动不安方论第四凡十六方（又单方四道） ……… 277

　《集验》方 ……… 279

　葱豉安胎方 ……… 279

　钩藤汤 ……… 279

　护胎法 ……… 280

　黄芪汤 ……… 280

　《产宝方》方 ……… 280

　安胎铁罩散 ……… 280

　银苧酒 ……… 280

　治胎动方 ……… 281

　《产宝方》方 ……… 281

　寄生汤 ……… 281

　顺气饮子 ……… 282

　文仲安胎寄生汤 ……… 282

　秦艽汤 ……… 282

　安胎止痛汤 ……… 282

　胶艾汤 ……… 283

妊娠漏胎下血方论第五 … 283

妊娠卒然下血方论第六凡二方（又单方十道） ……… 283

　《广济》方 ……… 284

崔氏方 ……… 285

妊娠惊胎及僵仆方论第七凡五方（又单方三道） ……… 285

　佛手散 ……… 286

　《集验》方 ……… 287

　竹茹酒 ……… 287

　秦艽汤 ……… 287

　缩砂汤 ……… 287

妊娠胎上逼心方论第八凡二方（又单方六道） ……… 288

　紫苏饮 ……… 288

　当归汤 ……… 289

妊娠忽然下黄汁如胶或如豆汁胎动腹痛方第九（单方一道） ……… 290

妊娠误服毒药伤动胎气方第十凡二方（又单方一道） ……… 290

　夺命圆 ……… 290

　阿胶散 ……… 290

妊娠心痛方论第十一凡三方（又单方四道） ……… 290

　川芎当归汤 ……… 291

　白术汤 ……… 291

　《千金》方 ……… 291

妊娠心腹痛方论第十二凡六方（又单方五道） ……… 291

　当归芍药散 ……… 292

　香术散 ……… 292

　草豆蔻散 ……… 293

阿胶散 ·············· 294

《古今录验》方 ·········· 294

《千金》方 ············ 294

妊娠中恶方论第十三凡一方（又单方二道）·············· 294

当归散 ·············· 295

妊娠腰腹及背痛方论第十四凡五方（又单方五道）········· 295

当归散 ·············· 295

紫酒 ··············· 295

通气散 ·············· 296

大地黄圆 ············ 296

《小品》苧根汤 ········· 297

妊娠小腹痛方论第十五凡一方·············· 297

当归散 ·············· 297

妊娠心腹胀满方论第十六凡二方（又单方一道）·········· 297

仓公下气汤 ·········· 298

诃黎勒散 ············ 298

卷之十三

妊娠数堕胎方论第一凡五方·············· 298

《千金》方 ··········· 300

《删繁方》方 ·········· 300

《广济》方 ··········· 300

《经心录》紫石英圆 ··· 301

卷柏圆 ············· 301

妊娠胎不长养方论第二凡五方·············· 301

《集验》方 ··········· 302

白术散 ············· 302

黄芪散 ············· 302

养胎人参圆 ·········· 302

白术圆 ············· 303

妊娠胎动安不得却须下方论第三妊娠得病，欲去子方附 凡四方（又单方三道）··········· 303

牛膝汤 ············· 303

桂心散 ············· 303

《小品》方 ··········· 304

文仲方 ············· 304

妊娠堕胎后血下不止方论第四凡四方（又单方三道）····· 304

龙骨散 ············· 304

《千金》方 ··········· 305

《千金》方 ··········· 305

《救急》方 ··········· 305

妊娠日月未足欲产方第五凡二方（又单方一道）········ 305

《集验》知母圆 ········ 305

槐子圆 ············· 306

断产方论第六凡五方（又单方二道）·············· 306

《小品》方 ··········· 306

《千金》方 ··········· 307

《广济》方 ··········· 307

《小品》方 ············ 307

《千金》方 ············ 307

妊娠咳嗽方论第七凡六方（又单方
二道） ············ 307

款冬花散 ············ 307

桔梗散 ············ 308

马兜铃散 ············ 308

麻黄散 ············ 308

百合散 ············ 308

紫菀汤 ············ 309

妊娠吐血衄血方论第八凡二方

············ 309

马勃方 ············ 309

白茅花汤 ············ 309

妊娠子烦方论第九凡七方（又单方
二道） ············ 310

竹叶汤 ············ 310

竹茹汤 ············ 310

麦门冬散 ············ 310

柴胡散 ············ 311

人参散 ············ 311

黄连汤 ············ 311

一母圆 ············ 312

妊娠烦躁口干方论第十凡四方

············ 312

升麻散 ············ 312

知母散 ············ 312

葛根散 ············ 313

人参黄芪散 ············ 313

卷之十四

妊娠中风方论第一凡二方（又单方
二道） ············ 314

防风散 ············ 314

白术酒 ············ 314

妊娠风痉方论第二凡三方

············ 315

麻黄散 ············ 315

防风葛根散 ············ 316

葛根汤 ············ 316

妊娠腹内有鬼胎方论第三凡一方
（又单方二道） ············ 317

雄黄圆 ············ 317

妊娠伤寒方论第四凡二十方

············ 317

加减四物汤 ············ 318

阿胶汤 ············ 319

葱白汤 ············ 319

前胡汤 ············ 319

苏木汤 ············ 319

黄龙汤 ············ 320

柴胡石膏汤 ············ 320

枳实散 ············ 320

旋覆花汤 ············ 320

麦门冬汤 ············ 320

栀子大青汤 ············ 321

芍药汤 ············ 321

当归茯苓散 ············ 321

白术散 •••••••••••••••• 321

柴胡散 •••••••••••••••• 322

麻黄散 •••••••••••••••• 322

升麻散 •••••••••••••••• 322

柴胡散 •••••••••••••••• 322

《良方》白术散 ••••••• 322

竹叶汤 •••••••••••••••• 323

妊娠时气方论第五凡三方
•••••••••••••••••••••• 323

秦艽散 •••••••••••••••• 323

葛根饮子 ••••••••••••• 324

消热饮子 ••••••••••••• 324

妊娠热病方论第六凡三方（又单方
二道）•••••••••••••••• 324

葱白芦根汤 ••••••••••• 324

栀子仁饮子 ••••••••••• 325

大黄饮子 ••••••••••••• 325

妊娠伤寒热病防损胎方论第七凡
五方（又单方一道）••• 325

升麻散 •••••••••••••••• 326

前胡散 •••••••••••••••• 326

石膏汤 •••••••••••••••• 326

栀子仁饮 ••••••••••••• 326

护胎方 •••••••••••••••• 327

妊娠热病胎死腹中方论第八凡四方
•••••••••••••••••••••• 327

黑神散 •••••••••••••••• 327

催生汤 •••••••••••••••• 328

鹿角散 •••••••••••••••• 328

乌鸡方 •••••••••••••••• 328

妊娠疟疾方论第九凡三方（又无方
名方一道）••••••••••• 329

《千金》方 •••••••••••• 329

黄芩散 •••••••••••••••• 330

七宝散 •••••••••••••••• 330

妊娠霍乱方论第十凡五方
•••••••••••••••••••••• 331

人参散 •••••••••••••••• 331

白术散 •••••••••••••••• 331

木瓜煎 •••••••••••••••• 332

止渴饮 •••••••••••••••• 332

缩脾饮 •••••••••••••••• 332

卷之十五

妊娠泄泻方论第一凡二方
•••••••••••••••••••••• 333

厚朴圆 •••••••••••••••• 334

草果散 •••••••••••••••• 334

妊娠下痢赤白及黄水方论第二
凡十方 ••••••••••••••• 334

地榆散 •••••••••••••••• 335

赤石脂散 ••••••••••••• 335

熟艾汤 •••••••••••••••• 335

黄连阿胶散 ••••••••••• 335

根黄方 •••••••••••••••• 335

厚朴散 •••••••••••••••• 336

文仲方 •••••••••••••••• 336

《古今录验》方 ••••••• 336

《肘后方》方 ·············· 336

《三因方》方 ············· 337

妊娠大小便不通方论第三凡四方
（又单方十一道）············· 337

　甘遂散·············· 338

　猪苓散············· 338

　葵子汤············· 338

　当归散·············· 339

妊娠小便不通方论第四凡五方（又
单方四道）············· 340

　《古今录验》方············ 340

　杏仁圆············ 340

　苦参圆············· 341

　葵子散············· 341

　八味圆·············· 341

妊娠子淋方论第五凡三方（又单方
二道）············· 341

　地肤大黄汤············ 341

　《经心录》方············· 342

　黄芩汤············· 342

妊娠遗尿方论第六凡一方（又单方
二道）············· 343

　白薇散············· 343

妊娠尿血方论第七凡五方

············· 343

　《千金》方 ············· 343

　艾叶酒············· 343

　地黄酒············· 343

　续断汤············· 344

熟地黄汤 ············· 344

妊娠胎水肿满方论第八《产乳集》
养子论附　凡九方（又单方二道）

············· 344

　《产乳集·养子论》······ 345

　天仙藤散············ 345

　茯苓散············ 346

　崔氏方············ 346

　泽泻散············ 346

　防己汤············ 347

　《千金》鲤鱼汤 ······ 347

　商陆赤小豆汤 ······ 347

　肾着汤 ······ 347

　五皮散 ············ 347

妊娠腹内钟鸣方第九 ······ 348

龚彦德孕痈方第十（单方一道）

············· 348

妊娠不语论第十一 ······ 348

妊娠伤食方论第十二凡二方

············· 348

　木香圆············ 349

　白术散············ 349

妊娠脏躁悲伤方论第十三凡一方

············· 349

　大枣汤············ 349

卷之十六

坐月门　············· 351

《产宝方》周颋序第一······ 351

将护孕妇论第二 ············ 353
滑胎例第三凡九方（又单方一道）
·················· 354
　滑胎枳壳散 ············ 354
　张氏方 ················ 354
　《选奇》方 ············ 355
　内补圆 ················ 355
　易产滑胎方 ············ 355
　神寝圆 ················ 355
　榆白皮散 ············ 356
　猪肚方 ················ 356
　保气散 ················ 356
月空方位例第四 ············ 356
逐月安产藏衣忌向方位第五
·················· 356
推妇人行年法第六 ········ 358
体玄子借地法第七 ········ 368
禁草法第八 ············ 369
禁水法第九 ············ 369
入月预备药物第十 ········ 369
催生灵符第十一 ·········· 370

卷之十七

产难门 ············· 372
产难论第一 ············ 372
杨子建《十产论》第二（单方三道）
·················· 373
催生方论第三凡二十三方（又单方十道）
·················· 378
　催生柞木饮子 ········ 378

催生如神散 ············ 379
催生如圣散 ············ 379
曹秀才方 ············ 380
催生丹 ················ 380
乳香方 ················ 380
《经验方》如神开骨膏
·················· 380
蛇蜕方 ················ 380
遇仙丹 ················ 381
如圣膏 ················ 381
寸金散 ················ 381
《指迷方》催生兔血散
·················· 382
《广济》方 ············ 383
《集验》方 ············ 383
《备急》方 ············ 383
催生如意散 ············ 383
催生神效七圣散 ········ 384
催生神妙乳珠丹 ········ 384
《小品》方 ············ 385
《集验方》方 ············ 385
《删繁》方 ············ 385
张文仲方 ············ 385
《小品》方 ············ 385
郭稽中产难方论第四凡一方
·················· 385
胜金散 ············ 385
产难子死腹中方论第五凡十方（又单方五道）·········· 386

当归葵子散 …………… 386

锡粉圆 ………………… 387

《十全博救》方 ……… 387

赵和叔方 ……………… 387

水银方 ………………… 387

《救急》方 …………… 388

文仲方 ………………… 388

崔氏方 ………………… 388

一字神散 ……………… 388

邓知县传方 …………… 388

产难生死诀第六 ………… 389

卷之十八

产后门 …………………… 392

产后将护法第一周颋论并在其中

…………………………… 392

产后调理法第二 ………… 394

产后通用方论第三凡十九方

…………………………… 395

黑神散 ………………… 395

桃仁煎 ………………… 397

《千金》增损泽兰圆 … 397

产后醋墨方 …………… 397

四味汤 ………………… 397

玉露散 ………………… 398

地黄煎 ………………… 398

理中圆 ………………… 398

黑龙丹 ………………… 399

当归散 ………………… 401

周颋传授济急方四道 …… 401

胜金圆 ………………… 401

黑散子 ………………… 402

朱砂圆 ………………… 402

姜粉散 ………………… 402

地黄酒 ………………… 403

地黄圆 ………………… 403

琥珀散 ………………… 403

大当归方 ……………… 404

许仁则方 ……………… 404

产科序论 ………………… 405

胞衣不出方论第四凡十方（又单方
六道） ………………… 406

夺命丹 ………………… 406

《必效方》牛膝汤 …… 406

花蕊石散 ……………… 407

牛膝散 ………………… 407

《必效方》方 ………… 408

《延年》方 …………… 408

《广济》方 …………… 408

《延年》方 …………… 408

《救急》方 …………… 409

《产乳》方 …………… 409

治胞衣不下诀 …………… 409

产后血晕方论第五凡七方（又单方
九道） ………………… 410

清魂散 ………………… 411

《广济》方 …………… 411

独行散 ………………… 412

张氏方 ·············· 413

红蓝花酒 ·········· 413

崔氏方 ·············· 413

夺命散 ·············· 413

产后颠狂方论第六凡一方

·············· 414

何氏方 ·············· 414

产后狂言谵语如有神灵方论第七

（单方一道） ········ 414

产后不语方论第八凡二方

·············· 416

七珍散 ·············· 416

孤凤散 ·············· 416

卷之十九

产后乍见鬼神方论第一凡三方

·············· 417

调经散 ·············· 417

柏子仁散 ·········· 417

茯神散 ·············· 418

产后脏虚心神惊悸方论第二凡二

方（又无方名方四道） ···· 418

《产乳》七宝散 ···· 418

琥珀地黄圆 ········ 419

产后心惊中风方论第三凡一方（又

无方名方四道） ···· 420

茯苓散 ·············· 421

产后中风恍惚方论第四凡三方

·············· 421

《千金》方 ·········· 421

《经效》方 ·········· 421

天麻圆 ·············· 422

产后所下过多虚极生风方论第五.

凡一方 ·············· 422

济危上丹 ·········· 422

产后虚汗不止方论第六凡五方（又

单方二道） ·········· 422

麻黄根散 ·········· 423

《千金》方 ·········· 423

《经效》方 ·········· 423

止汗散 ·············· 423

人参汤 ·············· 424

产后冒闷汗出不识人方论第七

·············· 424

产后汗出多而变痉方论第八中风

口噤、角弓反张附 凡十二方（又单无

方名方十道） ········ 424

小续命汤 ·········· 425

大豆紫汤 ·········· 425

中风口噤角弓反张方论附

·············· 426

愈风散 ·············· 426

荆芥散 ·············· 427

一物独活汤 ········ 427

一物白鲜汤 ········ 427

羌活酒 ·············· 427

《宝方》方 ·········· 428

《千金》鸡屎醴 ······ 428

深师方 ·············· 428

张文仲方 ·············· 428

《经效》方 ·············· 429

产后中风方论第九凡一方（又单方及无方名方六道）·············· 429

郭稽中产后中风方论 ·············· 429

《经效》方 ·············· 430

产后中风筋脉四肢挛急方论第十凡一方（又无方名方三道）···· 431

独活酒 ·············· 432

产后热闷气上转为脚气方论第十一·············· 432

卷之二十

产后遍身疼痛方论第一凡一方·············· 434

趁痛散 ·············· 434

产后腰痛方论第二凡六方（又无方名方一道）·············· 435

《广济》方 ·············· 435

《救急》方 ·············· 435

大豆酒 ·············· 435

生地黄汤 ·············· 436

桃仁汤 ·············· 436

五香连翘散 ·············· 436

产后恶露不绝方论第三凡五方（又单方四道）·············· 437

《广济》方 ·············· 437

文仲、葛氏方 ·············· 437

独圣汤 ·············· 437

《养生必用》方 ·········· 438

牡蛎散 ·············· 438

产后恶露不下方论第四凡五方·············· 438

芍药汤 ·············· 439

备急丹 ·············· 439

荷叶散 ·············· 439

《广济》方 ·············· 439

没药圆 ·············· 440

产后余血上抢心痛方论第五凡三方·············· 440

大岩蜜汤 ·············· 440

失笑散 ·············· 441

《经心录》蜀椒汤 ····· 441

产后恶露不尽腹痛方论第六凡六方（又无方名方六道）········ 441

泽兰汤 ·············· 442

《救急》方 ·············· 442

《产宝》方 ·············· 443

地黄散 ·············· 443

卷荷散 ·············· 443

芸苔散 ·············· 443

产后儿枕心腹刺痛方论第七凡十三方（又单方及无方名方五道）·············· 444

延胡索散 ·············· 444

天仙藤散 ·············· 444

蒲黄散 ·············· 445

黑神散 ·············· 445

桃仁芍药汤 ·········· 445

《广济》方 ············ 446

《必效方》方 ·········· 446

《千金》方 ············ 446

《千金》茱萸酒 ········ 446

《圣惠》方 ············ 446

姜黄散 ·············· 446

独圣散 ·············· 447

《外台》方 ············ 447

产后小腹疼痛方论第八凡三方（又
单方一道）·········· 447

延胡索散 ············ 447

香桂散 ·············· 447

紫金圆 ·············· 448

产后寒疝方论第九凡四方

·················· 448

羊肉汤 ·············· 448

《千金》当归汤 ········ 448

《外台》羊肉汤 ········ 449

《产宝》方 ············ 449

产后两胁胀满气痛方论第十凡四
方（又无方名方一道）·· 449

《经效》方 ············ 449

当归散 ·············· 450

《经效》方 ············ 450

《广济》方 ············ 450

产后积聚癥块方论第十一凡三方

·················· 450

桃仁散 ·············· 451

京三棱散 ············ 451

桂心圆 ·············· 451

产后血瘕方论第十二凡六方（又单
方及无方名方二道）···· 451

鳖甲圆 ·············· 452

《产宝》方 ············ 452

《千金》方 ············ 452

凌霄花散 ············ 452

葛氏方 ·············· 453

蓬莪术散 ············ 453

产后余血奔心烦闷方论第十三凡
五方（又单方四道）···· 453

《广济》方 ············ 454

《集验》方 ············ 454

《经效》方 ············ 454

金黄散 ·············· 454

没药圆 ·············· 454

产后虚烦方第十四凡七方

·················· 455

薤白汤 ·············· 455

竹根汤 ·············· 455

人参当归汤 ·········· 455

甘竹茹汤 ············ 455

《千金》方 ············ 456

赤小豆散 ············ 456

蒲黄散 ·············· 456

卷之二十一

产后口干痞闷方论第一凡一方

·················· 457

见现圆 ·············· 457

产后血渴方第二凡五方 ····· 458

《产宝》方 ·········· 458

《杨氏家藏方》黄芩散

·············· 458

瓜蒌根汤 ·········· 458

竹叶汤 ············ 458

延胡散 ············ 459

产后乍寒乍热方论第三产后疟疾附

凡六方 ·············· 459

增损四物汤 ········· 459

大调经散 ·········· 460

《产宝》方 ········· 460

知母汤 ············ 460

郭稽中产后方论附 ······· 460

草果饮子 ·········· 461

生熟饮子 ·········· 461

产后蓐劳方论第四凡十方（又无方

名方一道） ··········· 461

石子汤 ············ 462

许仁则方 ·········· 462

人参鳖甲散 ········· 462

增损柴胡汤 ········· 463

熟地黄散 ·········· 463

白茯苓散 ·········· 463

黄芪圆 ············ 464

补益方 ············ 464

牡丹散 ············ 464

黄芪煮散 ·········· 465

产后虚羸方论第五凡十三方（又无

方名方及单方二道） ········· 465

人参散 ············ 466

熟干地黄汤 ········· 466

泽兰补虚圆 ········· 466

羊肾汤 ············ 466

羊肉当归汤 ········· 467

黄雌鸡汤 ·········· 467

《产宝》方 ········· 467

《救急》方 ········· 467

当归散 ············ 468

佛手散 ············ 468

当归羊肉汤 ········· 468

《产宝》方 ········· 469

地黄羊脂煎 ········· 469

产后风虚劳冷方论第六凡十方（又

无方名方一道） ········· 469

黄芪散 ············ 469

木香散 ············ 470

人参散 ············ 470

枸杞子圆 ·········· 470

白薇圆 ············ 471

《产宝》方 ········· 471

《延年》泽兰圆 ······· 471

《古今录验》泽兰圆 ··· 472

《广济》方 ········· 472

《延年》增损泽兰圆 ··· 472

产后腹胀满闷呕吐不定方论第七

凡一方 ·············· 473

抵圣汤 ……… 473
产后呕逆不食方论第八凡二方（又单方二道） ……… 473
丁香散 ……… 473
开胃散 ……… 474
产后霍乱方论第九凡四方 ……… 474
白术散 ……… 474
附子散 ……… 475
温中散 ……… 475
高良姜散 ……… 475

卷之二十二

产后伤寒方论第一凡七方 ……… 476
人参当归散 ……… 477
三物黄芩汤 ……… 478
增损柴胡汤 ……… 478
竹叶防风汤 ……… 478
阳旦汤 ……… 478
芍药汤 ……… 479
《千金》蜀漆汤 ……… 479
产后头痛方论第二凡三方 ……… 479
川芎散 ……… 479
芎附散 ……… 480
一奇散 ……… 480
产后咳嗽方论第三凡三方（又无方名方一道） ……… 480

二母散 ……… 480
《集验》方 ……… 481
《经效》方 ……… 481
产后喉中气急喘促方论第四凡二方 ……… 481
旋覆花汤 ……… 482
参苏饮 ……… 482
产后口鼻黑气起及鼻衄方论第五 ……… 482
产后咳嗽方论第六凡四方（又单方一道） ……… 483
丁香散 ……… 483
石莲散 ……… 483
《产宝》方 ……… 483
羌活散 ……… 484
产后血崩方论第七凡七方（又无方名方一道） ……… 484
固经圆 ……… 484
芎劳汤加芍药方 ……… 485
熟干地黄散 ……… 485
白芍药散 ……… 485
阿胶圆 ……… 485
菖蒲酒 ……… 485
瑞莲散 ……… 486
产后月水不调方论第八凡二方 ……… 486
琥珀散 ……… 486
姜黄散 ……… 486
产后月水不通方论第九 … 487

产后四肢浮肿方论第十凡七方

 ·············· 488

  小调经散 ·········· 488

  加减吴茱萸汤 ········ 488

  枳术汤 ··········· 489

  夺魂散 ··········· 489

  汉防己散 ·········· 489

  《妇人经验方》 ······· 489

  张氏方 ··········· 490

产后腹痛及泻痢方论第十一凡四

方 ·············· 490

  调中汤 ··········· 490

  桃胶散 ··········· 491

  白头翁汤 ·········· 491

  的奇方 ··········· 491

产后赤白痢及虚羸气痢方论第十

二凡十六方（又单方及无方名方十五道）

 ·············· 491

  黄连圆 ··········· 492

  《经效》方 ········· 492

  张文仲方 ·········· 492

  《救急》方 ········· 492

  《必效》方 ········· 493

  《广济》方 ········· 493

  赤石脂圆 ·········· 493

  胶蜡汤 ··········· 494

  当归汤 ··········· 494

  《广济》方 ········· 494

  桂枝汤 ··········· 495

  《必效》方 ········· 495

  硇砂煎圆 ·········· 496

  桂元方 ··········· 497

  许仁则秘方 ········· 497

  续命汤 ··········· 497

卷之二十三

产后痢疾作渴方论第一凡三方

 ·············· 499

  《必效》方 ········· 499

  《经效》方 ········· 499

  《古今录验》方 ······· 499

产后大便秘涩方论第二凡五方

 ·············· 500

  麻仁圆 ··········· 500

  麦蘗散 ··········· 500

  阿胶枳壳圆 ········· 501

  许学士方 ·········· 501

  蜜兑法 ··········· 501

产后大小便不通方论第三凡三方

 ·············· 501

  葵根汤 ··········· 501

  《集验》方 ········· 502

  桃花散 ··········· 502

产后遗粪方第四凡二方（又单方一道）

 ·············· 502

  《广济》方 ········· 502

  《集验》方 ········· 502

产后诸淋方论第五凡八方（又单方

及无方名方七道） ·········· 502

　茅根汤 ·············· 503

　《集验》方 ·········· 503

　滑石散 ·············· 503

　张不愚方 ············ 504

　《古今录验》方 ······ 504

　《经效》方 ·········· 504

　《广济》方 ·········· 505

　木通散 ·············· 505

产后小便数方论第六凡二方

·············· 505

　桑螵蛸散 ············ 506

　瓜蒌汤 ·············· 506

产后小便不禁方论第七凡三方（又

单方一道） ·········· 506

　《广济》方 ·········· 506

　《千金翼》方 ········ 506

　固脬散 ·············· 506

产后小便出血方论第八凡一方（又

单方二道） ·········· 507

　崔氏方 ·············· 507

产后阴脱玉门不闭方论第九凡十

二方·············· 507

　硫磺散 ·············· 507

　《千金》方 ·········· 508

　《广济》方 ·········· 508

　当归散 ·············· 508

　《集验》方 ·········· 508

　玉龙汤 ·············· 508

　熨法 ·············· 509

　桃仁膏 ·············· 509

　樗枝散 ·············· 509

　《古今录验》方 ······ 509

　皂角散 ·············· 509

　《古今录验》方 ······ 509

妇人阴蚀五疳方论第十凡五方（又

单方三道） ·········· 510

　《千金方》方 ········ 510

　洗溻汤 ·············· 510

　甘湿汤 ·············· 511

　文仲方 ·············· 511

　狼牙汤 ·············· 511

产后乳汁或行或不行方论第十一

凡六方（又单方八道） ···· 512

　漏芦散 ·············· 512

　《产宝》方 ·········· 513

　《灵苑方》方 ········ 513

　涌泉散 ·············· 514

　崔氏方 ·············· 514

　漏芦汤 ·············· 515

产后乳汁自出方论第十二

·············· 515

产后吹奶方论第十三凡四方

·············· 515

　瓜蒌散 ·············· 515

　天南星散 ············ 516

皂角散 …………… 516

《经验方》方 ……… 516

产后妒乳方论第十四妇人、女子乳头生小浅热疮，搔之黄汁出方附 凡四方（又单方五道） …………… 516

妇人女子乳头生小浅热疮，搔之黄汁出方附 …………… 517

赤龙皮汤 …………… 517

天麻草汤 …………… 517

飞乌膏散 …………… 518

黄连胡粉膏散 ……… 518

乳痈方论第十五凡九方（又单方及无方名方十九道） …………… 518

连翘汤 …………… 519

橘香散 …………… 520

一醉膏 …………… 521

金黄散 …………… 521

《产乳》方 ………… 522

干脓散 …………… 522

《产宝》方 ………… 522

丹参膏 …………… 523

神效瓜蒌散 ………… 523

卷之二十四

拾遗方凡十二方 …………… 524

乌喙圆 …………… 524

木香散 …………… 524

石苇散 …………… 525

大腹皮饮 …………… 525

大黄甘遂汤 ………… 525

竹茹汤 …………… 526

膏发煎 …………… 526

瓜子汤 …………… 526

固真丹 …………… 526

大效内补圆 ………… 527

济阴丹 …………… 527

乌鸡煎 …………… 528

《产乳集》将护婴儿方论凡二方 …………… 529

木瓜圆 …………… 531

延胡索散 …………… 531

方剂索引 …………… 533

辨识修制药物法度

凡药有宜火、宜酒者，有用子、用皮者，有去子、去皮者，有去苗、芦者，有别研入药者，有煎成汤去滓后入者，若此之类，各各不同。今备于前，无复更注于逐方之下。

辰砂如镜面粉，旋者为上　雄黄如鸡冠，通明者为上　雌黄无夹石者为上　石硫黄如鹅儿黄色为上，赤者名石亭脂　伏龙肝正对釜月下土是也　太阴玄精石

以上并研，令极细如面，无声为妙。

禹余粮　代赭石　磁石极细者妙　自然铜　紫石英有紫色如箭簇者为上　云母石　太乙余粮

以上并用火煅，令通赤，酽醋淬，如此七次或十次，方

可研令极细如面，或用水飞尤妙。

　　赤石脂　白石脂　阳起石有云头雨脚，轻松如狼牙者，产于此地方可用。若是铺茸茁角者不可用。以上并用火煅，一出时研如面。或有生用者　青礞石每一两用硝石二两，入银锅子内煅一日一夜，自然解散。研为面，仍用水飞为妙　梁上尘炒令烟尽，研如粉　绛矾　青矾并生研细　白矾枯过，亦有生用者　石膏如无真者，以方解石代之。凡诸石入汤，并碎以绵裹　滑石出桂府者，明白而坚者，方可用。若赤色而暗者，是吉州所产。色黑者名黳石，皆不可用　苏合香油先用生布绞去滓，称，却用炼熟蜜解开用　竹茹轻轻刮淡竹皮是也　桑寄生仆随仓使吴常丞寓广州方识此物。枝梗类木，其叶如柘，对节而生，根侵入树柯上而生。度冬不凋，夏生小花，用之果有奇效，剉细用　木通有川木通，有钱子木通，即拏①藤者为正。今之所用者力浅，但得随众。宜去皮节，细切　罂粟壳去须、蒂、筋膜，净洗，蜜水淹一宿，炒令焦黄　阿魏以面搜和成饼，炙黄用　葛根当用家葛，切片晒干用。今人多取于铺家者，乃野葛也，有大毒，能动胎气。多见医者赎铺家现成升麻葛根汤，孕妇服之，动了胎孕。小儿药中亦不宜用　麻黄拣小者为上，去根节。若以止汗用根节，用水煮去黄沫，焙干。不尔，令人发烦躁　人参拣色黄明莹，里面有泽而不油者为上。《本草》云：不去芦则吐。人仍煎煮，喜河水。北细辛拣直而根细、味辛辣如川椒者为上　地榆　葳灵仙　柴胡　前胡　羌活　独活宜用紫色，言有蚕头、节稀者为上。王

① 拏（ná 拿）：持拿，执取。同拿。

子亨云：独活乃是极大羌活，自是有臼如鬼眼状。寻常白色者，乃是老宿前胡，谨不可用。《本草经》云：二物同一类。今人以紫色节密者为羌活，黄色作块者为独活。又云：独活即羌活母类也。疗风宜用独活，兼水宜用羌活。　白薇　紫菀取茸芦如北细辛者良，以牢山出者为上，沂、兖次之。郓以东，市上皆有之。形色、气味皆与《神农本经》、唐注《华日子》相应，此药肺病最为急需。今京师所有，皆车前草、旋覆花根以赤土染之。又味咸，大抵咸走血，又能热中腹，利小便。且肺病本因亡津液而得之，今又服走津液药，为害滋甚，医者宜思之。　秦芁　茜根　藁本升麻　漏芦　防风拣软而里面有泽，芦似蚕头者为上，去叉、股、芦　桔梗今人多以荠苨为之，要拣味苦、肥白者为上，或生或炒皆有用

以上并洗，去苗、芦，细切，晒干，称用。

木香拣如朽骨，气味辛辣甚者为上。近时川人采南云根以乱真，其性大寒，利大小便。《本草》谓之青木香；《证类》谓之独行根；又云土青木香，不堪入药。凡方书云当用青木香者，皆当用南木香。　沉香种类不一，惟色黄而沉者为上　丁香　檀香白芷　官桂愈嫩则愈厚，愈老则愈薄。仍用紫色紧卷者，去皮至有油处，别为末用　藿香　荆芥　薄荷　紫苏

诸香药并不可见火，或急用，宜多纸裹怀煨用。

北艾先去梗，焙燥碾烂，以马尾罗隔去灰末，只留黄。先称分量，却用糯米粉打糊捏成饼子，炙黄用。或以酒炒亦可　败酱即今之苦苣也　喝起草即苍耳也　泽兰叶　紫苏　藿香　荆芥薄荷　香薷音柔　柏叶　茵芋　大青　莽草　樗枝　菴蕳

石韦去毛　枇杷叶先用温水浸，刷去毛，却用姜汁炙

以上并去梗取叶，以纱隔去尘土。惟紫苏、藿香饮药中宜兼嫩梗，大能下气。

黄连宜拣大而似鹰爪者尤佳　石菖蒲一寸九节者佳。此种类甚多，取生于石上，叶有剑脊者真，无剑脊者名溪荪，生于泥中者名昌阳，可解巴豆毒。二味并去须，细切　舶上茴香　北茴香　胡芦巴酒炒　破故纸　蛇床子　薏苡仁　紫苏子除是自种自取方是真者，可以伐病。虽云细而香者是真，今人多采野苏子以乱其真，其子亦小，却以真苏叶接令香，更不可辨。　菴䕡子　葶苈子甜者，拣细而脆者真。要分甜苦　黑牵牛亦有半生半炒　牛蒡子　芫花醋浸过，炒令黄色，去梗

以上并隔纸炒香。

五味子色黑，内有羊肾者佳。入补药中宜炒用，入嗽药中宜生用　木鳖子去壳、切，以麸炒　巴豆川中来者似菘子而差小者为上。去壳及皮，必用皮纸裹，打去油，如此者三五次油方尽。或有不去油者　车前子　菟丝子二味先用温水淘洗去泥砂，控干，以好酒浸四五日，蒸四五次，研令极烂，捏成饼子，焙干方可为末　香附子　金毛狗脊①　骨碎补并细切，炒令黄色，舂擦去毛令尽，方称　石斛拣色黄如金、大者，去根皮，细切，用好酒浸一宿，蒸一炊久，慢火炒燥，称用　卷柏　甘松并洗，去根土用　肉苁蓉拣香而肥有鳞甲分明者，乃其端有心者方真。有盐霜者不用　当归拣如马尾重半两以上，气香味甜者为上，微炒

① 脊：原残阙，据正德本补。

川牛膝拣如鼠尾，软而甜者为上

并去芦，酒浸半日，不可太过，久则失味。洗净，慢火焙干，切，方称分两。

五加皮 桂心补药用厚者，发散用薄者 海桐皮 黄蘗皮 杨梅皮 白鲜皮 杜仲 厚朴 桑白皮或炙炒，今人多以橘树根皮为伪，最要仔细辨

并削去粗皮，细切方用。惟杜仲、厚朴，每一斤用生姜一斤研取自然汁，罨一宿，次日炒令黄色。

甜瓜子 瓜蒌子 冬瓜仁去皮 杏仁 桃仁 郁李仁并先去尖、双仁，却用水煮一二沸，去皮，以麦麸炒黄，称用 酸枣仁去皮，炒香用 柏子仁拣去壳，别炒，研用 皂角去皮弦子，酥炙 川椒拣色红而口白、辛香者为上。去棱、目及闭口者，然后慢火炒令色变，以纸乘于地上，碗覆出汗为度 山栀小者佳，一名越桃 缩砂 白豆蔻 益智 草果并去皮，取仁称 槟榔如鸡心者佳 大腹子二味生用 肉豆蔻三味面裹，炮，令面黄为度 山茱萸 诃子炮去核，取肉称。双核者名诃黎勒，独核名诃子 川楝子蒸、去皮核，炒，称 大黄湿纸裹，煨令香熟。亦有酒洗生用 三棱亦有以红蒲根为伪者 蓬莪术二味并用湿纸裹，炮令香软，细切。或更用醩醋浸半日用 郁金 狼毒 紫河车三味并洗、切、焙 神曲 半夏曲 麦芽 谷芽并捣碎，炒黄用 白姜出大通池州者尤佳 天雄重两半以上，有象眼者佳 附子拣圆而坚者为上 草乌 川乌重七八钱，如鹅脑者为上

五味并用，灰火炮裂，去皮、尖、脐用。

天南星重一两者佳，忌用虎掌。炮去皮，或以白矾水浸一二宿　吴茱萸去枝叶　半夏

二味并用，汤泡七次。

半夏曲以洗过半夏为末，以生姜自然汁捏为饼子，炙黄用　生地黄洗、焙干，称。亦用研取自然汁　熟地黄温水净洗焙干，却以好酒泼湿，却用巾子乘于甑上蒸，再用酒洒，九蒸九曝，焙燥，称。地黄生者平宣，熟者温补。虚人须补药，当用熟。《本草》云：男子宜用熟者，女子宜用生者。　滴乳香用蚌粉略炒，挂窗孔中风干，研　延胡索去根、皮　贝母去心，姜浸一宿　山药　川芎　芍药　知母　续断川中来者，色赤而瘦者佳　小蓟根以上略洗，细切，慢火焙干用　巴戟拣紫色者为上，水浸软　牡丹皮　枸杞根即地骨皮也。初虞世云：此药至贱，都下并无真者。大抵都人虽一贱亦作伪。　石莲　乌药洪州者为上　麦门冬　天门冬略用水浸软，此二门冬去心、子，火上焙热，即当风凉之。如此不过三四次，即易干，仍不损药力，他药并宜如此　远志泔浸一宿　黄芩一名枯肠草，刮去朽者

以上有心者并捶去心，只取肉焙干，称用。

青橘皮　橘皮取多年拣小而红者佳。若大而黄者，柑皮也，恐不堪入药。大治产后肌浮。雷公云：产后肌浮，柑皮酒服者此也。

二味用温水洗尽，却于砂盆内磨去白，焙干，称。

枳壳拣小而实者为上，去瓤，麸炒黄用。《本草》有枳实一条。王子亨云：此物本名曰枳，凡草木有花必有实。夫枳壳即枳实之类也。茯苓补药宜用白色，利水药宜赤色。坚者佳　茯神去

木用，色白者为上　猪苓水浸软

以上三味并去黑皮，细切，焙燥，称。

苍术取茅山者为上，米泔浸二三宿，打洗去皮，切，焙　白术拣白而肥者方是浙术；瘦而皮黄色者，出幕阜山，力弱不堪用。油者去之

二术并去芦，切细焙干，却以麦麸炒令黄燥用。

甘草炙黄　黄芪拣如箭秆，直而甜者佳。去叉芦，剉令长四五寸，捶扁，以蜜水或盐水浸透，炙令酥脆为上　甘菊花取自栽可以烹茶者，俟花未开者采之佳　旋覆花　鹤虱

诸花并去萼、蒂。

血余皂角水洗尽，烧存性　童子小便夏月要入薄荷浸之，方免臭坏　龙齿　龙骨并拣有布纹者佳。色白为上，五色者次之，黑者为下。火煅通赤，以乳钵研令极细，不可犯铁器。或有生用者　虎头骨　虎脊骨　天灵盖　虎前胫骨　龟甲　鳖头

鹿茸拣嫩而有血色者佳。大者为麋茸，小者为鹿茸。冬至日麋角解，夏至日鹿角解。麋得阳而角解，所以利补阳；鹿得阴而角解，是以利补阴。麋茸性热，鹿茸性温。并洗，燎去毛，涂酥炙令黄脆；无酥，以好酒浸炙

并用酥炙黄。

紫梢花即湖泽中鱼生卵于竹木之上，如糖撒状者是，去木用

鹿角胶　阿胶拣明亮者为上。阿胶不必须东平，自为之甚佳。补虚用牛皮胶，治风用驴皮胶东平皆京师伪胶，杂以马皮，并故鞍鞯鞋底之类，其恶为甚

二味并细切，以蚌粉炒燥如珠方用。

桑螵蛸去木，涂酥炙黄，或以酒炒亦可　珍珠母取未钻者研令极细　玳瑁宜生用　犀角有竹纹者，色黑为上　羚羊角有马鞭节，仍有枙煅痕者佳

诸角宜用马鲲先镑取屑，怀燥为末，方可入药。

牡蛎取左顾者佳。用盐泥固济，煅用　地龙以生布袋盛，捶出沙土，只取皮，称　乌贼骨一名海螵蛸，去壳用　僵蚕去嘴，切，炒令丝尽　穿山甲又名鲮鲤甲。去大皮，细切，蛤粉炒燥用　水蛭伪者以血调面而为之。宜仔细辨认，以盐炒黄　虻虫　蚖青　红娘子　斑蝥并去头、翅、足，用糯米同炒，令米赤为度　蜈蚣去头、足，炙黄用　全蝎去毒，略炒　蛇蜕拣全而头向下者为妙，烧存性用。亦有缠于青竹上，炙黄焦用　蝉蜕温水洗去土石，仍去前足　石蜥蜴　蛤蚧并酒炙用　乌蛇拣尾小穿得一百二十钱者，仍眼如活者为上　白花蛇拣眼如活者，尾端有佛指甲，腹两边有念珠斑者为上

二蛇并用酒浸一二宿，去皮骨，取肉炙香用，仍经久不蛀。

晚蚕沙炒　鳖甲拣大而有九肋生者尤佳。先用淡醋煮去裙，却用酽醋炙令黄脆为妙　五灵脂拣似鼠屎者为上，似砂糖者次之。先以水浸，淘去沙土，日干碎之，亦有炒用　干漆碎之，炒令烟尽　猪羊肾及肝并去脂膜，仍不可经水　鲤鱼鳞　猬猪左悬蹄甲　蝟皮　露蜂房　牛角䚡　蚕蜕

并用火烧存性，研为细末用。

鹿角霜研细用　麝香拣味辣者真，名生麝。亦有用当门子者。研极细用　獭肝炙干用

并用研细为末用。

莲蓬　荷叶　棕榈为墨刷者妙

用荷叶中心蒂者，生用。

益母草去根阴干，今名大香，其子名茺蔚子　鬼臼去毛用

鬼箭羽去骨取翎用　五倍子去心中灰虫　麒麟竭　安息香去

砂石　蚕蜕　没药　乳香　琥珀

五味并细研。

调经门 凡医妇人，先须调经，故以为初。

月经序论第一

岐伯曰：女子七岁肾气盛，齿更发长；二七天癸至，任脉通，太冲脉盛，月事以时下。天，谓天真之气降；癸，谓壬癸，水名，故云天癸也。然冲为血海，任主胞胎，肾气全盛，二脉流通，经血渐盈，应时而下。所以谓之月事者，平和之气，常以三旬一见，以像月盈则亏也。若遇经脉行时，最宜谨于将理。将理失宜，似产后一般受病，轻为宿疾，重可死矣。盖被惊则血气错乱，经脉斩然不行，逆于身则为血分、瘕癥等疾。若其时劳力，则生虚热，变为疼痛之根。若恚怒则气逆，气逆则血逆，逆于腰腿，则遇经行时腰腿痛重，过期即安也。逆于头、腹、心、肺、背、胁、手足之间，则遇经行时，其证亦然。若怒极则伤肝，而有眼晕、胁痛、呕血、瘰疬、痈疡之病，加之经血渗漏于其间，遂成窍穴，淋沥无有已也。凡此之时，中风则病风，感冷则病冷，久而不愈，变证百出，不可言者，所谓犯时微若秋毫，感病重如山岳，可不畏哉！

精血篇第二齐光禄大夫褚澄遗书

饮食五味，养髓、骨、肉、血、肌肤、毛发。男子为阳，阳中必有阴，阴中之数八，故一八而阳精升，二八而阳精溢。女子为阴，阴中必有阳，阳之中①数七，故一七而阴血升，二七而阴血溢。皆饮食五味之实秀也。方其升也，智虑开明，齿牙更始，发黄者黑，筋弱者强。暨其溢也，凡充身体、手足、耳目之余，虽针芥之历，无有不下。凡子形肖父母者，以其精血尝于父母之身，无所不历也。是以父一肢废，则子一肢不肖其父；母一目亏，则子一目不肖其母。然雌鸟牝兽，无天癸而成胎，何也？鸟兽精血往来尾间也。精未通，而御女以通其精，则五体有不满之处，异日有难状之疾。阴已痿而思色以降其精，则精不出而内败，小便道涩而为淋。精已耗而复竭之，则大小便道牵疼，愈疼则欲大小便，愈便则愈疼。女人天癸既至，逾十年无男子合，则不调；未逾十年，思男子合，亦不调。不调则旧血不出，新血误行或溃而入骨，或变而之肿，或虽合而难子。合男子多则沥枯虚人；产乳众则血枯杀人。观其精血，思过半矣。

《产宝方》序论第三

大率治病，先论其所主。男子调其气，女子调其血。气

---

① 之中：正德本此二字颠倒，与上文"阴中之数八"相对。义胜。

血，人之神也，不可不谨调护。然妇人以血为基本，气血宣行，其神自清。所谓血室，不蓄则气和；血凝结，则水火相刑。月水如期，谓之月信。不然血凝成孕，此乃调燮之常。其血不来，则因风热伤于经血，故血不通。或外感风寒，内受邪热，脾胃虚弱，不能饮食。食既不充，荣卫抑遏，肌肤黄燥，面无光泽，时发寒热，腹胀作痛，难于子息。子脏冷热，久而劳损，必挟带下，便多淋沥，忽致崩漏。经云：腹中如块，忽聚忽散，其病乃瘕。血涸不流而搏，腹胀，时作寒热，此乃成瘕。或先后爽期，虽通而或多或寡，究病之源，盖本于此。

王子亨方论第四

论曰：经者常候，谓候其一身之阴阳愆伏，知其安危。故其来必以月，太过不及，皆为不调。过于阳则前期而来，过于阴则后时而至。其有乍多乍少，断绝不行，崩漏不止，亦由阴阳衰盛，寒热为邪，详说于下。

月水不调方论第五

夫妇人月水不调者，由劳伤气血致体虚，风冷之气乘也。若风冷之气客于胞内，伤于冲任之脉，损手太阳、少阴之经。冲任之脉皆起于胞内，为经络之海。手太阳小肠之经，手少阴心之经也，此二经为表里，主上为乳汁，下为月水。然则月水是经络之余，若冷热调和，则冲脉、任脉气盛，太阳、少阴所生之血，宣流依时而下。若寒温乖适，经脉则虚。若有风冷，虚则乘之，邪搏于血，或寒或温，寒则血结，温则血消。故月水乍多乍少，故为不调也。

紫石英圆 出《本事方》。　治妇人病。多是月经乍多乍少，或前或后，时发疼痛，医者一例呼为经病。不曾说是阴胜阳、是阳胜阴，所以服药少得有效。盖阴气胜阳，则胞寒气冷，血不运行。经所谓天寒地冻，水凝成冰，故令乍少而在月后。若阳气胜阴，则血流散溢。经所谓天暑地热，经水沸溢，故令乍多而在月前。当知阴阳，调其气血，使不相胜，以平为福。

紫石英　禹余粮　人参　龙骨　川乌　官桂　桑寄生　杜仲　五味子　远志　泽泻　当归　石斛　苁蓉　干姜各一两　川椒　牡蛎　甘草各半两

上为细末，炼蜜圆如梧桐子大。每服三五十圆，空心米饮吞下。《指迷方》同。

加减吴茱萸汤　治冲任衰弱，月候愆期，或前或后，或崩漏不止，赤白带下，小腹急痛。每至经脉行时头眩，饮食减少，气满心忪，肌肤不泽，悉皆主之。出张氏方。

吴茱萸半两　麦门冬　干姜　白茯苓　牡丹皮　南木香　苦梗各三钱　甘草三钱半　当归半两　北细辛一钱半　防风　官桂各一分　半夏七钱

上㕮咀，每服四大钱，水一盏半，生姜五片，枣子一枚，煎至七分，去滓，空心温服。

治妇人、室女经脉不调，脐腹冷痛，恶心，腹常胀满，至晚则增，宜服小乌沉汤，吞下艾煎圆。见《和剂局方》。

姜黄散 治血脏久冷，月水不调，脐腹刺痛。出《专治妇人方》。

川姜黄成片子者，四两 蓬莪术 红花 桂心 川芎各一两

延胡索 牡丹皮 当归各二两 白芍药三两

上为细末，每服一钱，水半盏，酒半盏，煎至七分，热服。

桃仁散 治妇人月水不调，或淋沥不断，断后复来，状如泻水，四体虚翕，不能饮食，腹中坚痛，不可行动，月水或前或后，或经月不来，举体沉重，唯欲眠睡，多思酸物。

桃仁 粉草 半夏各一两 赤芍药 生地黄各三两 泽兰叶 川牛膝 当归 桂心 牡丹皮 人参 蒲黄 川芎各二两

上为粗末，每服五大钱，水盏半，姜三片，煎七分，空心，去滓温服。

月水不通方论第六

夫妇人月水不通者，由劳伤血气致令体虚，受风冷邪气客于胞内，伤损冲任之脉，并手太阳、少阴之经，致胞络内血绝不通故也。冲任之脉，起于胞内，为经脉之海。手太阳小肠之经也，手少阴心之经也。此二经为表里，主上为乳汁，下为月水。风冷伤其经血，血性得温则宣流，得寒则涩闭。既为风冷所搏，血结于内，故令月水不通也。又云：肠

中鸣则月水不来，病本在胃。胃气虚，不能消化水谷，使津液不生血气故也。所以《梅师方》单用厚朴，其理可见。再出《易简方》。又云：醉以入房，则内气竭绝伤于肝，使月水衰少不来。所以尔者，肝藏于血，劳伤过度，血气枯竭于内也。又先唾血及吐血、下血，谓之脱血，名曰血枯，亦月水不来也。所以尔者，津液减耗故也。但益津液，其经自下也。诊于肾脉微涩者，是月水不通也。又左手关后、尺内浮为阳绝，无膀胱脉也，月水则闭。又肝脉沉而急，隐之亦然。时小便难，苦头眩痛、腰背痛，足寒时疼，月水不来，恐得之时有所堕坠也。月水不通，久则血结于内生块，变为血瘕，亦作血癥，血水相并，壅涩不通，脾胃虚弱，变为水肿也。所以然者，脾候身之肌肉，象于土，土主克消于水。水血既并，脾气衰弱，不能克消，故水气流溢，浸渍肌肉，故肿满也。

《产宝方》论

论曰：经脉不通日久，此非细事，实为沉病。若是室女经脉不通，初因贪食酸咸之物，遂致血脉干涸，变成劳疾。若因经脉正行，误食热面、生冷、房室，遂成此疾。腹内颗块，误认为胎，时日稍深，必见困笃。

《养生必用》论经病第七

初虞世云：女子十四，天癸至，任脉通，月事以时下，故令有子。天癸者，物之自然。月者，以月至；经者，有常也。其来不可过与不及、多与少，反此皆谓之病。不行犹甚，百疾生焉。血既不能滋养百体，则发落面黄，身羸瘦。血虚则发热，故身多热。水不足则燥气燔，燥气燔则金受邪，金受邪则肺家嗽，嗽则肺痈、肺痿必矣。医见经不行，则用虻虫、水蛭等行血药，见热则用除热诸寒药，实出妄意。就中不行，以药行之，为害滋大。经水枯竭，则无以滋养，其能行乎？譬犹索万金于乞丐之人，虽捶楚并下，不可得也。但服以养气益血诸药，天癸自行。又有一种妇人盛实，月经瘀闭，利之则行，自有证候，学者宜审焉。

当归散　治血脉不通。

当归　穿山甲灰炒　蒲黄各半两。炒　辰砂一钱　麝香少许

上为细末研停，每服二钱，热酒调下。如不吃酒，薄荷、醋汤亦可。

琥珀散　治心膈迷闷，腹脏撮痛，气急气闷，月信不通等疾。

天台乌药二两　当归　莪术各一两

上为细末，每服二钱，温酒调下。服后以食压之。大忌生冷、油腻等物。若产后诸疾，用炒姜、酒调下。以上出《妇人经验方》。

《救急》疗妇人月经不调，或一月不来，或隔月不来，或多或少，脐下绞痛，面色萎黄，四体虚吸，羸瘦不能食方。

当归　川牛膝　牡丹皮　桃仁各一两半　大黄　芎䓖土瓜根　芍药　朴硝　桂心　虻虫去翅足，炒　水蛭各半两。炒

上㕮咀，以水九升，煮取三升，分温五服。忌如常法。

疗月经不通，腹中痛。见《产宝》方。

牛膝六分　大黄　桃仁去皮尖，双仁，炒　细辛各五分　川芎　当归各四分　水蛭三分，糯米炒黄

上为末，炼蜜圆如梧桐子大。每服二十圆，空心温酒下。

治月水不通。出《梅师方》，已试有验。

厚朴姜汁炙香，细切

不以多少，浓煎去滓，空心温服。

治妇人经候不来数月，脐腹疼痛，或有一块上下相拄，饮食减少，腹满恶心，大便秘涩者，宜服《局方》北葶圆。用石菖蒲、马鞭草煎汤送下三四十圆，两服必通。

万病圆　治女人月经瘀闭，月候不来，绕脐寒疝痛彻，及产后血气不调，腹中生瘕，结而不散，及癥瘕等病。

干漆杵碎，炒令大烟出，烟头青白，如此一时久　牛膝去苗，酒浸一宿，焙。各一两

上为末，以生地黄汁一升入二味药末，银石器内慢火熬，俟可圆，即圆如梧桐子大。空心米饮或温酒下二圆，日再，勿妄加，病去止药。

红花当归散　治妇人血脏虚竭，或积瘀血，经候不行或断续不定，时作腹痛，腰胯重疼，攻刺小腹紧硬，及室女月经不通，并宜服之。

红花　当归尾　紫葳　牛膝　甘草　苏木捶碎，细剉。各

二两　白芷　桂心各一两半　赤芍药九两　刘寄奴去梗，五两

上为细末，空心，热酒调三钱服，食前临卧再服。若血久不行，浓煎，红花酒调下。孕妇休服。一名凌霄花散。

鳖甲圆　治妇人月经不调，肌肉黄瘁，胁下积气结硬，时发刺痛，渐成劳状。出《博济方》。

鳖甲去裙，醋炙　桂心　三棱醋煮，急炒　牡丹皮　牛膝去苗，炒　诃子肉　琥珀　大黄煨　土瓜根　桃仁去皮尖、双仁，麸炒

上各等分，为细末，炼蜜圆如梧桐子大。煎桃仁汤送下十五圆，破血瘕、气块尤妙。

桃仁煎　治月水不调，阻滞不通。出《博济方》。

大黄炮　朴硝　桃仁去皮尖、双仁，麸炒。各二两　虻虫一两，去足翅，炒黑用

上为细末，用醋五升，入银石器内慢火熬成膏，可圆，圆如梧桐子大。当日晚不需吃食，五更初以温酒吞下一圆，至明日午际，取下如赤豆汁，或似鸡肝、虾蟆衣。其病下了，即一圆分作二服，未下再服，候鲜红即住服。仍以调气汤散补之。

室女月水不通方论第八

论曰：夫冲任之脉起于胞内，为经脉之海。手太阳小肠之经、手少阴心之经也，二经为表里。心主于血，上为乳汁，下为月水也。女子十四而天癸至，肾气全盛，冲任流通，经血既盈，应时而下，名之月水，常以三旬而一见，谓

之平和也。若愆期者，由劳伤血气壅结，故令月水不通也。

治妇人、室女月候不通、疼痛，或成血瘕。**通经圆**。

桂心　青皮　大黄煨　川椒　莪术　川乌炮，去皮　干漆
碎之，炒令烟尽

当归　桃仁去皮尖、双仁，麸炒　干姜各等分

上为细末，分为四分。用一分以米醋熬成膏，和余份药
末成剂，臼中治之。圆如梧桐子大，晾干。每服二十圆，淡
醋汤下至三十圆，温酒亦得，空心食前服。

治室女月水不调。出《圣惠方》。

雄鼠屎一两，烧存性，为细末。空心温酒调下一钱，
神效。

室女经闭成劳方论第九

寇宗奭曰：夫人之生，以气血为本。人之病，未有不先
伤其气血者。世有室女、童男，积想在心，思虑过当，多致
劳损。男子则神色先散，女子则月水先闭，何以致然？盖忧
愁思虑则伤心，心伤则血逆竭，血逆竭则神色先散而月水先
闭也。火既受病，不能荣养其子，故不嗜食。脾既虚，则金
气亏，故发嗽。嗽既作，水气绝，故四肢干。木气不充，故
多怒、鬓发焦、筋痿。俟五脏传遍，故卒不能死者，然终死
矣，此一种于劳中最难治。盖病起于五脏之中，无有已期，
药力不可及也。若或自能改易心志，用药扶接，如此则可得
九死一生。举此为例，其余诸劳，可按脉与证而治之。

张氏云：室女月水久不行，切不可用青蒿等凉药。医家

多以为室女血热，故以凉药解之。殊不知血得热则行，冷则凝，《养生必用方》言之甚详，此说大有理，不可不知。

若经候微少，渐渐不通，手足骨肉烦疼，日渐羸瘦，渐生潮热，其脉微数，此由阴虚血弱，阳往乘之，少水不能灭盛火，火逼水涸，亡津液。当养血益阴，慎无以毒药通之，宜柏子仁圆、泽兰汤。

柏子仁圆

柏子仁炒，别研　牛膝　卷柏各半两　泽兰叶　续断各二两熟地黄三两

上为细末，炼蜜圆如梧桐子大。空心饮下三十圆。

泽兰汤

泽兰叶三两　当归　芍药各一两　甘草半两

上为粗末，每服五钱，水二盏，煎至一盏，去滓温服。

治室女荣卫不调，经候凝滞，或时头目昏闷，上膈积涎，肢体不利，五心虚烦，饮食进退，多困少力。沉香鳖甲散。《博济方》。

沉香　甘草炙　槟榔各三分　木香一两　鳖甲一两半　常山　当归　柴胡　人参　半夏　桂心　生地黄　白茯苓　青皮　陈皮各一两

上为细末，每服二钱，水一盏，生姜三片，煎至七分，温服，空心，日三服。

金花散　治室女骨蒸热劳。

藿香　零陵香　延胡索　芍药　白芷　川芎　当归　桂

心各一分　莲子心　晚蚕蛾各二分

上为细末。温酒调下一钱，日二服。

劫劳散　治心肾俱虚，劳嗽二三声，无疾。遇夜发热，热过即冷，时有盗汗，四肢倦怠，体劣黄瘦，饮食减少，夜卧恍惚，神气不宁，睡多异梦。此药能治微嗽有唾，唾中有红线，名曰肺痿。若上件疾不治，便成羸劣之疾。

白芍药六两　绵黄芪　甘草　人参　当归　半夏　白茯苓　熟地黄　五味子　阿胶各二两。炒

上㕮咀，每服三大钱，水盏半，生姜十二片，枣三个，煎至九分，无时温服，日进三服。

陈总领日华云：乡人杨元鼎女及笄[①]，病证甚危，一岁之间，百药俱试[②]，无有效者。亦尝从予求治法，无有应之者。偶遇名医得此方，只一料遂除根，专录此方传人。

资血汤　治妇人血热气虚，经候涩滞不通，至使血聚，肢体麻木，浑身疼痛，烦倦，或室女年及，经脉未行，日渐黄瘦，将成劳疾，切不可便投红花破硬等药，他日为患也。若是前证，则憎寒发热，五心烦躁，饮食减少，宜服此药，滋养而通利之。

马鞭草　荆芥穗各四两　桂心　枳壳　川芎　当归　赤芍药各二两　牡丹皮一两

上为粗末，每服四钱。乌梅一个，水二盏，同煎至一

---

① 笄：原漫漶不清，据正德本补。

② 试：原作"增"，据正德本及四库本改。

盏，去滓，空心食前，日四服。有此证服至半月，经脉自通。此方至妙，不可轻视，非一二服便见特达之效而鄙之。仍服后，素有诸疾，因此药皆去矣。

麦煎散 治少男、室女骨蒸，妇人血风攻注，四肢心胸烦壅。出《苏沈良方》。

鳖甲 大黄煨① 常山 赤茯苓 柴胡 白术 当归干漆炒，令烟尽 生地黄 石膏各一两 甘草半两

上为细末，每服三钱，水一盏，小麦五十粒，煎至六分。食后临卧时温服。

有虚汗加麻黄根一两。此黄州吴判官方。治骨蒸热黄瘦，口臭，肌热，盗汗极效。麦煎散甚多，此方吴君宝之如稀世之珍，其效可知。

鳖甲煎圆 治男子、妇人、童男、室女五劳七伤，传注飞尸，尸注，八极，骨蒸，肺痿黄瘦，虚劳无力，肌肉不生；妇人血蒸，五心烦热，血风劳气，室女月闭黄瘦，气块腹痛，经脉不调，干嗽，咽膈不利，癥瘕积块，脸赤，口疮。以上等疾，无不效验。

黄芪 柴胡 枳壳 知母 白茯苓 沉香 人参 附子木香 升麻 肉桂 胡黄连 杏仁 当归 常山 羌活荆三棱 乌梅肉 安息香明者，同胡桃肉细研

上十九味修制了，各称一两为末。用活鳖一个，重十两或半斤者，以河水养七日，须逐日换新水；用童子小便五

---

① 煨：原漫漶不清，据正德本及四库本补。

升，无灰酒五升，银石器内慢火熬百沸。先更入桃柳枝，东南上者各剉三合，乌梅五十个拍破。此三味用棉裹，同鳖煎煮至一半，去桃柳枝等三味，鳖烂取去，将肉研如膏，骨并壳焙干为末，再入汁中熬如漆色，或更入酒少许，此在临时斟酌，盛放瓷器中。搜和前药入臼中，杵千下，圆如梧桐子大。丈夫、妇人十五岁以上二十圆至三十圆，温酒下；妇人荆芥酒下。所煮膏子须契勘多少，勿令剩却，但少些子不妨，却别熬酒。若膏剩，恐鳖不全故也。凡服此药，恐热，三日更须服八仙饮子，一服解之。

八仙饮子

常山　白术　秦艽　洪州鬼臼　赤芍药　甘草　紫苏银州柴胡

上等分，洗净为粗末。每服半两，水一碗，乌梅肉二个，葱白、薤白、桃、柳、槐枝各七寸，同煎至一盏，去滓温服，滓并煎。

茅香饮子① 治女子经脉不行，胸膈满闷，身体麻木，或有寒热证候。

厚朴　牡丹皮　茅香　藿香　甘草各三钱　陈皮　生半夏　麦芽　当归　苍术炒。各半两　赤芍药三分

上咬咀，每服半两，水一大盏，姜三片，煎服。热甚，加北柴胡三钱半。罗宅大师传，有效。

---

① 茅香饮子：方名原脱，据目录补。

血枯方论第十_{出骆龙吉方}

《腹中论》曰：有病胸胁支满者，妨于食。病至则先闻腥臊臭，出清液，四肢清，目眩，时时前后血，病名曰血枯。此得之年少时，有所大脱血；若醉入房中，气竭肝伤，故月事衰少不来也。注云：夫脏血受天一之气，以为滋荣者也。其经上贯膈，布胁肋，今脱血失精，肝气已伤，故血枯涸而不荣；胸胁满，以经络所贯然也；妨于食，则以肝病传脾胃；病至则先闻腥臊臭，出清液，则以肝病而肺乘之；先唾血，四肢清，目眩，时时前后血，皆肝病血伤之证也。

治妇人血枯，胸膈四肢满，妨于食饮，病至闻腥臊臭气，先唾血，出清液，或前后泄血，目眩转，月事衰少不来。乌贼鱼骨圆。岐伯方。

乌贼鱼骨_{去甲，四两}　茼茹_{一两}

上为末，以雀卵和成剂，圆如小豆大。每服五圆，加至十圆，以鲍鱼煎汤下，以饭压之。

治妇人胸胁支满，闻腥臊臭气，唾血目眩，不能饮食，泄血不已，日久血枯。苁蓉圆。

苁蓉_{酒浸}　熟地黄　白茯苓　菟丝子_制　附子_炮　当归_炒

白石英_研　五味子　禹余粮_{制，研}　乌贼鱼骨_{去甲}。各一两

人参_{半两}

上为末，炼蜜为圆如梧桐子大。酒下二三十圆，米汤亦可。空心，日中、临卧各一服。

治妇人先有所脱血，或醉入房劳伤，故月事衰少不来。宜干地黄汤。

干地黄　泽兰叶　白茯苓　人参　五味子　附子炮　禹余粮制　当归

上等分，为粗末，每服三钱，姜五片，水一盏，煎至七分，空心温服。

磁石圆　治妇人阴气衰弱，血枯不荣，月事不来。

磁石制，研　白茯苓　附子炮　干地黄　人参　当归

上各一两，为细末，炼蜜圆如梧桐子大，酒下三十圆，米汤亦可，空心，日中、临卧各一服。

月水不利不流利也方论第十一

夫妇人月水不利者，由劳伤血气，致令体虚而受风冷，客于胞内，损伤冲任之脉，手太阳、少阴之故也。冲任之脉，为经脉之海，皆起于胞内。手太阳小肠之经、手少阴心之经也，此二经为表里，主下为月水。风冷客于经络，搏于血气，血得冷则壅滞，故令月水来不宣利也。诊其脉，寸口弦，苦腹痛，主月水不利，孔窍生疮。又肝脉沉，是厥阴经也。沉为阴，主月水不利，腰腹痛。尺脉滑，血气实，经络不利。又尺脉来而断绝者，月水不利也。寸关调如故，而尺脉绝不至者，月水不利也。当患小腹引腰痛，气滞上攻胸膈也。

白薇圆　治妇人月水不利，四肢羸瘦，吃食减少，渐

觉虚乏，故令无子。

白薇　柏子仁　白芍药　当归　桂心　附子　萆薢　白术　吴茱萸　木香　细辛　川芎　槟榔各半两　熟地黄二两　牡丹皮一两　紫石英一两　人参三分　石斛　白茯苓　泽兰叶　川牛膝各三分

上为细末，炼蜜为圆如梧桐子大，每服三十圆，空心，晚食前温酒吞下。

疗女人脐下憋，逆气胀满，月经不利，血气上攻，欲呕不得睡。出《产宝方》。

当归四钱　干漆三钱，炒令烟尽

上为细末，炼蜜圆如梧桐子大。空心，温酒下十五圆。

牡丹散　治妇人月水不利，脐腹疼痛，不欲饮食。

牡丹皮　川大黄炒。各一两　赤茯苓　生地黄　桃仁　当归　桂心　赤芍药　白术各三分　石韦去毛　木香各半两

上咬咀。每服三大钱，水一盏，姜三片，煎七分，去滓，空心温服。

牛膝散　治妇人月水不利，脐腹疼痛。

牛膝一两　桂心　赤芍药　桃仁　延胡索　当归　牡丹皮　川芎　木香各三分

上为末，每服方寸匕，温酒调下，食前。

月水行或不行心腹刺痛方论第十二

论曰：夫妇人月经来腹痛者，由劳伤气血，致令体虚，

风冷之气客于胞络，损于冲任之脉，手太阳、少阴之经。冲脉、任脉皆起于胞内，为经脉之海也。手太阳小肠之经、手少阴心之经也，此二经为表里，主下为月水。其经血虚，则受风冷。故月水将行之际，血气动于风冷，风冷与血气相击，故令痛也。亦可就第七卷第十五论寻方。

若经道不通，绕脐寒疝痛彻，其脉沉紧。此由寒气客于血室，血凝不行，结积血为气所冲，新血与故血相搏，所以发痛。譬如天寒地冻，水凝成冰，宜温经汤及桂枝桃仁汤、万病圆方见第一卷第七论。

温经汤方

当归　川芎　芍药　桂心　牡丹皮　莪术各半两　人参甘草　牛膝各一两

上㕮咀，每服五钱，水一盏，煎至八分，去滓温服。

桂枝桃仁汤

桂枝　芍药　生地黄各二两　桃仁制，五十个　甘草一两

上为粗末，每服五钱，水二盏，姜三片，枣一个，煎至一盏，去滓①温服。

若经候顿然不行，脐腹疞痛，上攻心胁欲死；或因不行，结积②下渐渐成块，脐下如覆杯③，久成肉癥④，不可复⑤治。

①　去滓：原脱，据正德本补。四库本作"空心"。
②　积：原作"模"，据正德本改。
③　下如覆杯：原漫漶不清，据正德本补。四库本作"胀如覆杯"。
④　癥：原漫漶不清，据正德本补。四库本作"块"。
⑤　复：原脱，据正德本补。

由惊恐、忧思、意所不决，气郁抑而不舒，则乘于①血，血
随气行，滞则血结。以气主先之，血主后之，宜服桂枝桃仁
汤。不瘥，宜地黄通经圆。已成块者，宜万病圆。方见前。

地黄通经圆

熟地黄三两　虻虫去头、足、翅，炒　水蛭用糯米同炒黄，去
糯米　桃仁制。各五十个

上为细末，炼蜜圆如梧桐子大，空心温酒下五圆，未
知，加至七圆。

琥珀散　治妇人月经壅滞，每发心腹脐疼痛不可忍。
及治产后恶露不快，血上抢心，迷闷不省，气绝欲死。出
《本事方》。

三棱②　莪术③　赤芍药　牡丹皮　刘寄奴　当归　熟
地黄　桂心　甘菊花　真蒲黄炒。各一两，细到

上前五味，用乌豆一升，生姜半斤切片，米醋四升同
煮，豆烂为度，焙干。入后五味，同为细末，每服三钱。空
心，食前温酒调下。

一方不用菊花、蒲黄，却用乌药、延胡索亦佳。予家之
秘方也。

若是寻常血气痛，只一服。产后④血冲心，二服便下，

---

① 于：原脱，据正德本补。
② 棱：原脱，据正德本补。
③ 术：原脱，据正德本补。
④ 后：原脱，据正德本补。

常服尤佳。前后救人，急切不少。此药①易合，宜多合以救人。乌豆一升，约用五两。

又一方

延胡索　当归各等分

上二味为粗末，每服三钱，姜三片，水一大盏，煎至七分，去滓，稍热服。

陈氏方有桂，名如神汤，最治腰痛。《雷公炮炙论》只有延胡索一味，治心痛。

仆详此方，大能治血气腰腹痛，药简功专，治疾有效。

荜茇圆　治妇人无时月水来，腹痛。

荜茇盐炒，去盐为末　蒲黄各一两。炒

上为细末，炼蜜圆如梧桐子大。每服三四十圆，食后用盐米饮吞下。

月水不断方论第十三

夫妇人月水不断者，由损伤精血，冲任脉虚损故也。冲任之脉，为经脉之海。手太阳小肠之经也，手少阴心之经也，此二经为表里，主下为月水。若劳伤经脉，冲任气虚，故不能制经血，令月水不断也。凡月水不止而合阴阳，则冷气上入于脏，令人身体、面目痿黄，亦令绝子不产也。

若经候时行时止，或淋沥不断，腹中时痛，其脉沉细。此因寒热邪气客于胞中，冲任不调，此非虚弱，盖邪气伏

---

① 药：原脱，据正德本补。

留，滞于血海，譬如有积之人，下利不定，有所去即愈。宜**牡丹圆**。

牡丹皮　牡蒙　附子炮　大黄蒸　葶苈炒　苦梗　茯苓各半两　当归　制厚朴　吴茱萸　川椒炒出汗　人参　川芎北柴胡　桂心　干姜各半两　细辛一两半　虻虫五十个，去头、足、翅，炒

上为细末，炼蜜圆如梧桐子大。空心温酒下十圆，未知，渐加至二十圆，以知为度。

治妇人月水不断，口干心烦，四肢羸瘦，饮食无味，渐加乏弱。**续断圆**。

川续断　当归　乌贼骨　黄芪　牛角腮烧　五味子　甘草　龙骨煅，研　赤石脂　熟地黄各一两　地榆半两　艾叶附子　干姜　川芎各三分

上为末，炼蜜圆如梧桐子大。每服三十圆，食前温酒下。

治妇人久冷，月水不断，面色痿黄，四肢瘦弱，心神虚烦，饮食减少。**禹余粮圆**。

禹余粮二两　鹿角胶三分，粉炒　紫石英　续断　赤石脂熟地黄　川芎各一两　干姜　黄芪　艾叶　柏叶炒　当归炒人参　白茯苓各半两

上为末，炼蜜圆梧桐子大，每服三十圆，空心米饮下。

牡蛎圆　治妇人血海虚损，月水不断。

牡蛎粉　赤石脂　代赭石各一两　阿胶　川芎　当归

鹿茸　续断　干姜各三分　甘草一分

上为末，炼蜜圆如梧桐子大，每服三十圆，食前温酒下。

疗经血不止。

黄芩五分　当归　柏叶　蒲黄各四①分　生姜二分　艾叶一分　生地黄二十四分　伏龙肝十二分

上㕮咀，用水二升，煎取八合，分为二服。

疗经血不止。歌曰：出《妇人经验方》，已试有效。

妇人经血正淋漓，旧瑞莲蓬烧作灰，

热酒一杯调八字②，自然安乐更无疑。

又一方

莲蓬壳　拒霜花

上二味等分，为末，每服二钱，空心米饮调服。

妇人杀血心痛方论第十四

凡妇人血崩心痛甚者，名杀血心痛，小产血过多而心痛甚者亦然。

乌贼鱼墨，炒，醋汤调下。此鱼腹内有墨汁，遇见人过，必吐其黑，以蔽其身。

崩暴下血不止方论第十五

论曰：夫妇人崩中者，由脏腑伤损冲脉、任脉，血气俱

---

① 四：原漫漶不清，据正德本补。
② 字：古剂量单位。一字约四分之一钱。

虚故也。冲任之脉为经脉之海①，血气之行，外循经络，内荣脏腑。若无伤损②，则阴阳和平而气血调适，经下依时。若劳动过多，致③脏腑俱伤，而冲任之气虚，不能约制其经血，故忽然暴下④，谓之崩中暴下。诊其寸口脉微长⑤，尺脉微弦。寸口脉微迟，为⑥寒在上焦但吐尔。今尺脉微弦，如此即小腹痛，引腰脊痛者，必下血也。

若经候过多，遂致崩漏，色明如水下，得温则烦，甚者至于昏闷。其脉数疾小为顺，大甚者逆。此由阴阳搏，为热所乘，攻伤冲任。血得热则流散，譬如天暑地热，则经水沸溢。阳伤于阴，令人下血，当补其阴。宜服小蓟汤、阿茄陁圆。

小蓟汤

小蓟茎叶洗，切，研，取汁一盏　生地黄汁一盏　白术半两，剉

上三件，入水一盏，煎至一半，去滓温服。

阿茄陁圆

胡椒　紫檀　郁金　茜根　小蘗皮乃山石榴皮也

上等分，为细末，滴水圆如梧桐子大。阿胶汤化下二圆。

琥珀散　治崩暴下血。陈总领方。

---

① 海：原作"故"，据正德本改。
② 无伤损：原漫漶不清，据正德本补。
③ 多致：原漫漶不清，据正德本补。
④ 暴下：原漫漶不清，据正德本补。四库本作"而下"。
⑤ 微长：正德本作"微迟"。
⑥ 微迟为：原脱，据正德本补。四库本作"微长，为"。

赤芍药　香附子　荷叶枯　男子发皂荚水洗　当归　棕榈
炒焦　乌沙帽是漆纱头巾，取其阳气冲上故也

上等分，除棕外，其余并切粗片，新瓦上煅成黑炭，存性三分，为细末，每服三五钱，空心，童子小便调下。如人行十里，再进一服，不过七八服即止。如产后血去多，加米醋、京墨、麝少许。

余亲戚黄守正卿为和剂局日，内子凌夫人忽苦此疾，危殆，百药不效，偶得此方，旋即安愈。

张声道云：大率治血崩先用此。譬如治痢，有积不先去之，徒服断下药，一时暂止，久则毒气愈深，甚至危殆。血崩乃经脉错乱，不循故道，淖溢妄行，一二日不止，便有结瘀之血，凝成巢臼；更以药涩住，转见增剧。宜先以五积散加醋煎，投一二服。次服灵脂散及顺气药，去故生新，自能平治，此切当之说。

五灵脂散　治妇人血山崩，及治丈夫脾积气。

张氏云：治血崩诸药不能止者妙。好五灵脂炒令烟尽为末，每服一钱，温酒调下，此药兼能解药毒及蛇、蝎、蜈蚣咬，涂伤处立愈。

一方　每服三钱，水、酒、童便各半盏，煎至八分，通口服，名抽刀散。治产后有病，服三服，散恶血。或心腹胁肋、脚痛不可忍者，或只用童子小便尤佳。或中风，即入草乌头半钱重，同煎，此邓知县方。

张氏云：亦治肠风下血，如不能饮酒者，煎乌梅柏叶汤

调下。如心烦口干渴者，加蒲黄炒，减半用。一方烧存性，霹雳酒①调下。然此药气恶难吃，烧之存性极妙。

又一方 五灵脂十两为末，水五大盏，煎至三盏，去滓澄清，再煎成膏。入神曲二两，为末和圆如梧桐子大。每服二三十圆，温酒下。

荆芥散 治妇人崩中，连日不止。夏太君娘娘方。

用荆芥穗于灯盏，多着灯心，好麻油点灯，就上烧荆芥焦色，为细末。每服三钱，童便调下。

独圣散 治妇人血山崩不止。出《经验方》。

防风去叉芦

上不以多少为细末，酒煮，白面清调下二钱，空心食前，日二服。更以面作糊，酒投之极验。

以上三方似非止血之药，如灵脂、荆芥、防风，皆是去风之药，然风为动物，冲任经虚，被风所伤，致令崩中暴下。仆因览许学士《伤寒脉歌》曰：脉浮而大，风伤荣。荣，血也。而用此药，方悟古人见识深奥如此矣！

一方

熟艾如鸡子大　阿胶半两　干姜一钱

上为粗末，用水五盏先煮艾、姜，至二盏半，入胶消烊，温分二服，空心服，一日服尽。

又方

① 霹雳酒：用铁秤锤烧赤，淬于酒中者。

牛角䚡　乌贼骨各一分　麝香一钱

上为细末，入麝香令停，酒调下一钱匕，一日二三服。

神应散　治妇人血崩不止。

桂心，不拘多少，甘锅内煅，微存性。为末，每服一二钱，米饮调下。

一方治崩中下血。出《本事方》。

黄芩，不以多少，为细末，每服一钱，霹雳酒调下。许学士云：崩中多是用止血药、补血药。此治阳乘于阴，前所谓天暑地热，经水沸溢是也。近朝有王御医值夜唤起，忽有一宫女，血如山崩，其时暑月，药箧中只有大顺散两帖，用冷水调服，旋即奏效，以此知医要权变①。金华散妙。

金华散　治妇人血室有热，崩下不止，服温药不效者。

延胡索　瞿麦穗　当归　干葛　牡丹皮各一两　石膏二两

桂心别为末，三分　蒲黄半两　葳灵仙三分

上为细末，每服二钱，水一盏，煎至六分，空心温服，日二服。

凡血崩之疾，亦有阴阳冷热之不同，不可一概用药。仆常疗一妇人崩漏暴下，诸医投姜、桂、附子等药，服之愈甚。召余诊之，六脉紧数，遂用此药兼《局方》龙脑鸡苏圆，数服即安。《本事方》单用黄芩者，亦此意也。

如圣散　治妇人血山崩。

---

①　权变：原作"杂变"，据四库本改。

棕榈　乌梅各一两　干姜一两五分，并烧过存性

上为细末，每服二钱，乌梅酒调下，空心食前服。久患者不过三服即愈。

一方　用乌梅烧灰为末，乌梅酒汤调下。

一方　用棕榈烧存性为末，汤破酒令淡，调下三钱，空心服。

一方　用棕榈、白矾煅为末，酒调二钱服。

治妇人血崩。屡效方。

当归　白芍药　干姜　棕榈各等分

上各煅存性，碾为细末，称过，醋汤调，以有节朱筯左搅四十九转，食前服。

《千金翼》治妇人崩中，去血不止。

大小蓟根一斤，用酒一斗，渍五宿，任意服之。《千金方》有白茅根六两半，酒煮服。

缩砂散　治血崩。

新缩砂仁不以多少，于新瓦上炒香，为细末，米饮调下三钱。

一方　用益智炒为细末，盐米饮调下。

如神散　治妇人血崩不止，赤白带下。

香附子　赤芍药各等分

上为细末，每服二钱，盐一捻，水一盏，煎至七分，温服，无时候，日二服。十服见效。

一方

用香附子去毛，炒焦为细末，用极热酒调下二钱，放温服，不过两服立愈。昏迷甚者，三钱匕；如山崩不可止者，亦能解之，米饮调亦可。

许学士云：治下血不止，或成五色崩漏。常服资血调气，是妇人仙药也。以上并出《妇人经验方》。

煮附圆 治妇人、室女一切血气、经脉不调，脐腹疙痛，面色痿黄，心忪乏力，腹胀胁痛，头晕恶心，饮食减少，崩漏带下，大肠便血，积聚癥瘕，并皆治之。虔心服饵，自见其功尔。以上三方，大同小异，出《产宝》方。

香附子不以多少，先擦去毛，用好醋煮出，焙碾为末，醋煮糊为圆，如梧桐子大。每服三十圆，米饮送下，无时候。妇人数堕胎，由气不下降，所以胎气不固，此药尤妙。一方有艾，同煮亦好。

治血崩方：

夏枯草为细末，每服二钱，米饮调下，无时候。

治崩中下血不止，小腹痛。

芍药一两半，炒黄　柏叶六两，微炒

上水一升，煎取六合，入酒五合，再煎取七合，空心分为二服。

一方为细末，酒调二钱。

一方有鹿角胶，等分，炒燥为细末。酒调服方寸匕。治白带，脐腹疼痛，面黄瘦悴。出《千金》《圣惠方》。

治崩中下血久不止，或赤或黑，脐下痛。

侧柏炒　芍药　龟甲炙　桑耳各六分　干地黄　黄芪　续

断各五分　当归炒　艾叶　牛角腮煅。各六分　禹余粮十分

上为末，炼蜜圆如梧桐子大。每服三十圆。煎黄芪汤，空心下。

治崩中昼夜不止，医不能治。

芎䓖一两　生地黄汁二合

先用酒五升，煮芎䓖一升，去滓。下地黄汁，再煎三二沸，分为三服。不耐者渐进。《小品方》无地黄汁。不饮酒者，水煮亦可。

一方

丁香二两为细末。用酒三升，煮取一升，空心顿服。《必效方》用丁香百颗，酒煎服。《梅师方》同。

治忽患崩中血不止，结作血片，如鸡肝色，碎烂。

芎䓖十二分　阿胶　青竹茹各八分　续断　地榆　小蓟根各十分　当归六分　生地黄　伏龙肝各十二分

上用水九升，煮取三升，去滓，分作三服。先服此药，后服补药圆子。

阿胶　鼍①甲　川芎　当归　赤石脂　丹参各六分　续断　甘草　鹿茸各五分　龙骨十一分　龟甲十分　地榆四分　乌贼骨八分

上为末，炼蜜圆如梧桐子大，空心，酒下二十圆，日二服。常煮小蓟汁，服之尤佳。

治崩中泄血无度，经年淋沥，并黄瘦骨立。

①　鼍（tuó 陀）：扬子鳄的鳞甲。

芍药　白芷　黄芪　龟甲　川芎　乌贼骨各八分　干地黄　牡蛎　五色龙骨　干姜各十分　桂心六分　附子五个，炮

上为细末，空心，酒调方寸匕。

又一方

白芷　牡蛎　龙骨　芍药　赤石脂　阿胶　当归　川芎　龟甲　乌贼骨　人参各六分　艾叶四分　干地黄八分　诃子四分　干姜　黄芪各五分

上为细末，空心，酒调方寸匕。

竹茹圆　治妇人崩中、赤白带下。邓元老方。

当归　白术　青木香　蚕蜕煅　墨棕刷煅　川山甲煅。各一两　地榆　竹茹　川芎　白茯苓　粉草　血余煅　牡蛎煅　绵子煅。各半两　熟地黄四两　赤石脂煅，三两

上七味煅，药用绵子裹定，入瓶子内，用盐泥固济，用炭则半煅存性，却同前药碾为细末，炼蜜圆如梧桐子大。每服四十圆，空心，温酒吞下。

经验方。治崩暴下血。

百草霜二钱、狗胆汁一处拌停，分作两服，当归酒调下。

如圣无比散　治血山崩。

晚蚕沙一两，伏龙肝半两，同为细末，酒调二钱匕。

《千金方》治崩中去血不止。《千金翼》无茅根。

白茅根二斤　小蓟根五斤。一方无小蓟根

上二味细切，用酒五升，煮取四升，去滓，分温四服。

妇人崩中，无问久近，悉皆治之。

伏龙肝一斤 小蓟根 桑寄生 续断 地榆 艾叶各三两 阿胶 当归 赤石脂 厚朴各二两 生姜五两

上十味切，以水一斗，煮取三升，绞去滓，分作三服。忌如常法。

崩中带下方论第十六

论曰：崩中带下者何？答曰：其患有五。夫病之中人，皆有受处，因起之候，须尽心讲究。窃寻方书，唯言带下有色之与形，此不参先贤医中之理也。且五崩是妇人极重之患，疗之最难。后之学者，莫识其源。殷幼习医方，济众服饵，当极济人之道，偏以思虑于兹弥久，其功颇有精妙。夫此病者，起于风气、寒热之所伤；或产后早起，不避风邪，风邪之气入于胞门；或中经脉，流传脏腑而发下血，名为带下。若伤足厥阴肝之经，其色则青如泥色；若伤手少阴心之经，其色赤如红津；若伤手太阴肺之经，其色则白形如涕；若伤足太阴脾之经，则其色黄如烂瓜；若伤足少阴肾之经，则其色黑如衃血；此为其因①也。

问曰：风邪气之所中，是人皆受之，何为妇人独患此病？答曰：五脏六腑，男女虽同，其中细微各有差别。缘妇人有胞门、子脏，风冷中之，则为所病，若男子则为他病矣。

---

① 因：原漫漶不清，据正德本补。

又问：何以名为带下？复有冷热者何？答曰：脉有数经，名字不同，奇经八脉，有带在腰，如带之状，其病生于带脉之下。其有冷热者，即随其性也。又号崩中者，二带之下别名也。诸君子有留心于医，存志备急①者，以此推之，万不失一。

崩中漏下生死脉方论第十七

论曰：夫妇人崩中漏下者，由劳伤血气，冲任之脉虚损故也。冲脉、任脉为经脉之海，皆起于胞内。而手太阳小肠之经也，手少阴心之经也，此二经上为乳汁，下为月水。妇人经脉调适，则月水依时。若劳伤冲任，气虚不能制其经脉，血非时而下，淋沥而不断，谓之漏下也。

致五脏伤损，五脏之色，随脏不同。若五脏皆虚损者，则其色随血下。诊其脉，寸口弦而大，弦则为脏，大则为芤；脏则为寒，芤则为虚。虚寒相搏，其脉为牢，妇人即半产而漏下。又云：尺脉急而弦大，风邪入少阴之经，女子漏自下赤。又漏下赤白不止，脉小虚滑者生，脉大紧实数者死也。又漏血下赤白，日下血数斗，脉急疾者死，迟者生也。又云：尺寸脉虚者漏血，漏血脉浮，不可治也。

若经候过多，其色瘀黑。甚者崩下，吸吸少气，脐腹冷极则汗出如雨，尺脉微小，由冲任虚衰，为风冷客乘胞中，气不能固，可灸关元百壮。在脐下当中三寸。宜鹿茸圆。

---

① 急：原脱，据四库本补。

鹿茸燎去毛，酥炙　赤石脂　禹余粮制。各一两　艾叶　柏叶　附子炮。各半两　熟地黄洗，焙　当归　续断各二两

上为细末，酒糊圆如梧桐子大。空心，温酒下三十圆。

柏叶散　治妇人崩中漏下，不问年月远近。

柏叶　续断　川芎　当归　生干地黄　鳖甲　龟甲各一两半　禹余粮二两半　阿胶　赤石脂　牡蛎　地榆　艾叶　鹿茸各一两

上为末，每服二钱，食前粥饮调下。

一方有丹参，如鹿茸数。炼蜜圆如梧桐子大。每服三四十圆，空心，温酒吞下。

益母草散　治赤白、恶露下不止。

益母草，开花时采，阴干为细末，空心温酒调二钱，日三服。

疗带下赤白，年月深久不瘥。

干姜半两　白芍药二两

上各炒黄色，同为末，空心，米饮调二钱，日二服。

张氏方。

干姜　芍药等分　又云加香附子等分　甘草减半

上各炒黄色，同为末，空心，米饮调下方寸匕。

白芷散　治妇人赤白带下。

白芷一两　海螵蛸二个，烧　胎发一团，煅

上为细末，空心，温酒调下二钱。

乳香散　治赤白带下。

草果一个，去皮，入乳香一小块，用面饼裹，火炮焦黄留性，取出和面用之

上为细末，每服二钱，陈米饮调下。重者三钱。

破故纸散　治赤白带下。

破故纸　石菖蒲等分，并剉炒

上为末，每服二钱，用菖蒲浸酒凋，温服。更入斑蝥五分。去翅、头、足，糯米同炒黄，去米。

搐鼻香　治子宫久冷，赤白带下。

牡蛎煅　黄狗头骨煅　紫梢花　韶脑　母丁香　蛇床子
破故纸　桂心等分

上为细末，炼蜜圆如鸡头大。临事用一粒。

白矾圆　治妇人血脏久冷，赤白带下，补虚进食，暖血海。

北矾四两，枯　大附子二个，二两　黄狗头骨灰四两

上为末，粟米粥为圆，如梧桐子大。每服三十圆，醋汤吞下，或饭饮亦可。空心，日三服。忌生冷毒物。

伏龙肝散　治妇人赤白带下，久患不瘥，肌瘦黄瘁，多困乏力。

棕榈不以多少，烧灰，火燃急以盆盖，阴令火住　伏龙肝于锅灶直下去取赤土，炒令烟尽　屋梁上尘悬长者如绳，以灶头虚空中者，炒令烟尽，于净地出火毒

上三味等分，碾和令停，入龙脑、麝香少许。每服二钱，温酒调下，淡醋汤亦可。患十年者，半月可安。一亲戚，妇人年四十五，经年病崩漏不止，面黄肌瘦，发黄枯槁，语言声

嘶，服诸药无效。召仆诊之，六脉微濡。问之服何药？云：凡是当归、川芎涩血诸品、丹药，服之皆不作效。仆遂合《博济方》伏龙肝散，兼白矾圆，服之愈。

茯苓散 治妇人血海不调，因虚冷成积，经络无定，赤白带下，崩中不止，面色痿黄，胎气多损。三方出《博济》。

白茯苓　青木香　杜仲　菖蒲　干地黄　柏子仁　秦艽　青皮　菟丝子　诃子皮　当归　艾叶　青石脂　五加皮牛角腮　乌贼骨等分

上为末，每日空心，以糯米粥一盏，将一匙粥摊温，抄药一钱，相和吃下，后吃余粥。或有胎息，用鲤鱼糯米粥下。

治冷白带下。

桑寄生　芍药　柏叶各四分　桑耳　禹余粮各六分　吴茱萸　干地黄各八分　乌贼骨五分

上为细末，空心，用饭饮调下二钱匕。

治白崩中不绝。

牡蛎　禹余粮　鳖甲各六分　黄皮　阿胶　乌贼骨　续断　白芷各四分　当归　赤石脂各六分　白石脂　龙骨各五分

上为末，炼蜜圆如梧桐子大，每服四十圆，空心温酒下。

治带下。

茅花一握，炒　棕榈炭三寸　嫩莲叶三张　甘草一钱

上为细末，空心，酒调方寸匕。

治赤白带下，骨立者。崔元弼方。

地榆一斤，洗，剉

用水三升，煮至一半，去滓，再煎如稠饧，绞滤，空心服三合，日二服。

《圣惠方》治漏下五色，亦治呕血。

地榆三两，剉。《本草》注云：地榆主带下十二病。一曰多赤，二曰多白，三曰月水不通，四曰余蚀，五曰子脏坚，六曰子门僻，七曰合阴阳患痛，八曰小腹寒痛，九曰子门闭，十曰子宫冷，十一曰梦与鬼交，十二曰五脏不足。

用醋一升，煮十余沸，去滓，食前稍热服一合。

治妇人漏下不断方。

乱发皂荚水洗，烧，为细末

空心，温酒调下一钱。

又一方　鹿角烧灰，细研，食前，温酒调下二钱。

又一方　桃仁烧灰，细研，食前，温酒调下二钱。

《千金》温经汤　治女人曾经小产，或带下三十六病。腹胀，唇口干，日暮发热，小腹急痛，手足烦热，大腑不调，时时泄利，经脉不调，久不怀孕。

吴茱萸三两　白芍药　当归　芎䓖各二两　麦门冬去心半夏各二两半　人参　阿胶粉炒　牡丹皮去心　甘草　桂心各一两

上为粗末，每服三钱，水一盏，姜五片，煎七分，去滓，空心，食前温服。忌生冷、羊肉、生葱、海藻、菘菜等。《千金方》同。

紫金散 治冲任虚损，月水过多，崩漏带下，淋沥不断，腰腹重痛。凡是五色带疾，并皆治之。男六德续添。

禹余粮煅赤，酽醋中淬，如此者七次，细研，水飞挹干，称三两

赤石脂煅 龙骨煅，石器研。各一两 白芍药 川芎 附子 熟地黄 当归各一两 干姜炮 肉桂各半两

上为细末，每服二钱，入麝香少许，米饮调下。空心，食前，一日二服。

文仲治妇人崩中漏下，青黄赤白，使人无子方。

禹余粮煅，研 赤石脂煅，研 牡蛎煅，研 桂心 乌贼骨去皮 伏龙肝炒，研

上等分为末，温酒调下方寸匕，日二服。忌生葱。

又一方

鹿茸酥炙 当归各二两 蒲黄半两，炒

上三味为末，温酒调下五分匕，日三服。

又一方 京墨为末二匕。若烧露蜂房为末，三指撮，酒调服。

又一方 常炙猪肾食之。

《千金》疗妇人白崩中方。

干地黄四两 芎䓖 阿胶 桂心 赤石脂 小蓟根各二两 伏龙肝七枚，如鸡子大

上七味切，以酒六升、水四升，煮取三升，去滓，入胶令烊，分为三服，日三服。《千金翼》有白马通汁二升，用白石脂。

沉香牡丹圆 治妇人血海久虚，经候不利，赤白带下，

血气冲心，多发刺痛，四肢困顿。《博济方》。

沉香三分　牡丹皮去心　赤芍药　当归　桂心　川芎

黄芪去芦，蜜炙　人参　茯苓　山药　白芷　橘红　吴茱萸泡

七次，炒　白巴戟去心　木香　牛膝酒洗，去苗　枳壳去瓤，麸炒

肉豆蔻　制厚朴　生干姜　白龙骨各半两

上为末，炼蜜圆如梧桐子大，每服二十圆，空心，温酒

下。若心腹痛，煎白芷酒下。

《广济》治带下病方。

芍药七两，熬令黑，为末，每服三钱匕，以酒调下。

《千金》治带下方，脉数者可用。

枸杞根一斤　生地黄五斤

上二味，以酒一斗煮取五升，分为三服。

<u>白芷暖宫圆</u>　暖血海，实冲任。治子宫虚弱，风寒客

滞，因而断绪不成孕育。及数尝堕胎，或带下赤白，漏下五

色，头目虚晕，吸吸少气，胸腹苦满，心下烦悸，脐腹刺

痛，连引腰背，下血过多，两胁牵急，呕吐不食，面色青

黄，肌肤瘦瘁，寝常自汗。

禹余粮制，一两　白姜炮　芍药　白芷　川椒制　阿胶粉

炒　艾叶制　川芎各三分

上为末，炼蜜圆如梧桐子大，每服四十圆，米饮下。或

温酒、醋汤亦得。常服温补胞室，和养血气，光泽颜色，消

散风冷，退除百病，自成孕育，性平不热。

竹茹圆　治妇人赤白带下。方见崩暴下血不止方。

地黄圆　治妇人月经不调，每行数日不止，兼有白带，渐渐瘦瘁，饮食少味，累年无子。庞安常方。

熟地黄一两一分　山茱萸　芜荑仁各一两　干姜三分　白芍药微炒　代赭石各一两　白僵蚕　厚朴各三分

上为细末，炼蜜为圆如梧桐子大，空心，温酒下五十圆，日三服。许学士云：凡妇人有白带是第一病，令人不产育，宜速治之。此扁鹊过邯郸，闻贵妇人有此病，所以专为带下医也。

妇人白浊白淫方论第十八

论曰：夫妇人小便白浊、白淫者，皆由心肾不交养，水火不升降，或由劳伤于肾，肾气虚冷故也。肾主水而开窍在阴，阴为溲便之道，胞冷肾损，故有白浊、白淫，宜服《局方》金锁正元丹。或因心虚而得者，宜服平补镇心丹、降心丹、威喜圆。若因思虑过当，致使阴阳不分，清浊相干而成白浊者，然思则伤脾故也。宜用四七汤吞白圆子，此药极能分利。方见《简易方》。更宜小乌沉汤，每帖加茯苓一钱重，益智二十枚，去壳，碾盐，煎服。

治血脏久冷，腹胀疼痛，小便浓白如泔。姜黄散。

片子姜黄二两　大附子炮，一两　赤芍药　柳桂　红兰子　三棱各半两　牡丹皮　芜花醋浸，炒　木香　郁李仁去皮　没药各一分

上为细末，每服一钱，酒煎服。如腹痛用当归、没药为末，以水七分、酒三分，同煎至七分，热服。

妇人天癸过期经脉不调方论第十九

许学士云：妇人天癸过期而经脉不调，或三四月不行，或一月再至，腰腹疼痛。《素问》云：七损八益。谓女子七七数尽，而经脉不依时者，血有余也，不可止之。但令得依时，不腰痛为善。宜服<u>当归散</u>：

当归　川芎　白芍药　黄芩　白术各半两　山茱萸肉两半

上为细末，空心，食前，温酒调下二钱，日三。如冷者去黄芩，加桂心一两。

<u>茱萸鹿茸圆</u>　补气固血，治本脏因虚生寒，月经行多，或来不及期，腹痛怯风，脏腑不和。

鹿茸　五味子　苁蓉　杜仲　赤石脂各一两　吴茱萸　附子　干姜　黑龙骨　肉豆蔻　白茯苓各半两　干地黄一两半

上为细末，酒煮，面糊为圆如梧桐子大，空心，食前，热米饮吞下五七十圆。一月后血气已安，去龙骨，加沉香半两，可以常服。中年以后妇人，最宜服此药。

妇人血分水分肿满方论第二十

夫妇人肿满，若先因经水断绝，后至四肢浮肿，小便不通，名曰血分。水化为血，血不通则复化为水矣，宜椒仁圆。若先因小便不利，后身面浮肿，致经水不通，名曰水分。宜服葶苈圆。

治血分，<u>椒仁圆</u>。

椒仁　甘遂　继随子去皮，研　附子　郁李仁　黑牵牛

五灵脂碎之，炒　当归　吴茱萸　延胡索各半两　芫花醋浸一

宿，炒黄　石膏各一分　信砒　胆矾各一钱　斑蝥糯米炒黄，去米

不用　虻青各三十枚。去头、足、翅，糯米炒黄

上为细末，面作糊为圆，如豌豆大。每服一圆，橘皮

汤下。

治经脉不利，即为水。水流走四肢，悉皆肿满，名曰血

分。其候与水相类，医作水治之，非也。宜此方。《养生必

用》方。

人参　当归　大黄湿纸裹，三斗米下蒸，米熟去纸，切，焙

桂心　瞿麦穗　赤芍药　白茯苓各半两　葶苈炒，别研，一分

上为末，炼蜜圆如梧桐子大，空心，米饮下十五至二三

十圆。

治水分，**葶苈圆**。王氏《指迷方》。

葶苈炒①，别研　续随子去壳。各半两。研　干笋末一两②

上为末，枣肉圆如梧桐子大。每服七圆，煎扁竹汤下。

如大便利者，减续随子、葶苈各一分，加白术半两。

又有肠覃、胪胀、脾气、血气、血蛊、水蛊、石蛊、血

瘕。此数证亦与肿相类。并见后拾遗门。出二十四卷。

---

① 炒：原漫漶不清，据正德本补。

② 末一两：原漫漶不清，据正德本补。

众疾门　经脉不调，众疾生焉，故以次之。

《极一方》总论第一

夫天地造端于夫妇，乾坤配合于阴阳，虽清浊动静之不同，而成象效法之有类。原兹妇人之病与男子不同者，亦有数焉。古方以妇人病比男子十倍难治，不亦言之深乎！但三十六病，产蓐一门，男子无之。其余外伤风、暑、寒、湿，内积喜、怒、忧、思、饮食、房劳、虚实、寒热，悉与丈夫一同也。依源治疗，可得而知之。

《产宝方》论第二

古书治妇人别著方论者，以其胎妊、生产、崩伤之异，况妇人之病比之男子十倍难疗。盖女子嗜欲多于丈夫，感病倍于男子，加之慈恋、爱憎、嫉妒、忧患，染着坚牢，情不自抑，所以为病根深，治之难瘥。况怀胎、妊娠而挟病也，不特避其毒药，仍须审其虚实、冷热而调治之，无使妄投汤剂，以致夭枉。

《博济方》论第三

夫人将摄顺理，则血气调和，风、寒、暑、湿不能为害。若劳伤血气，则风冷乘虚而干之。或作之于经络，或循入于腹中，内受风邪，脾胃虚弱，故不能消于饮食也。食既不充，荣卫凝涩，肌肤黄燥，面不光泽。若大肠气虚，则变为下利。若流入关元，致绝子嗣，随其所伤而变成疾。医经云：凡妇人三十六种病，皆由子脏冷热、劳损而挟带下，起于胞内也。是故冲任之脉，为十二经之会海。妇人之病，皆见手少阴、太阳之经而候之。

寇宗奭论第四

治妇人虽有别科，然亦有不能尽圣人之法者。今豪足之家，居奥室之中，处帏幔之内，复以帛幪手臂，既不能行望色之神，又不能殚切脉之巧，四者有二阙焉。黄帝有言曰：凡治病，察其形气、色泽。形气相得，谓之可治；色泽已浮，谓之易已；形气相失，谓之难治；色夭不泽，谓之难已。又曰：诊病之道，观人勇怯，骨肉皮肤，能知其情，以为诊法。若患人脉病不相应，既不得见其形，医人止据脉供药，其可得乎？如此言之，乌能尽其术也！此医家之通患，世不能革。医者不免尽理质问，病家见所问繁，遂谓医业不精，往往得药不肯服，似此甚多。扁鹊见齐侯之色，尚不肯信，况其不得见者乎？呜呼！可谓难也已。

通用方序论第五

夫通用方者，盖产前产后皆可用也。或一方而治数十证，不可入于专门，皆是名贤所处。世之常用有效之方，虽曰通用，亦不可刻舟求剑、按图索骥而胶柱者也。

加减四物汤　治妇人经病，或先或后，或多或少，疼痛不一。腰、足、腹中痛，或崩中漏下，或半产恶露多，或停留不出。妊娠腹痛下血，胎不安，产后块不散，或亡血过多，或恶露不下，服之如神。

张声道云：此方治妇人百疾，只是四物汤加茱萸煎服。若阳脏，少使茱萸；若阴脏，多使茱萸。吴兴周端仁郎中，倾赴省试，照瞩，一邻案出场云：某本医家，凡妇人百病，只是四物汤加茱萸，无不效者。谨以此为报。徐明仲方加香附子。

当归　白芍药　川芎陆氏云：川芎减半。　生干地黄洗，焙。《养生必用方》熟者。《和济》亦然。《本草》云：男子宜熟者，女子宜生者，合用生者为是。

上等分，为粗末，每服四钱，水一盏半，煎至八分，去滓，取六分清者，带热服，食前。

若平常血气不调及常服，只用本方，日二三服。

治经血凝滞，腹内血气作疼，加莪术、官桂等分用之。

王硕肤[①]云：熟地黄滞血，安能止痛？不若用五味子代之。

---

① 肤：原漫漶不清，据正德本补。

如因产后欲推陈出新，补血海，治诸疾，加生姜煎。

若胎动不安，下血，每服加艾叶五七片，更加葱白、阿胶末，减四味之半，当归用小半。

如疾势甚者，以四味各半两，细锉，以水四盏，熟艾一块如鸡子大，阿胶五七片，煎至二盏半，去滓，分作四服，一日令尽。一方有粉草、干姜、黄芪。日二三服，至二腊以一七日为一腊。以前，产后每日可一二服。

如气虚弱，血海不调，服一月不妨。

如产后被惊、气滞，种种积滞、败血，一月内恶物微少，败血作病。或胀或疼，胸膈胀闷，或发寒热，四肢疼痛。加延胡索、没药、香白芷，与四物等分为细末，淡醋汤或童子小便、酒调下。

如血风于产后乘虚发作，或产后伤风，头痛发热，百骨节痛。加荆芥穗、天麻、香附子、石膏、藿香各一分，四物料共一两中加之。每服三钱，水一盏，煎七分服。

如虚热心烦，与血相搏，口舌干渴，欲饮水者。加瓜蒌根一两，麦门冬去心，三分。

如腹刺痛，恶物不下，加当归、芍药一分。

如血崩不止，加熟地黄、蒲黄各一两。

呕逆，加白术、人参各半两。

如寒热往来，加炮了干姜、牡丹皮各一分。

因热生风，加川芎一分、柴胡半两。

腹胀，加厚朴、枳实各一分。

身热脉数，头昏项强，加柴胡、黄芩各半两。

如脏腑滑泄，加桂心、附子炮熟。各一分。

若虚烦不睡，加竹叶、人参各一分。

烦燥引饮，头痛大渴，加知母、石膏各半两。

若水停心下，微吐逆，加木①猪苓、防己各三分同煎。

若平常些少虚弦，肢体瘦倦，月信不调，只用生姜、薄荷，如常煎服。此是妇人常服之药，盖味寡而性缓，效迟而功深。

一方治妇人血虚，心腹疼痛不可忍者，去地黄加干姜，名四神汤。

治老人风秘，加青皮等分，煎服。

一方治小便涩，大便秘，加大黄、桃仁去皮尖，炒黄。减半煎。

一方治血痢不止，加阿胶、艾药②煎。陈氏方治痢疾，腹痛难忍，以此名六物汤。

一方治妇人腹痛作声，经脉不快，加熟地黄一倍，添桂心半倍煎。治疮疾，加荆芥，酒煎常服。

一方添柴胡，名五神汤。柴胡大能补虚，退虚热。

一方以四物汤共四两为细末，炼蜜为圆如梧桐子大，空心，米饮下三四十圆。以疗年高妇人白带，又良验也，请详用之。

一方四物汤共四两，加甘草半两，细末，炼蜜为圆，每

---

① 木：四库本作"术"。

② 艾药：四库本作"艾叶"。

两作八圆，酒、醋共半钱①，温汤同化，调停下，名当归煎。去败血，生好血，如人行五里，再进一圆，无时候。用生地黄为正。此药不知起于何代？或云始自魏·华佗。按巢氏云：佗之术精微，方类单省。传称佗术针灸不过数处。《千金方》云：自三代以来，医方药论未有如此详备者。其间有汉、晋名公诸方。今《产宝方》乃朱梁时节度巡官昝殷所撰。其中有四物散，国朝太平兴国中修入《圣惠方》者数方，自后医者易散为汤，虽无杰特之功，但善用者，若驭良马以意驱策之，则随意无所不至，自可珍也。自皇朝以来，名医于此四物中增损品味随意，虚实寒燠，无不得其效者，然亦非止妇人之疾可用而已。

怀娠产前后加减良方。

川芎洗　当归　桂心不见火　白芍药洗

上四味，各为细末，取净一两，各随病证加减用。

产前初觉胎动，川芎、芍药各半钱，米饮下。

临产腹痛甚，川芎、芍药、当归各半钱，桂末一钱。温酒下，扶产妇运行。

产后恶露未快，川芎、当归各半钱，童子小便调下。仍时时打醋炭，令香不绝，则血脉自收，安乐无病。切不可妄投药，恐逐血过多，则心虚气劣。三日内只服当归、川芎末各一钱，童便调下，日三服。三日后只服四顺理中圆，空心，童子小便吞下。七日内补虚，当归、川芎末各一钱，童

---

① 钱：四库本作"盏"。

子小便或米饮调下。七日外，方可服补药。补得太早，则留住恶血。

才平善，四味各半钱，童便调下。

产后头昏目晕，川芎、芍药、当归末各半钱，童子小便调下。未满月，已满月，四味各半钱，水一盏，煎至八分温服。

腹痛，当归末一钱，桂心末半钱，童子小便调下。

心胸烦闷，当归、芍药各一钱，童子小便调下。

恶露过多，桂心、芍药、当归各一钱，童子小便调下。

大便冷，用理中圆，水一盏，煎八分温服。

佛手散 治产前、产后腹痛，体热头疼及诸疾。才产了，未进别物，即先服此药，能除诸疾。逐败血，生新血。

川芎二两　川当归三两

上为细末，每服二钱。水一盏，酒二分，煎七分温服。

一方为粗末，每服四钱，水七分，酒三分，同煎至七分热服。将产前先安排此药，将两服药末煎之，产了速进之。三日内，日二服；三日外，日一服。

一方名芎归汤，只是此二味等分，㕮咀。水煎。专治失血，伤胎去血，产后去血，崩中去血，金疮去血，拔牙去血不止，及一切去血过多，心烦眩晕，闷绝不省人事，头重目暗，举头欲倒，悉能治之。

若产后眩晕，宜加芍药服之。

一名桂香散，治产后腹疼不可忍者，加桂心，等分，酒与童子小便合煎，服之立效。

一名当归汤，治妊娠子死或未死，胎动不安，每服用酒、水合煎，连进数服。胎若已死，服之便下；若未死，其胎即安。此经累效，万不失一。

一名琥珀散，临月服之，则缩胎易产，兼治产后诸疾。

一名羊肉汤，治虚损羸乏，腹中疼痛，往来寒热，吸吸少气，不能支持，头眩自汗，腹内拘急。每服用精羊肉一两，姜十片，水二盏，煎至六分，温服。

一名君臣散，治妇人、室女心腹疼痛，经脉不调，用水煎服。若妊妇胎气不安，产后诸疾，加酒煎服。

一名芎当散，治妇人血气，上喘下肿。二味等分为细末，每服二钱，空心煎艾汤调下。

又治产后损身，血冲心及腹胀气绝者，神验。

难生倒横，子死腹中。先用黑豆一大合炒熟，水一盏，入童子小便一盏，药末四钱，煎至一盏，以上分为二服，未效再作。

产后恶血注心，迷闷喘急，腹痛依前，用黑豆加生姜自然汁半合煎服。

又此药兼治脏毒，每服一钱半，入炒槐花末半钱，水一盏，煎至六分，无时候服，三日取下血块，即愈。

如产后头痛，加荆芥煎。

如吐血，亦宜服。

论丹参散主治。出《明理方》论。

四物汤，妇人多用者，以其不问产前、产后，经水多少，皆可通用。惟丹参散一味，其主治颇相类，何者？以其能破宿血，补新血，安生胎，落死胎，止崩中带下，调经脉，大类当归、地黄、芍药、川芎也。

丹参散　治妇人经脉不调，或前或后，或多或少，产前胎不安，产后恶血不下，并治之。兼治冷热劳暖，脊痛，骨节烦疼。

丹参不以多少，去土，切

上为细末，每服二钱，温酒调下。经脉不调，食前服；冷热劳，无时候服。

胜金圆一方名不换金圆。治妇人诸虚不足，心腹疼痛。一名胜金丹，有沉香。　治妇人久虚无子，产前产后一切病患。兼疗男子下虚无力。此药能安胎催生，妊娠临月服五七圆，产时减痛。妇人无子，是子宫冷，如服二十圆，男女自至。又治积年血风，脚手麻痹，半身不遂，赤白带下，血如山崩；及治产后腹中结痛，吐逆心痛，子死腹中，绕脐痛，气满烦闷，失盖汗不出，月水不通，四肢浮肿无力，血劳虚劳，小便不禁，中风不语，口噤，产后痢疾，消渴，眼前见鬼、迷运，败血上冲，寒热头痛，面色痿黄，淋涩诸疾，血下无度，血痢不止，饮食无味，产后伤寒，虚烦劳闷，产后血癖，产后羸瘦。凡妇人众疾，不论年月日深，并皆治之。

白芍药　藁本　石脂赤、白皆可　川芎不见火　牡丹皮
当归　白茯苓　人参　白薇　白芷　桂心　延胡索　白术
没药　甘草炙。江西安抚司没药、甘草减半

上十五味，等分，为细末，炼蜜为圆如弹子大，每服一

圆，温酒化下。初产了并用热醋汤下，空心，食前。

此方系王承宣台祖传渠家。凡妇人怀身，便服此药，甚神妙，常服尤好。系在京师于能家传到。

<u>金钗煎</u> 专治妇人诸疾，产前产后风虚痼冷，手足僵痹，豆淋酒化下。血风头痛，产后中风，荆芥酒化下。产前产后痰涎咳嗽，桑白皮汤下。经脉不调，或前或后，或多或少，血气攻刺，腰胁重痛，温酒化下。经脉不通，产后血喘，苏木、人参煎汤化下。血崩不止，赤白带下，侧柏烧灰调酒下。妊娠将理失宜，或因惊动，痛极妨闷，漏胎下血，胶艾煎汤化下。临产艰难，乳香研，酒化下。子死腹中，胎衣不下，用朴硝三钱重研细，童便和酒化下。产后劳倦，伤败血气，如疟寒热，遍身疼痛，喘嗽盗汗，地黄、乌梅煎汤化下。产后败血，浮肿，姜汁少许和酒半盏化下。产前服之则安胎，临产亦易产，产后则逐出恶血，不生诸疾，用童便和酒化下。常服活血驻颜，大暖血海，升降阴阳，滋养荣卫。或子宫久冷，多病少子，能久服之。见效立致。忌生冷、油腻、鱼腥、猪母、白猪，一切毒物。

当归 白芍药 川芎 石斛酒炒 香附子炒 糯米各二两。炒 降真香细剉 熟地黄各四两 秦艽 贝母去心 羌活桂心 粉草 干姜炮 北细辛 牡丹皮 大豆卷炒 茴香炒枳壳去穰，麸炒 延胡索 白芷各一两 人参 木香 石膏煅 沉香 黄芩各半两 川椒三分 交加①修制，八两

---

① 交加：指下文交加散。

上为细末，炼蜜为圆。每两作七圆，依前服饵，常服，温酒化下。檀峰晓公方。

交加散 治产前后百病。治妇人荣卫不通，经脉不调，腹中撮痛，气多血少，结聚为瘕。产后中风尤妙。

生地黄一斤，研取自然汁 生姜十二两，研取自然汁

上将地黄汁炒生姜滓，姜汁炒地黄滓，各稍干，焙为细末，每服三钱，温酒调下。寻常腹痛亦宜服，产后尤不可缺。

交加散 治荣卫不和，月经湛浊。大能滋养血络，逐散恶血。脐腹撮痛，腰腿重坠，血经诸疾，并皆治之。

生姜十二两 生地黄一斤。取二味，制度如前法 白芍药 延胡索醋纸裹煨令热，用布揉去皮 当归 桂心各一两 红花炒，无恶血不用 没药别研。各半两 蒲黄一两，隔纸炒

上为细末，每服二钱，温酒调下。如月经不依常，苏木煎酒调下。若腰疼，用糖毬子煎酒调下，无时候。

玉露通真圆 治妇人诸疾。出《经验妇人方》。

半夏姜汁制，炒 人参各半两 食茱萸醋炒 制厚朴各一两一分 泽兰叶二两半 甘草 蝉蜕炒 白芍药 石膏 蚕蜕炒用，如无，以蚕故纸三张代 白术 当归 羌活 熟地黄洗，焙 白茯苓各二两 防风 干姜 柏子仁 苍术 白薇 木香 黄芪 川牛膝 附子 白芜荑与蝉蜕同炒。然此方无蝉蜕，想马鸣蜕是也 川芎 藁本各一两 川椒 苦梗各三两 白芷一两半

上为细末，炼蜜为圆，每九钱重，分作十圆。切记炼蜜

无令太过及生。

男子妇人诸虚不足，状如劳疾，黄芪煎酒下。

血气痛，烧秤锤淬酒下。

产前安胎，用醋汤下。

产后诸疾，用酒或盐汤下。

产前、产后泻，用米饮送下。

男子，妇人牙疼，用半圆揩痛处，良久盐汤咽下。

产前、产后血闷，用童子小便送下。

经脉不调，用红花煎酒送下。

产后风毒，生疮疥，荆芥茶下。

冷痰、翻胃、醋心，干嚼下。

妇人子宫久冷，崩漏赤白带下，用童子小便、米醋、好酒一处，暖热下。

补中圆　常服。

川芎　白芍药　黄芪　当归　人参　陈皮各半两　白术　地黄各一两

上为末，炼蜜圆如梧桐子大。每服五七十圆，温水下。

二圣散　产前服之则安胎，产后恶血不尽，胎衣不下方。

川芎　羌活二味等分

上为细末，每服二大钱，水七分盏，酒少许，煎七沸，温服。

二圣大宝琥珀散

生地黄一斤　生姜一斤，二味修制如前交加散　当归　川芎

牡丹皮　芍药　莪术　蒲黄　香白芷　羌活八味各炒　桂心不见火　熟地黄炒

上十味各一两，同前二味为细末，于瓷盒内收之。汤使于后。

妇人冷气痛，并血海不调，膈气，炒姜、酒下二钱。

产后胞衣不下，暖酒调下二钱。

产妇临月，日进三服，则滑胎易产，温酒调二钱。

产后血犯心，眼见鬼神，用童便半盏、酒半盏同煎，调二钱。

妇人久服，则颜色红白，无血来相攻。一生无子者，久服则有孕。

此药治疗妇人百病，空心、日午、食前，日二服。产后百病，并暖酒调下。

朱翰林白术煎　治妇人胎前产后血气诸疾。出《明理方》论。

木香半分，炮　三棱　莪术　白术各一两　枳壳去穣，麸炒黄　白茯苓　当归　延胡索　人参　熟地黄洗　牡丹皮　粉草各半两

上为末，米糊圆如梧桐子大。每服十五圆至二十圆，常服，温酒吞下。汤使于后。

胎前浑身并脚手痛，炒姜、酒下。

胎前腹内疼，并安胎，紫草煎酒下。

胎前呕逆吐食，糯米饮下。

胎前饮食不得，浑身倦怠，豆淋酒下。

胎前浑身发热，甘草汤下。

胎前咳嗽，煨姜、盐汤下。

胎前头痛，煨葱、茶下。

胎前、产后泻，紫苏、姜、酒下。

催生胎衣不下，嚼葱白三寸，暖酒下。

产后赤白痢，干姜甘草汤下。

产后下血不止，烧纱帽灰一钱，调酒下。无，烧漆①亦可。

产后浑身虚肿，陈皮去白，焙干，浸酒下。

头疼，薄荷茶下。常服，饭饮下。

赤白带下，烧棕榈灰三钱，调酒下。

久年血气成块，筑心痛，温酒下；炒姜、酒下；及良姜浸酒下皆可。

妇人、室女经②脉不通，煎红花，苏木酒下。

经脉不调，或前或后，或多或少，煎当归酒下。

大小便秘结，灯心煎汤下。

乳汁不行，苦菫煮猪蹄羹下。

产后腰疼，煎芍药酒下。

沉香琥珀煎　益荣卫，滋气血，经脉不调，心忪倦乏，腰膝疼痛，赤白带下，五心③烦热，面无颜色，血海久冷，胎孕不固，憎寒壮热，妇人诸疾，并能治之。

---

① 无烧漆：原“无”“漆”二字脱，据四库本补。
② 经：原漫漶不清，据四库本补。
③ 心：原漫漶不清，据正德本补。

沉香　琥珀别研　附子炮　川芎　肉桂　五味子　石斛
去根，切，酒蒸，炒　辰砂研　阿胶各半两　没药研　续断　苁
蓉酒洗　人参　当归　牛膝各三分　木香　地黄各一两

上为末，蜜圆如梧桐子大，每服四十圆，空心酒吞下，
日午再服。

滋血汤　滋养荣血，补妇人诸虚。治血海久冷。二方并
出胡氏方。

当归　川芎　芍药　人参　麦门冬　牡丹皮　阿胶各二
两　琥珀三分，别研　酸枣仁炒　粉草　桂心各一两　半夏曲一
两半

上为粗末，每服三大钱，水一盏，姜三片，煎七分，去
滓温服，一日三服。

乌鸡煎圆　治妇人百病。出《三因方》。

吴茱萸　良姜　白姜　当归　芍药　延胡索炒　椒炒
陈皮　青皮　刘寄奴　生地黄　莪术　川芎各一两　荷叶灰
四两　北艾二两　破故纸炒，一两

上为细末，醋煮面糊圆如梧子大，每服四五十圆。

月水不通，红花苏木酒下。

白带，牡蛎粉酒下。

子宫久冷，白茯苓煎汤下。

赤带，建茶清下。

血崩，豆淋酒调绵灰下。

胎不安，蜜和酒下。

肠风，陈米饮调百草霜下。

心疼，菖蒲煎酒下。

漏胎下血，乌梅温酒下。

耳聋，腊茶煎汤下。

胎死不动，斑蝥三个，煎酒下。

腰脚痛，当归酒下。

胞衣不下，芸苔研，水下。

头风，薄荷茶下。

血风眼黑，豆粉草汤下。

生疮，生地黄汤下。

身体疼痛，黄芪末调酒下。

四肢浮肿，麝香汤下。

咳嗽喘满，桑白皮汤下。

腹痛，芍药末调酒下。

产前、产后白痢，干姜汤下；赤者，甘草汤；杂者，二宜汤常服。温酒、醋汤任下，并空心、食前服。

卷之三

　　此一卷论中风，角弓反张，风痹，手足不随，偏枯，口噤，口眼㖞斜，风眩头痛，血风，心神惊悸，癫狂，骨节痛风，血风走注，瘙痒瘾疹，风痰，脚气，腰痛，诸痰。以上诸证虽各有方论，亦要先明其大体，察脉之虚实，辨证之冷热，相人之强弱，入脏入腑，在络在经。首以《局方》调治，未要猛浪用药。今之治法，先宜顺气，然后治风，万不失一。盖有中风、中寒、中暍、中痰、中气，皆能令人涎潮昏塞。所谓朱紫相凌，玉石不分。医者不可不详而究之。如中风若作中气治之，十愈八九；中气若作中风治之，十无一生。所以疑惑之间，不问中风、中气，首以苏合香圆、麝香煎、五积散。如中痰则有参苏饮；如中寒则有理中汤；如中暍则有白虎汤；如的然见得是中风，如三生饮、木香煮散、排风、续命、风引大小、竹沥、大八风汤、至宝丹、牛黄清心圆。辨其冷热虚实而投之，未有不安者也。然此疾积袭之久，非一日所能致。今人服药，三五服便责无效，其责医者亦速矣。正宜大剂、久服方有其效。孟子曰：七年之病，求三年之艾也。

妇人中风方论第一

夫中风者，虚风中于人也。风是四时八方之气，常以冬至之日自坎而起。候其八方之风，从其乡来者，主长养万物；若不从其乡来者，名为虚风，贼害万物。人体虚者则中之，当时虽不即发，停在肌肤，后或重伤于风，前后重沓，因体虚则发，入脏腑俞。俞皆在背，中风多从俞入，随所中之俞而乃发病。妇人血气虚损，故令中风也。当察口眼开合以别重轻，涎沫有无以明证治。如眼开口闭，手足不开，涎不作声者可治。如眼闭口开，声如鼾睡，遗尿者死。

至宝丹、苏合香圆、五积散加麝香煎、牛黄清心圆见《和济方》、大八风汤方见偏枯第七篇。

排风汤　治男子、妇人风虚湿冷，邪气入脏，狂言妄语，精神错乱及风入五脏等症。详见《和剂方》。

白鲜皮　白术　白芍药　桂心　川芎　当归　防风　杏仁去皮心，麸炒　甘草各二两　白茯苓　麻黄去节　独活各三两

上㕮咀，每服三钱，水一盏半，生姜四片，煎至八分，去滓温服，无时候。

癸丑春，有一妇人，年四十四五，其证说话气短，足弱，行得数步则口若含霜。七十日内三次经行，遇行则口冷，头目眩晕，足冷则透心冷痛。每行则口中冷，气不相续，有时鼻中热，面赤翕然而热。身体不仁，不能行步[1]，手足不随，不能俯仰，冷痹

---

[1]　不能行步：原漫漶不清，据正德本补。

骨痛，有时悲伤，梦与前夫相随，则上气奄然而极，心惊，志意
不定，恍惚多忘，却能食，如此仅一年许。医者投热药则面翕然
而热，气满胸中，咽中窒塞，闷厥；投冷药则泻。又一医者以十
全汤服之，则发烦躁，心惊而跳。一医者以双和汤服之，觉得面
上与腹中甚如火燀，心愈惊，欲吐不吐，大便①秘，里急后重。
求仆诊之，六脉弦缓，喜见于春，此是可治之疾。未供②药间，
忽然吐泻，泻后觉肛门如火，虽泻六次，却不多。仆一时识证未
尽，且与俞山人降气汤八服。次日诊之，脉差有力，云服药之后，
觉鼻中热，心烦闷绝，齿噤。与参苏饮八服，黄连圆二两许。越
三日，云服药之后，其疾如故。与茯苓补心汤服之，皆无效。仆
以脉证详之，只有排风汤甚对此证。或曰：何以见得是此证？一、
能食饮，此风饥也。二、七十日三次经行，此是荣经有风，血得
风散也。三、头目眩晕，此肝风也。四、面赤翕然而热，悲伤，
此心风也。五、身体不仁，不能行步，梦与前夫相随，此脾风也。
六、手足不随，腰痛难以俯仰，冷痹骨疼，此肾风也。诸有此疾，
令人心惊，志意不定，恍惚多忘，真排风汤证也。或曰风脉当浮，
今脉弦缓微弱，恐非风也。答曰：风无一定之脉，大抵此证虚极
生风。然排风汤所用之药有十全大补汤料，亦有平补之意，却不
僭燥。共十服。越三日，云服之有效。脉亦差胜，只是心中如烟
生，似有微热，大便尚秘。此真是风证，再与排风汤十服，兼牛
黄清心圆、皂角圆助之。越三日，云服前药一二③日，大烦躁与④

---

① 便：原漫漶不清，据正德本补。四库本作"府"。
② 供：原漫漶不清，据四库本补。
③ 一二：原漫漶不清，据四库本补。
④ 与：原作"于"，据四库本改。

热诸证悉除。只是足弱不能支持，脉亦弱，予秘传降气汤十服。又越三日，云诸证悉退，只是梦里虚惊，大便滑泄，如食伤相似，奏厕频数，脉尚弱。与五积散数服，加人参、盐煎，兼感应圆即愈。自后云，皆无恙矣。但上重而头眩，不能久立久坐。再与排风汤，则脱然安矣。以此方之药依上法①，不可杜撰、臆度处方。

三生饮 治卒中，昏不知人，口眼㖞斜，半身不遂，咽喉作声，痰气上壅；无问外感风寒，风伤喜怒，或六脉沉伏，或指下浮盛，并宜服之。兼治痰厥、饮厥及气虚眩晕，悉②有神效。

生南星一两 生乌头去皮尖 生附子各半两。去皮 木香一分

上㕮咀，每服半两，水二大盏，生姜十片，煎至六分，去滓温服。

或口噤不省人事者，用北细辛、皂角各少许为细末。

或只用半夏为细末，用少许以芦管吹入鼻中，俟喷嚏，其人少苏，然后进药。

如气盛人，只用南星五钱重，木香一钱，加生姜十四片，煎作两服饮之，名星香饮。

参苏饮 治痰饮停积胸中，中脘闭塞，呕吐痰涎，眩晕嘈烦，忪悸哕逆。及痰气中人，停留关节，手足軃曳③，

---

① 方之药依上法：四库本作"方知要依古法"。
② 悉：原漫漶不清，据正德本补。
③ 手足軃（duǒ 朵）曳：手足筋脉弛缓无力。軃，下垂。曳，牵引。

口眼㖞斜，半身不遂，食已即呕，头疼发热，状如伤寒。

人参　紫苏叶　半夏　茯苓　干葛　前胡各三①分　甘草
木香　陈皮　枳壳制　苦梗各半两

上咬咀，每服四钱，水一盏半，姜七片，枣一枚，煎七
分，去滓，空心温服。

腹痛加芍药。

木香煮散　治左瘫右痪，并素有风湿，诸药不效。常
服调气、进食、宽中。《苏沈良方》言之甚详。

羌活　麻黄去节。各一两　防风三分　白术　陈皮　黑附
子炮　南木香　槟榔　牛膝　大川乌炮　草豆蔻连皮，煨　杏
仁去皮尖，麸炒　人参　白茯苓　川芎　甘草　桂心各半两

上咬咀，每服四钱重，水一大盏半，生姜五片，煎至八
分，去滓热服。

大便不通加大黄。心腹胀加苦葶苈、滑石。

膈上壅滞、咳嗽气促，加半夏、川升麻、天门冬、
知母。

缪安人年六十五六，忽然中风，不省人事，无汗有痰，已办
后事，众医以为不可活②也。召仆诊之，六脉浮缓，脾脉溢关，
此真风脉也。先投参苏③饮六服，先宽气下痰，次以木香煮散而
愈，又享十年之寿。

附子理中汤　治五脏中寒，口噤，四肢强直，失音不

---

①　三：原漫漶不清，据正德本补。
②　活：四库本作"治"。
③　苏：原漫漶不清，据正德本补。

语。昔有武士守边，大雪出帐外观瞻，忽然晕倒，时时继作，随行医官以此药，两剂遂醒。

大附子炮　人参去芦　干姜炮　甘草炙　白术等分

上细剉，每服四钱重，水一盏半，煎七分，去滓，不以时候服。口噤，斡开灌之。开庆己未年七月间，裕斋马观文夫人曹氏，病气弱倦怠，四肢厥冷，恶寒自汗，不进饮食。一医作伏暑治之，投暑药；一医作虚寒治之，投热药。无效。召仆诊之，六脉虽弱而两关差甚。裕斋问曰：此何证也？仆答曰：以脉说之，六部虽弱而关独甚，此中焦寒也。中焦者，脾也。脾胃既寒，非特但有是证，必有腹痛、吐泻之证。今四肢厥冷，四肢属脾，是脾胃虚冷，无可疑者。答曰：未见有腹痛、吐泻之证，合用何药治之？仆答曰：宜用附子理中汤。未服药间，旋即腹痛而泻，莫不神之！即治此药，一投而瘥。

加减小续命汤　治卒暴中风，不省人事，渐觉半身不遂，口眼㖞斜，手足战掉，语言謇涩，肢体麻痹，神情昏乱，头目眩重，痰涎并多，筋脉拘挛，不能屈伸，骨节烦疼，不得转侧，及治诸风，服之皆验。若治脚气缓弱，久服得瘥。久病风人，每遇天色阴晦，节候变更，宜预服之，以防喑哑。

麻黄去根节　防己　人参去芦　黄芩　桂心　甘草　白芍药　川芎　杏仁各一两　附子炮，半两　防风一两半

上㕮咀，每服五钱，水一盏半，姜七片，枣两个，煎至七分，去滓，不以时候服。取汗随人虚实与所中轻重。有人脚弱，服此六七剂得瘥。

精神恍惚，加茯神、远志。

骨节烦痛有热者，去附子，倍芍药。

心烦多惊者，加犀角半两。

骨节冷痛者，倍用桂、附。

呕逆腹胀者，倍人参，加半夏一两。

躁闷、大便涩者，去附子，倍芍药，入竹沥一合煎服。

脏寒下利者，去防己、黄芩，倍附子一两，加白术一两《古今录验》有白术，无杏仁。《救急》无芎䓖、杏仁，止十味。《延年》无防风。一云违失。

便利、产后失血，并老人、小儿，用麻黄、桂心、甘草各二两。

一法治或歌哭，或笑语，无所不及。用麻黄三两，人参、桂枝、白术各二两。无附子、防风、生姜，有当归一两。

自汗者，去麻黄、杏仁，加白术。

脚弱，加牛膝、石斛各一两。

身疼痛，加秦艽一两。

腰疼，加桃仁、杜仲各半两。

失音，加杏仁一两。春加麻黄一两，夏加黄芩三分，秋加当归四两，冬加附子半两。

小风引汤

防风　独活　细辛　川芎　北五味子　白茯苓　人参白芍药　白术　甘草等分

上咬咀，每服三钱，水一盏，姜三片，杏仁五个，去皮尖捶碎，同煎至七分，去滓温服。

如加麻黄、苁蓉、附子、当归、羚羊角六味等分，即大风引汤。

《千金》**竹沥汤** 大治热即生风。

竹沥二升　生葛汁一升　生姜汁三合

上三味相合，温暖分三服。朝、晡、夜各一服。

《必效》**竹沥汤** 治中风涎潮，谵语昏塞，四肢缓纵。

秦艽　防风　独活　附子各一分

上㕮咀，以水四盏煎至二盏，入生地黄汁、淡竹沥各半盏，再煎四五沸；去滓，分作四服，无时热服。病势去，以他药扶持，未愈再作。近世贵人用之，多有神效。

烧竹沥法：新竹截尺许长，去节，作两边用。两砖对立，相去八寸，置竹仰在砖上，急着焰火烧之；砖外两头以碗盛沥，沥尽，以绢澄清。夏、秋须沉冷水中，以防沥酸。凡大热、有风人亦可单服。冷暖随人，勿过度。荆沥亦然。

妇人中风角弓反张口噤方论第二

夫妇人角弓反张者，是体虚受风，风入诸阳之经也。人之阴阳经络周环于身。风乘虚入于诸阳之经，则腰背反折拘急如①角弓之状，宜用小续命汤。方见前。

《活人书》论曰：妇人产后血虚多汗出，喜中风，身体

① 如：原作"于"，据四库本改。

强直，口噤，背反张作痉，治之属太阳经。先因伤风，又感寒湿而致然也。古人谓之痉病，外证发热恶寒，与伤寒相似，但其脉沉迟、弦细，而项背反张、强硬如发痫之状，此为异耳，新产血虚多汗出，喜中风，亦有此证。当察有汗、无汗，以分刚柔二痉。无汗恶寒名刚痉；有汗不恶寒名柔痉。阳痉属刚痉，阴痉属柔痉。无汗，葛根汤主之；有汗，桂枝加葛根汤主之。凡刚柔二痉，小续命汤并可与之。有汗者去麻黄，加葛根。若审知刚痉者，胸满口噤，其人卧不着席，脚挛急，咬齿，当行大承气汤。《外台》注云：热而痉者死。热病痉者，反折瘛疭，齿噤龂也。附术汤、桂心白术散、附子防风汤、八物白术汤、桂枝煮散，可选而用之。《解惑论》云：合面而卧为阴痉；仰卧①者为阳痉。又云：或因湿寒，发汗多，则发痉也。

葛根汤 治刚痉，无汗恶风。产后有疾，凡用麻黄更宜斟酌。

葛根一两 麻黄去根节，炮 姜钱②各三分 桂枝 粉草

芍药各半两 大枣三个

上㕮咀，每服二钱，水一盏，煎七分，去滓温服，取汗为度。

桂枝加葛根汤 治柔痉，有汗不恶寒③。

桂枝 芍药 甘草各六钱三分 干葛一两三钱 生姜一两

---

① 卧：原作"目"，据四库本改。
② 钱：原漫漶不清，据四库本补。
③ 寒：正德本作"风"。

枣四枚

上咬咀，每服三钱，水一盏，煎七分，去滓温服，取汗为度。

大承气汤。愚详之产后难用此药，故不录。

附术散 治伤寒手足厥冷，筋脉拘急，汗出不止，项强直，摇头口噤。

附子 白术各一两 川芎三钱 肉桂二钱 独活半两

上为细末，每服三钱，枣二个，水一中盏，煎至一半，温服。

桂心白术汤 治伤寒阴痓，手足厥冷，筋脉拘急，汗出不止。

白术 桂心 附子炮 防风 川芎 甘草各两半

上咬咀，每服五钱，水二盏，姜四片，枣三枚，煎八分，去滓温服。

附子防风散 治伤寒阴痓，闭目合面，手足厥逆，筋脉拘急，汗出不止。

柴胡一两半 五味子 白术各一两 茯苓 甘草 干姜 附子炮 防风各三钱 桂心半两

上为粗末，每服三钱，姜四片，水一盏，煎七分，去滓温服。

八物白术散 治伤寒阴痓，三日不瘥，手足厥冷，筋脉拘急，无汗，恐阴气内伤。

白术 麻黄去根节 茯苓 五味子 羌活各半两 附子炮

桂心各三分　　良姜一分

上为粗末，每服四钱，水一盏，姜四片，煎七分，去滓
温服。凡用麻黄，宜斟酌用之，不可过多。

白僵蚕散　治妇人中风，角弓反张，口噤不能言，皮
肤顽痹，筋脉抽掣。

僵蚕一两　乌蛇肉炙　天麻　独活　南星炮　川乌炮，去
皮尖　防风　蝉蜕洗　白附子炮　犀角屑　朱砂研　桑螵蛸各
半两　麝香一分，研

上为细末，每服一钱，温酒调下，无时候。

乌蛇圆　治妇人中风，牙关紧急，手足顽麻，心膈痰
涎壅滞。

乌蛇肉炙　天麻　白附子炮　南星炮。各一两　独活　乌
犀屑　僵蚕炒　全蝎炒　半夏曲　麻黄去根节　当归　晚蚕沙
各半两

上为细末，炼蜜圆如梧桐子大。每服七圆，温酒吞下。
亦治角弓反张。

妇人中风口噤方论第三

夫妇人中风口噤者，是体虚受风，风入颔颊夹口之筋
也。手三阳之筋，结入于颔颊；足阳明之筋，上夹于口，而
风挟冷乘虚入其筋则筋挛，故引牙关急而口噤也。

天南星散　治妇人中风，口噤，四肢拘急。

天南星姜汁炒黄　白附子炮　黑附子炮　乌蛇肉酒炙　全

蝎等分，炒

上为细末，每服半钱，以生姜汁、温酒调下，无时，拗开口灌。

走马散　治妇人中风，口噤，四肢强直。

黑附子炮　天麻各半两　桂心　石膏　麻黄去根节　蝎梢炒　川乌炮，去皮尖　南星炮。各一两　麝香半分，研

上为细末，入研药令停，每服一字，无时，豆淋酒调灌。

乌蛇散　治妇人中风口噤。

乌蛇肉炙　全蝎炒　天麻　南星炮　僵蚕各半两，炒　腻粉半分

上为细末，入腻粉令停，每服一字，以生姜酒调灌下。

妇人中风不语方论第四

巢氏云：脾脉络胃挟咽，连舌本，散舌下，心之别脉系舌本。今心脾二脏受风邪，故舌强不得语也。喉咙者，气之所以上下也；会厌者，音声之户；舌者，声之机；唇者，声之扇。风寒客于会厌之间，故卒然无音。皆由风邪所伤，故谓之中风，失音不语。经云：醉卧当风，使人发喑。

神仙解语丹　治心脾经受风，言语謇涩，舌强不转，涎唾溢盛，及疗淫邪搏阴，神内郁塞，心脉闭滞，暴不能言。

白附子炮　石菖蒲去毛　远志去心，甘草水煮，十沸　天麻

全蝎酒炒　羌活　白僵蚕炒　南星牛胆酿，如无，只炮。各一两

木香半两

上为细末，煮面糊为圆，如梧桐子大。量入辰砂为衣，每服二十圆至三十圆，生薄荷汤吞下，无时候。

治中风内虚，脚弱语謇。<u>防风汤</u>。

石斛一两半，酒炒　干地黄　杜仲去皮切，姜汁炒　丹参各一两一分　防风　川芎　麦门冬去心　桂心　川独活各一两

上㕮咀，每服五钱，水盏半，枣二枚，煎至八分，去滓温服。

治中风入肝脾，经年四肢不遂，舌强语謇。<u>竹沥汤</u>。

葳灵仙　附子炮　苦梗　蔓荆子　防风　枳壳去穰，麸炒　川芎　当归各等分

上㕮咀，每服四钱，水一盏，竹沥半盏，姜三片，煎至八分，温服。日四服，忌茶。

妇人风痹手足不随方论第五

夫妇人风痹者，由风、寒、湿三气合而为痹。风多者为风痹，其状肌肤尽痛。诸阳之经皆起于手足而循行于身体，风寒之气客于肌肤，始为痹。复伤阳经，随其虚处而停滞，与血气相搏。血气行则迟缓，使机关弛纵，故风痹而复手足不随也。

三痹汤　治血气凝滞，手足拘挛。风痹、气痹等疾皆疗。

川续断　杜仲去皮切，姜汁炒　防风　桂心　华阴细辛

人参　白茯苓　当归　白芍药　甘草各一两　秦艽　生地黄

川芎　川独活各半两　黄芪　川牛膝各一两

　　上咬咀，为末，每服五钱，水二盏，姜三片，枣一枚，煎至一盏，去滓热服，无时候，但腹稍空服。有人病左臂不随，后已痊平，而手指不便，无力，试诸药不验，服此药才半即安。

　　三五七散亦妙。方见《局方》，不复赘录①。

妇人中风自汗方论第六

　　寻古治中风方，续命、排风、越婢等悉能除去。而《千金》多用麻黄，令人不得虑虚。凡以风邪不得汗，则不能泄也。然此治中风无汗者为宜。若治自汗者更用麻黄，则津液转使脱泄，反为大害。中风自汗，仲景虽处以桂枝汤，至于不住发搐，口眼瞤动，遍身汗出者，岂胜对治？当此之时，独活汤、续命煮散复荣卫，却风邪，不可缺也。

　　独活汤　治风虚昏愦不自觉知，手足弃纵，坐卧不能，或发寒热。血虚不能服发汗药，及中风自汗，尤宜服之。

川独活　羌活　人参　防风　当归　北细辛　茯神去木

半夏　桂心　白薇　远志去心　菖蒲去毛　川芎各半两　甘草三分

　　上咬咀，每服五钱，水盏半，姜五片，煎七分去滓，无

时温服。

续命煮散 治风气留滞，心中昏愦，四肢无力，口眼
瞤动，有①时搐搦，亡失津液，渴欲引饮。此能扶荣卫，去
虚风。中风自汗及产后中风自汗，尤宜服之。

防风 独活 当归 人参 细辛 葛根 芍药 川芎
甘草 熟地黄 半夏 远志去心 荆芥穗各半两 桂心七钱半

上㕮咀，每服五钱，水一盏，生姜三大片，煎至七分，
去滓温服，不拘时。

汗多不止者，加牡蛎粉一分半。

妇人臂痛方论第七

论曰：夫妇人臂痛，筋脉挛急，不得屈伸，遇寒则剧。
由肝虚，为风寒邪气流于血脉，客于经络，搏于筋，筋不荣
则干急而痛。其脉紧细，宜服柏子仁圆、舒经汤。若臂痛不
能举，或左或右，时复转移一臂，由中脘伏痰，脾气滞而不
行，上与气相搏，四肢皆属于脾，脾气滞而气不下，上攻于
臂，故痛。其脉沉细，宜茯苓圆、控涎丹。

柏子仁圆王氏《指迷方》。

柏子仁 干地黄各二两 茯苓 枳实去穰，麸炒 覆盆子
炒 北五味 附子炮 石斛去根，切，酒蒸，炒 鹿茸酥炙 酸
枣仁炒 桂心 沉香 黄芪各一两。蜜水炙。一方等分

上为细末，炼蜜为圆，如梧桐子大。空心酒下三十圆。

---

① 有：四库本作"或"。

舒经汤 治臂痛。又名五痹汤，亦治腰下疾。

片子姜黄四两　甘草　羌活各一两　白术　海桐皮　当归
赤芍药各二两

上为粗末，每服三钱，水一盏半，煎至七分，去滓温
服。如腰以下疾，空心服；腰以上疾，食后服。

茯苓圆

茯苓一两　半夏二两　枳壳半两，见制　风化朴硝一分

上四味为末，姜汁煮糊为圆，如梧桐子大。生姜汤下二
十圆，食后服。

控涎丹 凡人忽患胸背、手足、颈项、腰胯隐痛不可
忍，连筋骨牵引钓痛，坐卧不宁，时时走易不定。俗医不
晓，谓之走注。便用风药及针灸皆无益。又疑是风毒结聚，
欲为痈疽，乱以药贴，亦非也。此乃痰涎伏在心膈上下，变
为此疾。或令人头痛不可举，或神意昏倦多睡，或饮食无
味，痰唾稠黏，夜间喉中如锯声，多流唾①涎，手脚重，腿
冷痹②，气脉不通。误认为瘫痪，亦非也。凡有此疾，但以
此药，不过数服，其疾如失。

甘遂去心　大戟去皮　真白芥子各等分，炒

上为细末，糊圆如梧桐子大，临卧，淡姜汤吞下五七
圆。如痰猛，加至十圆。

白芥子散 治臂痛外连肌肉，牵引背胛，时发时止。

---

① 唾：四库本作"睡"。
② 痹：原作"脾"，据四库本改。

此由荣卫之气循行失度，留滞经络，与正气相搏，其痛发则有似瘫痪。

真白芥子　木鳖子各二两。麸炒　没药别研　桂心　木香各半两

上为细末，入研药令停，每服一钱，温酒调下。

流气饮子

紫苏叶　青皮　苦梗　大黄煨　当归　芍药　乌药　茯苓　川芎　黄芪　枳壳去穰，麸炒　防风各半两　甘草　橘皮各三分　木香　连皮大腹二两，到，姜汁炒

上㕮咀，每服五钱，水二盏，姜三片，枣一枚，煎一盏，去滓服。

妇人贼风偏枯方论第八

论曰：贼风偏枯者，是体偏虚受风，风客于半身也。人有劳伤血气，半身偏虚者，风乘虚入，客于半体，名为偏风也。其风邪入深，真气去，邪气留，发为偏枯。此由血气衰损，为风所客，令血气不相周荣于肌，故令偏枯也。

论曰：夫偏枯者，其状半身不遂，肌肉枯瘦，骨间疼痛，神智如常，名曰偏枯。仆原疾之由，皆由阴阳偏亏，脏腑怯弱，经络空虚，血气不足，当风冲坐，风邪乘虚而入，疾从斯作。《内经》云：汗出偏沮，使人偏枯。详其义理，如树木或有一边津液不荫注而先枯槁，然后被风所害。人之身体，或有一边血气不能荣养而先枯槁，然后被风所苦，其理显然。王子亨有云：舟行于水，人处于风。水能泛舟而亦

能覆舟，风能养体而亦能害体。盖谓船漏水入，体漏风伤。古人有云：医风先医血，血行风自灭是也。治之先宜养血，然后驱风，无不愈者。宜用大八风汤、增损茵芋酒、续断汤。

大八风汤 治中风偏枯，失喑，半身不遂，时复恍惚。

当归 杏仁去皮尖，麸炒黄 甘草 桂心 干姜各二两。炮 五味子 升麻各两半 川乌炮，去皮尖 黄芩 芍药 独活 防风 川芎 麻黄去皮 秦艽 石斛去根切，酒蒸炒 人参 茯神 石膏 黄芪 紫菀各一两 大豆三两，去皮炒

上为粗末，每服五钱，水二盏，酒一合，煎至一盏，去滓温服。恍惚者，不用酒煎。

增损茵芋酒 治半身不遂，肌肉干燥，渐渐细瘦，或时酸痛，病名偏枯。

茵芋叶 川乌炮，去皮尖 石楠叶 防风 川椒炒出汗 女萎 附子炮 北细辛 独活 卷柏 肉桂 天雄炮，去皮 秦艽 防己各一两 踯躅花炒 当归 生干地黄各二两 芍药一两

上㕮咀，酒二斗渍之，冬七日，夏三日，春、秋各五日，初服一合，渐增之，以知为度。令酒气相续。出《指迷方》。

续断汤 治偏枯少血。

续断酒浸，炒① 当归三两 陈皮 芍药 北细辛各一两 生干地黄二两

上为粗末，每服五钱，水二盏，煎至八分，去滓温服。

---

① 续断酒浸炒：原脱，据嘉靖本补。

脏寒多利者，入熟附子一两，和前药。

妇人①偏风口㖞方论第九

论曰：偏风口㖞者，是体虚受风，风入于夹口之筋也。足阳明之筋上夹于口，其筋偏虚，风因虚而乘之，使其筋偏急不调，故令口㖞僻也。

防风汤　治卒然口㖞斜，言语牵急，四肢如故，别无所苦。

防风一两　羌活半两　甘草一分

上为粗末，每服五钱，水二盏，煎至一盏，去滓；入麝香研一字，温服。

治口眼㖞斜：

用蓖麻子七粒，去皮壳，细研作饼，安在手心。右㖞安左手，左㖞安右手，却用铜盂乘汤坐于药上，才正即洗去。一方用巴豆，不用蓖麻。出《本草》。

《广济》疗风着口面㖞斜，语声不转方。

生地黄汁一升　竹沥一升　独活切，三两

上相和煎，取一升顿服；末正，更进一剂。

深师续命汤　疗中风口僻、噤诸疾，卒死不知人。补虚、起死神方。

人参　防己　麻黄去根节　芍药　川芎　甘草　黄芩白术各半两　桂心　附子炮　防风各一两　生姜五两

---

①　妇人：原脱，据本书体例补。

上切，以水一斗一升，煮取三升，分为三服，不瘥复作。忌海藻、菘菜、桃、李、生菜、葱、雀肉、猪肉。

又《千金》方

炒大豆三升令焦，以酒三升淋取汁，顿服。

又方

用大皂荚五两，去皮，子为末，以三年大醋调。如左喎涂右，右喎涂左，干更涂。

妇人血风心神惊悸方论第十

夫妇人血风惊悸者，是风乘于心故也。心藏神，为诸脏之主。若血气调和，则心神安定；若虚损，则心神虚弱，致风邪乘虚干之，故惊而悸动不定也。其惊悸不止，则变恍惚而忧惧也。排风汤亦可用。

茯神散　治妇人血风，五脏大虚，惊悸，安神定志。

茯神去木　人参　龙齿别研　独活　酸枣仁各一两。炒防风　远志去心　桂心　细辛　白术各三分　甘草　干姜各半两。炮

上为粗末，每服四钱，水盏半，煎至八分，去滓温服。

龙齿圆　治妇人血风上攻，心神恍惚，惊悸，眠卧不安。

龙齿别研　茯神各一两　朱砂研　人参　当归　天麻各三分　犀角屑　槟榔　防风　生干地黄各半两　远志去心　赤箭各一分　麝香一钱

上为细末，炼蜜圆如梧桐子大，每服二十圆，薄荷温

酒下。

朱贲琥珀散 治妇人血风。

琥珀研 没药研 木香 当归 芍药 白芷 羌活 干地黄 延胡索 川芎各半两 土瓜根 牡丹皮去心 白术 桂心各一两

上为末，每服一钱，水一盏，煎至七分，益酒三分，再煎少时，热服。重者数服效。

妇人①失血过多心神不安方第十一

宁志膏 治妇人因失血过多，心神不安，言语失常，不得睡。

辰砂研 酸枣仁炒 人参 白茯神去木 琥珀各一分研 滴乳一钱，研

上为末，和停。每服一钱，浓煎，灯心枣汤空心调下。一方无茯神②、琥珀，蜜圆如弹子大，薄荷汤化下一粒。

妇人风邪癫狂方论第十二

夫妇人癫狂病者，由③血气虚受风邪所为也。人禀阴阳之气而生，而风邪入④并于阴则为癫，入于阳则为狂。阴之与阳，有虚有实，随其虚时，为邪所并则发也。癫者，卒发

---

① 妇人：原脱，据本书体例补。
② 茯神：原作"茯苓"，据四库本改。
③ 由：原漫漶不清，据四库本补。
④ 入：原漫漶不清，据四库本补。

意不乐，直视仆地，吐涎沫，口㖞目急，手足撩戾，无所觉知，良久乃苏；狂者，少卧不饥，自高贤也，自辨智也，自贵倨也。妄笑好歌乐，妄行不休，故曰癫狂也。

防风散 治妇人风邪癫狂，或啼泣不止，或歌笑无度，或心神恐惧，或言语失常。

防风　茯神　独活　人参　远志去心　龙齿　菖蒲去毛　石膏　牡蛎各一两。煅　秦艽　禹余粮　桂心各半两　甘草三分　蛇蜕一尺，炙

上为粗末，每服三钱，水盏半，煎七分，去滓温服。

又一方

羚羊角屑三分　独活　远志去心　菖蒲去毛　防风各半两　茯神去木　石膏　麦门冬去心　龙齿别研　白鲜皮各一两　人参　生干地黄各三分

上为粗末，每服三钱，水盏半，煎七分，温服无时。

《素问》云：阳厥狂怒，饮以铁落。狂怒出于肝经，肝属木。铁落，金也，以金制木之意。

愚曾治一女人，眼见鬼物，言语失常，循衣直视。众医多用心药治之，无效。仆投养正丹二贴，煎乳香汤送下，以三生饮佐之，立愈。

又一男子亦曾病此证，亦用此药收效。然养正丹与《百一方》抱胆圆无异。抱胆圆内中无硫黄，有乳香也，自合方见效。

妇人飞尸血厥方论第十三

夫飞尸者，游走皮肤，穿脏腑，每发刺痛，变作无常；

遁尸者，附骨入肉，攻凿血脉，每发不可得近，见尸丧、闻
哀哭便发；风尸者，淫濯四肢，不知痛之所在，每发昏沉，
得风雪便作；沉尸者，缠骨结脏，冲心胁，每发绞切，遇寒
冷便作；注尸者，举身沉重，精神错乱，常觉昏废，每节气
至变辄成大恶。皆宜用此方。

忍冬叶剉数斤，煮令浓，取汁煎之

服如鸡子大，日三服。

太乙神精丹出《千金方》。　治中风之要药。治客忤、
霍乱、腹痛胀满，尸注恶风，癫狂鬼语，蛊毒妖魅，癥瘕积
聚，温疟积久，百方不瘥，但是一切恶毒，无所不治。但近
世少得曾青、磁石，为难合尔，故不录。

苏合香圆，亦治此疾，方见《和剂》，更不赘录。

雄朱散　治因丧惊忧、悲哀、烦恼、感尸气而成，变
动不已，似冷似热，风气触则发。

雄黄研　朱砂研　苦梗　羌活　当归　升麻　川乌炮
龙齿别研　犀角屑　白术　芍药　鬼箭羽　白僵蚕炒　木香
虎骨头酥炙　紫苏子炒　川芎　南星炮　山栀子　陈皮　莽
草　枳壳去穰，麸炒　黄芩各一分　麻黄半两，去根节　蜈蚣二
条，炙，去头足　槟榔二个　全蝎一分，炒

上为细末，每服二钱，温酒调下，一日三服。

人平居无疾苦，忽如死人，身不动摇，默默不知人，目
闭不能开，口噤不能言。或微知人，恶闻人声，但如眩冒，
移时方寤，此由汗过多血少，气并于血，阳独上而不下，气

壅塞而不行，故身如死。气过血还，阴阳复通，故移时方癋，名曰郁冒，亦名血厥。妇人多有之，宜服白薇汤、仓公散。

白薇汤

白薇　当归各一两　人参半两　甘草一分

上㕮咀，每服五钱，水二盏，煎至一盏，温服。

仓公散　治卒鬼击、鬼疰、鬼刺，心腹如刺，下血便死，不知人及卧魇，啮脚趾不觉者，并诸毒气等疾。

瓜蒂末《九籥卫生方》无瓜蒂末，有皂角末　藜芦末　雄黄研　矾石煅，研。各等分

上为末，研停，用少许吹入鼻中得嚏，气通便活。未嚏再吹，以得嚏为度。此药能起死人，恐皂荚者为正。

白术散　治中风，身体麻痹不仁。

白术炒　芍药　藁本去苗土。各一两　续断去枯者　当归酒洗，焙。各二两　虎骨酥炙　乌蛇肉各半两

上为细末，每服二钱匕，温酒调下。脏寒多利者，加附子半两；骨中烦热者，加生地黄一两。

妇人血风身体骨节疼痛方论第一

夫妇人血风，身体骨节疼痛者。由体虚、气血不调为风冷所侵故也。其状风邪在于皮肤、肌肉，历于骨节，邪气与正气交击，故令疼痛也。

芎劳散 治妇人血风，身体骨节疼痛，心膈壅滞，少思饮食。

川芎—两 赤茯苓 赤芍药 酸枣仁炒 桂心 当归 木香 川牛膝各三分 羌活 枳壳去穰，麸炒 甘草各半两

上为粗末，每服三钱，水一大盏，姜三片，煎至七分，去滓热服，无时候。

羚羊角散 治血风，身体疼痛，手足无力，心神壅闷。

羚羊角屑 酸枣仁炒 生干地黄 槟榔各一两 五加皮 防风 赤芍药 当归 骨碎补炒，去毛 海桐皮 川芎各三分 甘草半两

上为末，每服二钱，温酒调下。

通灵圆 治男子、妇人手足痛风，不可忍者。

白附子 僵蚕各一两。炒去丝 全蝎半两，炒 麝香一字

上为末，炼蜜圆如梧桐子大，每服七圆，温酒下，一日三服。

当归没药圆 疗妇人血风、血气，腹胁刺痛，筋挛骨痹，手足麻木，皮肤瘙痒。

当归 五灵脂各一两。炒 没药半两

上为末，醋糊圆如梧桐子大，每服三十圆，生姜汤空心下①。

大效虎骨散 治血风走注疼痛，丈夫筋骨疼，及打扑伤折②疼痛甚者。

虎骨酥炙 败龟醋炙 当归 桂心 地龙去土 牛膝 漏芦 葳灵仙 延胡索 自然铜制

上各等分，为末，每服二钱，热酒调下，每日一服。

妇人血风白虎历节走注方论第二

夫妇人体虚，受风邪之气，随血而行，或淫溢皮肤，卒然掣痛，游走无有常处，故名为走注也。加减小续命汤主之。

漏芦散 治妇人血风，走注疼痛，无有常处。

漏芦 当归 牛膝各三分 桂心 地龙去土 防风 羌活 白芷 没药研 甜瓜子各半两 虎胫骨酥炙 败龟各一两。

---

① 空心下：原脱，据正德本补。
② 伤折：原脱，据正德本补。四库本作"伤损"。

醋炙

上为细末，每服二钱，热酒调下，无时候。

四生圆　治血风骨节疼痛，抬举臂不起，行履不得，并浑身麻痹。

白僵蚕炒去丝　地龙去土　白附子生　五灵脂　草乌去皮尖。各等分

上为末，以米糊圆，如梧桐子大，每服二十圆，茶酒任下。或作末酒调半钱亦可。

麝香圆　治白虎历节，诸风疼痛，游走不定，状如虫啮，昼静夜剧，及一切手足不测疼痛。

大八角川乌头三个，去皮尖，生　生全蝎二十一个　生黑豆二十一粒　生地龙去土，净，半两

上为细末，入麝香一字，同研停，糯米糊为圆，如绿豆大。每服七圆，甚者十圆，夜卧令膈空，温酒吞下，微出冷汗一身，便瘥。许学士云：予得此方，凡是历节及不测疼痛，一二服便瘥。在歙川日有一贵家妇人，遍身走注疼痛，至夜则发，如虫啮其肌。多作鬼邪治。此正历节病也。三服愈。

芍药知母汤　治诸肢节疼痛，身体魁瘰①，脚肿如脱，头眩短气，温温欲吐。《三因方》。

桂心　知母　防风各四两　芍药　甘草　麻黄去根节。各三两。炮　附子三两，炮

上咬咀，每服四钱，水一盏半，生姜五片，煎七分，去

---

①　魁瘰：《三因方》作"尪羸"。

滓，空心服。一法有白术、川芎、杏仁、半夏。

附子八物汤 治风历节，四肢疼痛如锤锻，不可忍。

附子 干姜 芍药 茯苓 人参 甘草 桂心各三两
白术四两

上㕮咀，每服四大钱，水二盏，煎七分，去滓，食前服。一方去桂，用干地黄二两。

独活寄生汤 最治历节风。近人用之甚效。见本卷第七论。

小续命汤 大治白虎历节，痛不可忍。方见第三卷。

有一妇人先自两足踝骨痛不可忍，次日流上于膝，一二日流于髀骨，甚流至于肩，肩流于肘，肘流于后溪。或如锤锻或如虫啮，痛不可忍，昼静夜剧，服诸药无效。召仆诊之，六脉紧。予曰：此真历节证也，非解散之药不能愈。但用小续命汤，一剂而愈。

又邓安人夏月亦病历节，痛不可忍，诸药无效。召仆诊之，人迎与心脉虚，此因中暑而得之，合先服酒蒸黄连圆，众医莫不笑。用此药服一贴即愈，自后与人良验。

妇人血风瘾疹瘙痒方论第三

《局方》治妇人时发遍身瘙痒，或赤肿瘾疹，五心烦热，血风攻注。与人参荆芥散、消风散、四物汤加荆芥煎，或人参当归散，或逍遥散兼服导赤圆。如不通者，食后服皂角圆。气虚、老人，不可久服。如服皂角圆不退者，此凝滞热甚者，宜先服青木香圆三两服以开气道，却服前药，即效。

夫妇人体虚，为风邪气客于皮肤，复逢风寒相折，则起风瘙瘾疹。若赤疹者，由凉湿折于肌，肌中之极热结成赤疹也。得天热则剧，取冷则瘥。白疹者，由风气折于肌中，肌中热，热与风相搏，所以为白疹也。得天阴、雨冷则剧，出风中则亦剧，得晴暖则减，着衣暖亦瘥也。脉当浮而洪，浮即为风，洪即为气，风气相搏，则为瘾疹，身体为痒。凡人汗出，不可露卧及浴。《素问》云：汗出见湿，乃生痤痱。使人身振寒，热生风疹也。

《雷公炮炙》序云：遍身疹风，酒调生侧。

何首乌散　治妇人血风，皮肤瘙痒，心神烦闷及血风游走不定，并宜服之。

何首乌　防风　白蒺藜　枳壳　天麻　僵蚕　胡麻　茺蔚子　蔓荆子各等分

上为细末，每服二钱，煎茵陈汤调下，无时候。

附子酒　治痛风、妇人血风，身上瘙痒。出张氏方。

生附子不去皮，重一两一只　皂角刺二十一个　黑豆一合

上三味细剉，分为二处，用好酒二瓶，入上件药。慢火烣①，候干至半瓶，却合作一处，蜜缚泥头，经二宿。每服一盏，温服，无时候。未效再服。

治女人风痒，瘾疹不止。出《圣惠方》。

苍耳花、叶、子各等分

上为细末，用豆淋酒调下二钱。

---

①　烣（huī 灰）：同熏。用火烧灼。

治瘾疹。

白蜜不拘多少

好酒调下，已试有效。

治皮肤有风热，遍身生瘾疹方。初虞世。

牛蒡子水煮一个，净、晒干，炒令香　浮萍蒸过，焙干，等分

上为细末，每服二钱，薄荷汤调下，日二服。

又治风气客于皮肤，搔之不已方。

蝉蜕洗　大叶薄荷

上等分，为细末，无时，温酒调下方寸匕。此一方出《本草》。

又方

露蜂房洗过，蜜炙令焦　蛇蜕洗，炙令焦，等分

上为细末，温酒调下一钱，日二三服。

妇人虚风头目眩晕及心眩方论第四

夫妇人风眩，是体虚受风，风入于脑也。诸脏腑之精，皆上注于目，其血气与脉并上属于脑也。循脉引于目系，目系急，故令眩也。其眩不止，风邪甚者，变成癫疾也。

养正丹　治虚风头眩，吐涎不已。盖此药升降阴阳，补接真气，非止头旋而已。

黑铅　水银　硫黄研　朱砂各一两。研

上用建盏一只，火上熔铅成汁，次下水银，用柳杖子打停，取下歇少时，入二味打停。候冷取下，研为粉，以糯米软饭圆如绿豆大。每服三十圆，枣汤吞下。空心食前，日

二服。

钩藤散 治肝厥头晕，清头目。出《本事方》。

钩藤 陈皮 半夏 麦门冬去心 茯苓 茯神 人参去芦 甘菊花 防风各半两 甘草一分 石膏一两

上㕮咀，每服四钱，水一盏半，生姜七片，煎至八分，去滓，热服。《素问》云：头痛癫疾，下虚上实，过在足少阴、巨阳，甚则入肾。徇蒙招尤①，目瞑耳聋；下实上虚，过在足少阳、厥阴，甚则入②肝。下虚者，肾虚也。故肾厥③则头痛；上虚者，肝虚也，故肝虚了则头晕。徇蒙者，如以物蒙其首，招摇不定，目眩耳聋，皆晕之状。故肝厥头晕、肾厥头痛不同也。

《斗门方》治妇人血风攻脑，头旋闷绝，忽死倒地，不知人事者。

喝起草，取其嫩心，不以多少，阴干为末，以常酒服一大钱匕，无时候，其功大效。服之多连脑盖，善通顶门。

蔓荆子散 治妇人风眩，头目昏闷烦疼，言语謇涩，痰逆不下饮食。

蔓荆子 防风 羌活 川芎 羚羊角屑 枳壳 前胡 石膏 赤茯苓 麻黄去根节 荆芥穗各三分 北细辛 甘菊花 白芷 藁本 旋覆花 甘草各半两

上为粗末，每服四钱，姜三片，水一盏，煎七分，去滓

---

① 尤：原作"摇"，据《素问·五脏生成篇》改。

② 入：原作"在"，据《素问·五脏生成篇》改。

③ 厥：原漫漶不清，据四库本补。

温服，无时候。

四神散 治妇人血风，眩晕头痛。《九籥卫生方》。

菊花 当归 旋覆花 荆芥穗各等分

上为细末，每服一钱，水一盏，葱白三寸，茶末一钱，煎至七分，通口服。良久，去枕仰卧少时。

川芎散 治风眩头晕。庞安常方。

小川芎 山药 白茯神 甘菊花野菊不用 人参各半两 山茱萸肉一两

上为细末，无时候，酒调二钱，日三服。

治女人头旋，即天动地转，名曰心眩，非血风也。心眩方①。

胆子矾一两，细研，用胡饼剂子一个，拌停，放板子上按平，一指厚，以蓖子勒成如骰子大块，不须界断，于瓦上焙干。每服一骰子大，为末，煎灯心竹茹汤调下。

妇人血风头痛方论第五肾厥头痛、厥逆头痛附

许叔微云：妇人患头风者，十居其半。每发必掉眩，如在车船上。盖因血虚，肝有风邪袭之尔。予常处此方授人，比他药效而捷。

川芎当归散②

川芎一两 当归三分 羌活 旋覆花 华阴细辛 蔓荆

---

① 心眩方：四库本作"见《普济方》"。
② 川芎当归散：方名原脱，据嘉靖本补。

子　防风　石膏　藁本　荆芥穗　半夏曲　干地黄　甘草各
半两

上㕮咀，每服三钱，水一盏，姜三片，煎至七分，去滓
温服。

七生圆　治男子、妇人八般头风及一切头痛，痰厥、
肾厥、饮厥、伤寒、伤风头痛不可忍者，并皆治疗。徐明仲
先生方。

川乌　草乌　南星三味并生，去皮　半夏冷水洗去滑　川芎
石膏　白芷并生用，等分

上为细末，研韭菜自然汁，圆如梧子大。每服七圆，加
至十圆，嚼生葱，茶送下。仆尝疗邓安人头痛如破，服诸药无
效，加北细辛等分，全蝎减半为圆，服二十粒即愈。

芎辛汤　治状如前。但发热者不可服。

生附子去皮　生乌头去皮尖　南星　干姜炮　北细辛　川
芎各一两　甘草三分

上㕮咀，每服四钱，水二盏，姜七片，茶牙少许，煎至
六分去滓，食前温服。中脘素有寒者，不用茶牙。

《局方》如圣饼子加北细辛如半夏数，自合服之，见效
甚速。若头痛筋挛，骨重少气，哕噫腹满，时惊，不嗜卧，
咳嗽烦冤，其脉举之则弦，按之石坚。由肾气不足而内着，
其气逆而上行，谓之肾厥头痛。宜玉真圆与硫黄圆。

玉真圆方

石膏煅，研　半夏洗，为末。各一两　硫黄二两　硝石一分，
并研

上研令停，生姜自然汁打糊圆，如梧桐子大，生姜汤下三十圆。一方无半夏，用天南星。

硫黄圆 治头痛不可忍，或头风年深、暴患，无所不治，服此除根。

硝石一两　硫黄二两

上研令极细，滴水圆如指头大，空心，蜡茶清嚼下。《百一方》云：中暑者，以冰水服之，下咽即洒然。治伤冷，以艾汤下。

若头痛连齿，时发时止，连年不已。此由风寒中于骨髓，留而不去。脑为髓海，故头痛齿亦痛，谓之厥逆头痛。宜白附子散、灸曲鬓穴。此穴在耳上，将耳掩前正尖上，可灸七壮，左痛灸左，右痛灸右。

白附子散方

麻黄不去根节　乌头炮，去皮　南星炮。各半两　白附子炮，一两　全蝎炒，五枚　辰砂研，一分　麝香研，一钱　白姜炮，一分

上为细末，酒调一字服讫，去枕卧少时。

裕陵传王荆公偏头疼方，云是禁中秘方。用生芦菔即萝卜汁一蚬壳，仰卧注鼻中，左痛注左，右痛注右，或两鼻皆注。亦可数十年患，皆一注而愈。东坡云：荆公与仆言，已愈数人。

此方自后，晁将仕明甫云：是有效。

治头风痛不可忍者。

硝石　人中白　脑子等分

上研令极细，用一字搐入鼻中。

妇人①项筋强痛方论第六

此一卷论项筋拘挛强痛。每得斯疾，疗之似易而实难。然方册中所载亦少，纵有言之，议论亦略。以仆考之，然既有斯疾，必是有方。何古人言此疾证尚且略，又无的然之论。详之必是挟诸疾而生，所以绝无专门。予因暇日摭古名方，以备检阅。然自明学积浅鄙，未必全备。博学之士，见其遗缺，倘能补而完之，不宜亦乎！咸淳元年上元日，药隐老人书于存心堂。

夫颈项之处，乃属足太阳膀胱之经。又许太学云是足少阴肾之经，盖肾与膀胱为表里故也。以感外邪论之，则有太阳经。先因感风，又感寒湿，致令外证发热恶寒，与伤寒相似。颈项强急，腰身反张如中风状；瘛疭口噤，其身体几几。古人以强直为痉，其脉沉迟弦细。新产血虚多汗出，喜中风，亦有此证。以上并载第三卷第二论中，言之甚详，不复赘录。

又有挫枕转项不得者，与三五七散方见《和剂》、追风散，仍与急风散搽项上。

若因被风吹，头目昏眩，太阳并脑俱痛，项背筋脉拘急，可与蝎附散、都梁圆。

许太学治项筋强痛，不可转侧者，以木瓜煎。

---

① 妇人：原脱，据本书体例补。

追风散 治年深、日近偏正头疼，又治肝脏久虚，血气衰弱，风毒之气上攻，头痛、头眩、目晕，心忪烦热，百节酸疼，脑昏目痛，鼻塞声重，项背拘急，皮肤瘙痒，面上游风，状若虫行，及一切头风。兼疗妇人血风攻注，头目昏痛，皆治之。

川乌炮，去皮脐尖　防风去芦　石膏煅　川芎　甘草炙　荆芥穗　白僵蚕炒去丝。各一两　天南星炮　羌活　天麻　地龙　白附子炮　全蝎去尾针　白芷各半两　草乌炮，去皮脐尖　没药　乳香研　雄黄研。各一分

上为细末，每服半钱，入好茶少许同调，食后及临卧服。常服清头目，利咽膈，消风化痰。

急风散方

草乌头三两，一半烧存性，于醋内蘸①令冷，余一半生用　生黑豆一分，两味一处为末　丹砂一两，研　麝香一分，研

上为细末，研令停，酒调涂痛处。

蝎附散 治一切风邪头痛，夹脑风气，痰涎壅盛，呕逆恶心，口吐清水，暗风旋晕，眼见黑花，牙关紧急，口眼㖞斜，面目瞤动，头项拘急，肩背引疼，耳痒目昏，四肢麻木；及沐头、浴出，暴感风邪，头目昏痛，两太阳穴疼。远年头风，经隔岁月，乍瘥乍发，服药无效者，并皆治之。

附子炮，去皮脐　川乌炮，去皮尖　麻黄去节　僵蚕炒　南星　防风各三钱　雄黄　朱砂　全蝎各钱半　白芷　藁本

---

① 蘸：原漫漶不清，据四库本补。

上为细末，每服半钱，葱茶调下，食后服。孕妇不可服。

京城之医用此药，兼嚼如圣饼子，治眼生眵粪，眊眊不明，羞明多泪，见物不明，有效。

都梁圆方

香白芷择大块白色新洁者，先以棕刷去尘土，用沸汤泡洗四五次

为细末，炼蜜圆如弹子大。每服一圆，多用荆芥点蜡茶细嚼下，食后常服。只干嚼下亦可，都无所忌。此药大治中风眩晕，妇人产前产后乍伤风邪，头目昏重及血风头痛，服之令人目明，凡浴沐后服一二粒尤佳。暴寒乍暖，神思不清，伤寒头目昏晕，并宜服之。

木瓜煎方

宣木瓜二个，取盖去穰　没药二两，研　乳香一分，研

上两味内木瓜中，用盖子合了，竹签定之，饭上蒸三四次，烂，研成膏子。每服三匙。生地黄汁半盏，无灰上醯二盏和之，用八分盏热暖化膏子服。有人患此病，自午后发，黄昏时定。予曰：此患必先从足起，经言十二经络各有筋，惟足下之筋自足至项。大抵筋者，肝之合也。日中至黄昏，天之阳，阳中之阴也。又曰：阳中之阴，肺也。自离至兑，阴旺阳弱之时。故《灵宝毕①法》云：离至乾，肾气绝而肝气弱。肝肾二脏受阴气，故发于是时。予受此方，三服而愈。

---

① 毕：原漫漶不清，据四库本补。

妇人腰痛方论第七

夫肾主于腰，女人肾脏系于胞络。若肾气虚弱，外感六淫，内伤七情，皆致腰痛。古方亦有五种之说，如风腰痛，宜小续命加桃仁、杜仲煎服；脾胃气蔽及寒湿腰痛，宜五积散加桃仁；如虚损及五种腰痛者，青娥圆、神应圆诸方并见《和剂局方》，皆可用也。如气滞腰痛，如神保圆、黑牵牛、茴香、橘核必有功也。

如神汤 治男子、妇人腰痛。陈总领方。

延胡索 当归 桂心等分。一方无当归，有杜仲

上为末，温酒调下二钱，甚者不过数服。潭人腾珂云：此方得之于歙州祁门老医，真是如神！故以名之。

独活寄生汤 夫腰痛者，皆由肾气虚弱，卧冷湿地，当风所得。不时速治，喜流入脚膝，为偏枯、冷痹、缓弱疼重。或腰痛拘挛，脚重痹，宜急服之。

独活三两 桑寄生 续断 杜仲 北细辛 川牛膝 秦艽 茯苓 白芍药 桂心 川芎 防风 人参 熟地黄 当归各二两

上㕮咀，每服三钱，水一盏，煎至七分，去滓，温服，空心。气虚下利，除地黄。并治新产腹痛不得转动，及腰脚挛痛，痹弱不得屈伸。此药最能除风消血。《肘后》有附子一枚，无寄生、人参、当归、粉草。近人将治历节风，脚气流注，亦效。

妇人腰脚疼痛方论第八

夫肾主于腰脚，女人肾脏系于胞络。若劳伤肾气虚弱，而风冷客于胞络，邪气与真气交争，故令腰脚疼痛也。

酸枣仁散　治妇人血气风虚，腰脚疼痛，头目昏闷，食少无力。

酸枣仁炒　川牛膝　当归各三分　羌活　川芎　桂心　心风　木香　海桐皮　杜仲　附子炮　草薢　川续断　粉草各半两

上㕮咀，每服四钱，水一盏半，姜三片，煎至七分，去滓温服。

骨碎补散　治妇人血风气攻腰脚疼痛，腹胁拘急，肢节不持。

骨碎补炒　草薢　川牛膝　桃仁　海桐皮　当归　桂心　槟榔各一两　赤芍药　附子　川芎各三分　枳壳半两

上为粗末，每服三钱，水一大盏，姜三片，枣一个，煎至七分，去滓，食前热服。

妇人脚气方论第九

凡头痛身热，肢节痛，大便秘，或呕逆而脚屈弱者，脚气也。轻者可与香苏散加木瓜、槟榔、生姜煎服，然后随证治之。要知有脚气之人，先从脚起。或先缓弱疼痹；或行起忽倒；或两胫肿满；或脚膝枯细；或心中忪悸；或小腹不仁，皮顽，不知有无也；或举体转筋；或见食呕逆，恶闻食气；或胸满气急；或遍体酸痛，皆脚气候。"或"之一字，有无是也。黄帝所谓缓风、湿痹是也。顽弱名缓风，疼痛为湿痹。寒中三阳，所患必冷，小续命汤主之。煎成，入生姜自然汁最快。暑中三阴，所患必热，小续命汤去附子，减桂一半主之。大烦躁者，紫雪最良。若无紫雪，以自合薄荷煎，冷水调服极妙。大便秘者，脾约圆、麻仁圆、三和散主之。方并见《和剂局方》中。仍针灸为佳。服补药与汤淋洗，皆医之大禁也。

《圣惠方》妇人脚气论

夫妇人脚气与丈夫不同。男子则肾脏虚弱，为风湿所乘；女子以胞络气虚，为风毒所搏。是以胞络属于肾也，肾主于腰脚。又肝、脾、肾三脏，经络起于十足指。若脏腑虚损，则风邪先客于脚，从下而上动于气，故名脚气也。此皆由体虚，或当风取凉，或久坐卑湿，或产后劳损，或患怒伤肝，心气滞，致令月候不通。因其虚伤，风毒搏于肌骨，则令皮肤不仁，筋骨抽痛，五缓不遂，六急拘挛。或即冷疼，或即肿满，或两脚痹弱，或举体转筋，目眩心烦，见食即呕，精神昏愦，肢节烦疼，小便赤黄，大便秘涩，并皆其证也。其妇人脚气治之与丈夫不同者，以其气血不调，怀胎难产，崩伤之异。是以褚澄疗寡妇、师尼与妻妾殊别，即其义也。凡妇人有脚气疾者，必无生育。

牛膝散 治脚气浮肿，心神烦闷，月经不通。

川牛膝　羚羊角　槟榔　大黄炒　芒硝各一两　防己
桂心　牡丹皮　赤芍药　甘草各三分　桃仁五十粒，制上为粗末，每服三大钱，水一盏，煎至七分，去滓温服。利下恶物为度，亦要相其强弱用之。

大腹皮散 治妇人风毒脚气，肢节烦疼，心神壅闷。

大腹皮　紫苏　木通　桑白皮　羌活　荆芥　赤芍药　青皮　木瓜　独活各一两　枳壳二两

上咬咀，每服四钱，水一盏，姜五片，葱白七寸，煎至七分，去滓，空心温服。

半夏散 治妇人脚气发动，心腹胀满，饮食不下。呕逆不止。

半夏　陈皮　人参　大腹皮　桂心各三分　槟榔一两　赤茯苓　紫苏各半两

上咬咀，每服四钱，水一盏半，姜三片，煎七分，去滓温服。

犀角散 治妇人脚气忽发，冲心闷乱，四肢烦疼有热者。

犀角屑　木香各半两　紫苏　赤茯苓　槟榔各一两　赤芍药　红花各三分　红雪一两半

上咬咀，每服四钱，水一盏，煎至七分，去滓温服。

木香散 治妇人脚气卒发，冲心闷乱。

木香半两　郁李仁　赤芍药　大腹皮　紫雪各一两　桑白皮　桂心　槟榔　茯苓各三分

上咬咀，每服三钱，水一盏，姜三片，煎至七分，去滓温服。

治妇人脚气冲心，闷乱不识人，宜服此药。

紫苏　松节各二两　吴茱萸半两　槟榔　干木瓜各一两
陈皮三分

上㕮咀，每服四钱，水一盏，煎至一半，入童子小便二
合，再煎三沸，温服。

紫苏散　治妇人风毒脚气，腹内壅塞，痰恶，不思饮
食，脚重虚肿。

紫苏茎叶　木通　桑白皮　茴香根各一两　枳壳二两　羌
活　独活　荆芥穗　木瓜　青皮　甘草各半两　大腹子十个

上㕮咀，每服三钱，水一盏，姜三片，葱白一茎，煎至
七分，去滓温服。

桑白皮散　治妇人脚气盛，发两脚浮肿，小便赤涩，
腹胁胀满，气急，坐卧不得。

桑白皮　郁李仁各一两　赤茯苓二两　木香　防己　大腹
皮各半两　紫苏子　木通　槟榔　青皮各三分

上㕮咀，每服三钱，水一盏，煎至七分，去滓温服。

薏苡仁散　治妇人脚气缓弱及顽痹肿满，心下急，大
便涩。

薏苡仁　防风　猪苓　川芎　防己　槟榔　郁李仁　大
麻仁各一两　桑白皮二两　枳实三分　甘草半两　羚羊角屑一两

上为散，每服三钱，水一盏，煎至七分，去滓，放
温服。

四白散　治男子、妇人血虚发热，液多盗汗，不进饮

食，四肢羸瘦，骨立拘挛，脚痛不能行。

黄芪　厚朴　益智仁　藿香　白术　白扁豆　陈皮各一
两　半夏　白茯苓　人参　白豆蔻仁　天台乌药　甘草各半
两　京南芍药两半　檀香　沉香各一分

上为细末，每服三钱，水一盏，姜三片，枣一个，煎至
七分，温服。

自后诸证退，只有脚挛痛不能行，以苍术圆治之效。此
药大治干湿脚气，筋脉拘挛，疼痛不能行履，兼补下部。

苍术圆方

乳香　没药各二钱。别研　川牛膝　青盐各半两。研　熟艾
四钱　川乌三钱　全蝎一钱，炒

上除研药，为细末，入研药令停。以木瓜一个，大者，
切一头留作盖，去穰，入上件药于木瓜内，将盖签定；安木
瓜于黑豆中蒸令极烂，取出去皮，连药研成膏；却入生苍术
末拌令得所，圆如梧桐子大。每服五十圆，空心用木瓜汤
下，或温盐酒亦得。一日三服，忌血与蒜。乙巳年，罗安人
病，发热自汗，心烦，身体骨立，足痛拘挛，不能屈伸，饮食不
进，虽老医亦不能疗。召仆治之，六脉弦弱。仆曰：虽脉似劳，
实非劳也。似脚气，而非正脚气。但当调脾生血，其热必退，然
后攻足，则可望安。遍寻诸方，皆无对证之药，遂处四白散子与
服，不半剂，热退能食，又处苍术圆继之，筋脉伸，足能行而愈。

大便秘者，可与七宣圆、神功圆、七圣槟榔圆、三和
散，服之效。诸方并见《和剂》方。

妇人①痨瘵叙论第一

　　夫骨蒸、殗殢、复连、尸疰、劳疰、虫疰、毒疰、热疰、冷疰、食疰、鬼疰等，皆曰传尸。以疰者，注也。病自上注下，与前人相似，故曰"疰"。其变有二十二种或三十六种，或九十九种。大略令人寒热盗汗，梦与鬼交，遗泄白浊，发干而耸。或腹中有块；或脑后两边有小结核，连复数个，或聚或散，沉沉默默，咳嗽痰涎；或咯脓血如肺痿、肺痈状；或复下利，羸瘦困乏，不自胜持，积月累年，以致于死。死后乃疰易旁人，乃至灭门者是也。更有蜚尸、遁尸、寒尸、丧尸、尸疰等，谓之五尸。及大小附着等证，不的知其所苦，无处不恶，乃挟诸鬼邪而害人。以三因考之，内非七情所忤，外非四气所袭，虽若丽乎不内外因。奈其证多端，传变、迁移，难以推测，故自古及今，愈此病者十不得一。所谓狸骨、獭肝、天灵盖、铜鉴鼻，徒有其说，未尝见

---

　　① 妇人：原脱，据本书体例补。

效。唯膏肓俞、崔氏穴名四花，有六穴，若闻早灸之，可否几半？晚亦不济也。

病者憎寒发热，自汗面白，目干口苦，精神不守，恐畏不能独卧，其传在肝。

病者憎寒发热，面黑鼻燥，忽忽喜忘，大便苦难，或复泄泻，口疮，其传在心。

病者憎寒发热，面青唇黄，舌本强，不能咽，饮食无味，四肢羸瘦，吐涎沫，其传在脾。

病者憎寒发热，面赤鼻白，干燥毛折，咯嗽喘急，时吐白涎，或有血线，其传在肺。

病者憎寒发热，面黄，耳轮焦枯，胻骨疰痛，小便白浊，遗沥胸痛，其传在肾。

二十四种蒸病论

所谓劳蒸者二十四种，随证皆可考寻。毛折发焦，肌肤甲错，其蒸在皮外。人觉热，自反恶寒，身振瞤剧，其蒸在内。

发焦鼻衄，或复尿血，其蒸在血。

身热烦躁，痛如针刺，其蒸在脉。

爪甲焦枯，眼昏，两胁急痛，其蒸在筋。

板齿黑燥，大杼酸疼，其蒸在骨。

背膂疼痛，胻骨酸廓，其蒸在髓。

头眩热闷，口吐浊涎，眼多眵泪，其蒸在脑。

男子失精，女子白淫，其蒸在玉房。

乍寒乍热，中脘与膻中烦闷，其蒸在三焦。

小便赤黄，凝浊如膏，其蒸在膀胱。

传道不均，或秘或泄，腹中雷鸣，其蒸在小肠。

大腹隐痛，口①鼻干疼，其蒸在大肠。

口鼻干燥，腹胀，睡卧不安，自汗出，其蒸在胃。

口苦耳聋，胁下痛，其蒸在胆。

里急后重，肛门涩秘，其蒸在回肠。

小腹疗痛，筋脉纵缓，阴器自强，其蒸在宗筋。

眼昏泪下，时复眩晕，躁怒不常，其蒸在肝。

舌焦黑，气短烦闷，洒洒淅淅，其蒸在心。

唇干口疮，胸腹胀闷，畏寒不食，其蒸在脾。

咳嗽喘满，咯痰吐血，声嘶音远，其蒸在肺。

耳轮焦枯，脚气酸疼，起居不得，其蒸在肾。

情想不宁，无故泄精，白物绵绵而下，其蒸在右肾。

心主胞络，心膈噎塞，攻击疼痛，俯仰烦冤，其蒸在膈。诸证虽曰不同，其根多有虫啮其心肺，治之不可不绝其根也。

神仙秘法：取传尸劳虫，服此药须先择良日，焚香祷祝，令病人设榻，面向福德方服，即有神效。不可使病人知其药味及仔细。

青桑皮　杨柳枝　梅枝　桃枝以上要取东引者。各七茎　葱

---

① 口：原本与四库本均作"右"，据正德本改。

白七茎　青蒿一握，如无，以子①代　真安息香一分，研，去石
阿魏一分

上八味，除阿魏外，用童子小便一升半煮取，药耗及一半去滓，将药汁化阿魏，再煮十数沸。去滓候温，作二次调下件药末：

朱砂半两　小槟榔半两　麝香半分

上三味，研令极细，分二服。用前汤使调下，五更初一服，三点再一服，辰时间取下虫，遂绝根本。若见虫色白者，此病必瘥；若黑色，则已传入肾经，不可救也。服药后只以淡粥补之，并不动元气，效验无比，切须秘之。世传劳虫有灵，轻易传之则伤医者。此说殆医者秘惜其方，不可以授人耳，要须密重之，则无泄慢天机。乃起死还生，功同造化，鬼神护助，自有灵效。大凡传尸劳者，必须先服此一药，后十五方随证治，不可以概用药。调治三五个月，再服此取虫药，则永除根本。如取下虫色已黑，纵服后药，亦无补也。然则能使不传它人也。

治心胸积气作胸痹，引两胁痛，昏闷不收，音声不清，虚热上壅，作鼻衄方。

桑白皮三分　枳壳　木通　子芩　生干地黄　白芍药
甘草各半两

上为粗末，每服三文重，水盏半，煎至七分，去滓温服，食后。

---

① 　子：原漫漶不清，据正德本补。

卷之五

一三一

治伏瘀血在心肺，时作衄，心胸彻背痛方。

白芍药　牡丹皮各一两　生犀屑半两　生地黄三两，别捶碎入

上㕮咀，每服半两，水一大盏，煎至七分，去滓温服。

调荣卫，消瘀血，出声音，治痰嗽，消瘀血方。

川当归　牡丹皮　白芍药　子芩　木通　麦门冬　甘草华阴细辛各半两　生地黄一两

上㕮咀，每服三钱，水一盏，姜三片，煎至七分，去滓温服。

治虚热，昏冒倦息，下虚上壅，嗽血衄血。鸡苏圆①。

鸡苏叶半斤　黄芪半两　甘草　川芎各一分　防风一两苦梗半两　荆芥穗一两　甘菊花一分　真脑子半钱重　生干地黄半两

上为细末，炼蜜圆如弹子大。每服一圆，用麦门冬去心，煎汤嚼下。又治肺损吐血，日渐乏力，瘦弱行步不得，喘嗽痰涎，饮食不美。或发寒热，小便赤涩，加车前子一分，每服一圆，煎桑枝汤嚼下，日可六七服。桑枝剉，炒香，每用水三盏，煎至一盏，去滓下药。

治劳气，食后身疼倦，夜间盗汗。此病因失血，荣卫损也。宜防风汤方。

黄芪一两　白芍药　防风各三分　甘草半两　当归　生干地黄各三分

---

① 鸡苏圆：方名原脱，据四库本补。

上㕮咀，每服三钱，水一盏，姜三片，枣一个，煎至七分，去滓温服，食煎服。

治劳嗽。**温金散**。

甘草　黄芩　桑白皮　防风各一两　杏仁二十七粒，制

人参去芦　茯神各半两　麦门冬一分

以前五味，用米泔浸一宿，晒干；次入人参、茯神、麦门冬三味，同为细末，每服二钱。水一盏，蜡一豆大，煎至八分，食后温服。

治劳嗽有四满圆，极妙。方见劳嗽门。

治心气不足，解劳倦，益血。**桔梗饮子**。

苦梗　甘草　黄芪　人参去芦　麦门冬各一两　青皮半两

上为末，每服二钱，水一盏，煎至七分温服。

治胸痹。**瓜蒌汤**。

枳壳四个　厚朴　薤白各一两　瓜蒌一个　桂枝一两，有热除此一味

上㕮咀，水七升，煎取四升，去滓温服。

凉心肺，解劳除热，使荣卫顺，血不绝。**子芩散**。

黄芪一两　白芍药　子芩　人参　白茯苓　麦门冬　苦梗　生干地黄各半两

上为粗末，先用竹叶一握，小麦七十粒，水三盏，姜三片，煎至一盏半，入药末三钱重，煎至七分，去滓温服。

治积气坚硬作气噎，胸胁引背痛方。

白芍药一两半　鳖甲醋炙　枳壳去穰，麸炒　北柴胡各一两

甘草　赤茯苓各半两

上㕮咀，每服三钱，水一大盏，姜三片，枣一个，煎至七分，去滓温服。

治伏连、传注，腹中有坚硬积气壅心胸，作痹痛，引胁背痛，脘痛，脘膈满闷方。

鬼臼　天门冬去心。各三分　巴豆一分，去皮心，炒　莽草不蛀皂角酥炙。各半两　叶子雄黄一两

上为细末，炼蜜为圆如小豆大。每服一圆，渐加至二三圆，空心，汤水吞下，临卧一服。常宜斟酌，勿令泄泻。忌鲤鱼、山猪、芦笋。

出声音方。

诃子炮，去核　木通各一两　甘草半两

上㕮咀，用水三升，煎至升半，入生地黄汁一合，再煎数沸。放温，分六服，食后，日作半料。

治咽喉痛方。

百药煎去黑皮　硼砂　甘草　生白矾等分

上四味为细末，每服一钱，食后米饮调，细细呷咽。

治肺间邪气，胸中积血作痛，失音。含化圆方。

蛤蚧一双，去口足，炙　诃子去核　阿胶粉炒　麦门冬去心北细辛　甘草　生干地黄各半两

上为细末，炼蜜为圆如鸡头子大。食后含化一圆。

以上诸方，辰州李倅，名景通录示云：传之于五羊大帅方侍郎上务下德。

治瘵疾得效方，**河车圆**。治劳嗽，一切劳瘵虚损、骨蒸等疾。

河车一枚初生男子者尤良。于长流水中荡洗尽血，净入锅内熟煮，以手擘成小片，焙干，须在一日内便碾成末。才经宿即不干，碾不成末矣。按《本草》云：人肉治瘵病，胞衣飘生者尤佳。主血气羸瘦，妇人劳损，面黚皮黑，腹内诸疾，渐渐瘦悴者，以五味和之，如馄饨法与服之，勿令病者知。亦治天行热疾，立效。胞衣埋地中七八年化成水，澄清如真水。南方之人以甘草、升麻和诸药罐盛，埋之三五年揆之此为药服。 雪白茯苓半两 拣参一两 干山药二两

上为细末，面糊为圆如梧桐子大，以少麝香末为衣，每服三五十圆，米饮、温酒、盐汤送下，空心服。嗽甚者，五味子汤下。

又方 治肌瘦，咯血，肺痿等疾。

蛤蚧一双，全者，酒浸一宿，酥炙 知母 贝母去心 人参去芦 甘草 杏仁去皮尖，麸炒 枇杷叶去毛，炒 鹿角胶粉炒

上各一两，依方事，治净，研为末，每服三钱，水一盏，入桑白皮煎至八分，温服，日三夜二。

治劳嗽。**补肺汤**。

桑白皮 熟地黄各二两 人参去芦 紫菀 黄芪 川五味子各一两

上为细末，每服二钱，水一盏，煎至七分，入蜜少许，食后温服。

又四君子汤加秦艽、黄蜡煎服尤妙。

辰阳李倅云：以上方药，乃赵世则效之次子公玙，并服此乃

安，传之仲弟，屡救人甚验。服药止，可食淡煮猪蹄肉，仍须先煮熟肉去元汁，再以白汤熟煮。仍忌房劳、一切生冷、鱼腥、咸毒、腌藏等物，无不痊愈。修合药及煎药时，忌生人、孝子、妇人、鸡犬、猫畜见。仍勿令病人知用药味，大有功效。

治传尸出汗，取虫辟邪。**养正膏**。

鳖甲一两，醋炙　青蒿一握　淡豉三七粒　葱白二茎　安息香一分，研　桃柳桑枝各七茎　桃仁四十九个，去皮尖，双仁　天灵盖用匕头大一片，酥炙

上十味，隔夜以水一升浸至五更，煎至半升，再以童便半升同煎，取四合。又用槟榔一个为末，麝香一钱匕，将所煎药去滓调下，至日高二丈时，放温顿服。以衣覆出汗，审看十指，汗如藕丝，五色臭秽，汗出后，仍泻下虫状恶物尽。甚者，旬日再服，永效。

猪肚圆　治骨蒸劳。唇颊赤，气粗口干，遍身壮热。或多虚汗，大肠涩秘，小便赤黄，饮食全少。出《博济方》。

青蒿　鳖甲醋炙　北柴胡　木香　生干地黄各一两　青皮半两　宣黄连二两

上为末，以猪肚一个洗净，入药在内系定，蒸令极软，研如泥，为圆如绿豆大。汤下五十圆，空心日三服。忌湿面毒物。

妇人骨蒸劳方论第二

夫骨蒸劳者，由热毒气附骨，故谓之骨蒸也。亦曰传尸，亦谓殗殜，亦称复连，亦名无辜。丈夫以痃癖为根，女

人以血气为本，无问少、长，多染此病。内既伤于脏腑，外则损于肌肤，日久不痊，遂致羸瘦。因服冷药过度，则伤于脾，脾气既衰，而传五脏。脾初受病，或胀或妨，遂加泄痢，肌肉瘦瘠，转增痿黄，四肢无力，饮食少味。脾既受已，次传于肾；肾既受病，时时盗汗，腰膝冷疼，梦鬼交侵，小便赤黄。肾既受已，次传于心；心既受病，往往怔忡，或喜或嗔，两颊常赤，唇色如朱，乍热乍寒，神气不守。心既受已，次传于肺；肺既受病，胸满短气，咳嗽多唾，皮肤甲错，状如麸片。肺既受已，次传于肝；肝既受病，两目昏暗，胁下妨痛，不欲见人，常怀忿怒。五脏既病，渐渐羸瘦，即难疗也。

天灵盖散　治妇人骨蒸劳，四肢无力，每至晚间既热，两颊红色，食饮不下，心神烦躁。

天灵盖酥炙　安息香　地骨皮　当归　山栀子仁　人参去芦　贝母去心　黄连　桃仁去皮尖，双仁，麸炒黄　槟榔各一两　鳖甲醋炙　北柴胡　生干地黄　赤茯苓　麦门冬各一两半　阿魏

上为粗末，以童子小便一大盏，桃、柳枝各七寸，姜五片，葱白五寸，药四钱，煎至七分，去滓温服。

獭肝圆　治妇人骨蒸劳热，体瘦烦疼，不欲饮食。

獭肝一具　鳖甲醋炙　北柴胡各两半　朱砂　桃仁去皮尖、双仁，麸炒黄　川升麻　天灵盖酥炙　犀角屑　栀子仁　地骨皮　知母各一两　黄芪三分　甘草半两　麝香一分，研

上为细末，炼蜜圆如梧桐子大，温水下三十圆，无时候。

黄芪圆 治妇人骨蒸烦热，四肢羸瘦，疼痛口干，心躁不得眠卧。

黄芪 麦门冬去心 茯神 北柴胡 甘草 生干地黄各一两 酸枣仁炒 郁李仁 杏仁去皮尖，双仁，麸炒黄 枸杞子 人参去芦 黄芩各三分 百合 枳壳去穰，麸炒 赤芍药 知母各半两 鳖甲二两，制

上为细末，炼蜜为圆如梧桐子大，清粥吞下三十圆，无时候。

煞鬼圆 治妇人骨蒸，传尸劳瘦，鬼气伏连。以上出《圣惠方》。

麝香三分 犀角屑 木香 白术各一两 鬼箭羽 虎骨头酥炙 天灵盖酥炙 辰砂 桃仁去皮尖、双仁、麸炒黄 雄黄各两半

上为细末，炼蜜为圆如梧桐子①大，温水下二十圆。此药避瘟疫，亦可带之。

鳖甲煎 治劳。见《专治妇人方》。

雄鳖一个，重一斤者 杏仁去皮尖、双仁，炒 北柴胡 贝母去心 知母各四两

上除鳖外，诸药细剉，以好酒五升入锅内，将活鳖在中，以药和停围定，上用板子、石压定，令鳖在药内吃酒，

---

① 子：原脱，据四库本补。

药候来日即以慢火煮，候酒尽为度。却取鳖令患人吃尽；次将鳖甲用醋炙黄，入在前项诸药内焙为细末，用酒煮面糊圆如梧桐子大，用米饮吞下三十圆，无时候，日五服。

麦煎散 治少男、室女骨蒸，妇人血风，攻注四肢，心胸烦壅。

赤茯苓　当归　干漆生　鳖甲醋炙　常山　大黄煨　北柴胡　白术　生干地黄　石膏各一两　甘草半两

上为细末，每服二钱，水一盏，小麦五十粒，煎至六分，食后临卧时温服。

有虚汗，加麻黄根一两。

苏东坡云：此黄州吴判官方。疗骨蒸黄瘦，口臭肌热，盗汗，极效。麦煎散甚多，此方吴君宝之如希世之珍，其效可知。

筒骨煎 治诸虚劳疾，羸瘦乏力，腰背引痛，心烦喘嗽，唾脓呕血，顽涎壅盛，睡卧有妨，胸满气促，夜多盗汗，发焦耳鸣，皮寒骨热，一切五劳七伤、骨蒸等候，并皆治疗。许元林先生方。

地骨皮　粉草　北柴胡　前胡　乌药　麻黄不去节　干葛　青蒿　苦梗　知母　天仙藤　北黄芩各一两　人参　生干地黄　秦艽　鳖甲　黄芪各半两

上㕮咀，每服三钱，水一盏，酒一分，猪筒骨一茎，炙焦分为四服。桃、柳枝各七寸，杏仁五粒，去皮尖，锤碎，煎至七分，去滓温服。加乌梅半个尤妙。一方加当归、白芍药。

华陀方大灵，治传尸。**明月丹方**：

雄黄　木香各半两　天灵盖炙，一两　轻粉一分　鳖甲醋炙，一两　兔屎二两

上为末，用法酒一大升，大黄半两为末，熬膏入前药为圆，如弹子大，朱砂为衣。传尸劳，肌瘦面黄，呕吐，咳嗽不定。先烧安息香，令烟出吸之。不嗽非传尸也，不可用此药。若烟入口，咳不能禁止，乃传尸也，宜用此药。五更初服，勿令人知，以童便共酒一盏化一圆服。如人行十里久，必吐出虫，状如灯心，细长及寸；或如烂瓜李，又如虾蟆，状各不同。未效，次日再服，以应为度。

治诸劳。**《苏沈良方》明月丹**。

兔粪四十九枚　硇砂如兔屎大，四十九枚

上研细，生蜜圆如梧桐子大，以甘草半两碎之，水浸一宿取汁，五更初下七圆，勿令病人知。劳药下后频看，若有虫，急打杀，以桑火油煎使焦，弃急水中。三日不下，更服，须在月望前日服。忌见丧服、色衣、妇人、猫犬之类。后服治劳补气药，取瘥。沈内翰云：威愍孙元规藏此方，数能活人。江阴万融病劳，四体如焚，垂困，一夜梦人，腹臃一月如大盘，明烂不可正视，逼人心骨皆寒，已而悸窹。俄顷扣关，乃威愍使人遗之药，服之遂瘥。问其名，则明月丹也。始悟向之所梦，大体此药最治热劳。又云伤寒，烦躁、骨热，皆能治疗。一方有硼砂等分。

解劳、生肌、进食，活血养心。**地黄煎圆**。有人云：甚妙。华陀方。

生地黄汁　杏仁汁　生姜汁　藕汁各五升　薄荷汁　鹅梨汁各一升　法酒二升　沙蜜四升

上慢火熬成膏，入后药。

北柴胡去芦，三两　木香　人参　茯苓　山药　柏子仁去皮，炒研　远志去心　枳实去穰，麸炒　白术各一两　秦艽　苦梗并去芦。各二两　麝香半两，研　熟地黄洗、焙、酒蒸，四两

上为末，以前膏子和圆如梧桐子大。食后甘草汤下二十圆。

治骨蒸寒热。《名医录》云：睦州杨寺丞有女事郑迪功。女有骨蒸肉热之病，时发外寒，寒过内热附骨。蒸盛之时，四肢微瘦，足跗肿者，其病在五脏六腑之中，众医不瘥。因遇处州吴医看曰：请为治之。只单用石膏散服之，体微凉如故。

石膏散方见《灵苑方》。

真石膏不以多，以研令极细

上新汲水和服方寸匕，取身无热为度。《外台秘要》《本草》同。

青蒿散　治男子，妇人肢体倦疼，虚劳寒热。《灵苑方》。

青蒿，八九月间成实时采，去枝梗，以蒿用童子小便浸三日，晒干为末。每服二钱，乌梅一个，煎至七分，温服。

青蒿鳖甲煎圆 治骨蒸劳，退热解肌，进食。出《博济方》。

九肋鳖甲一个 北柴胡二两 甘草 杏仁 桔梗 当归 人参 地骨皮 赤芍药各一两 胡黄连 宣连各一分 官桂 木香各半两 麝香一字 酥 蜜各三两

上十四味同为细末，用青蒿一斤，童子小便五升，好酒一升，熬青蒿汁约二升以来漉去青蒿不用，入酥、蜜再熬成膏。冷后入药末，搜和为圆如梧桐子大。每服十五圆，温酒下，米饮亦得，日进三服。如秋后合时，更入桃、柳枝七茎，此药甚妙。

逍遥散 治血虚劳倦，五心烦热，肢体疼痛，头目昏重，心忪颊赤，口燥咽干，发热盗汗，减食嗜卧，及血热相搏，月水不调，脐腹胀痛，寒热如疟。又疗室女血弱阴虚，荣卫不和，痰嗽潮热，肌体羸瘦，渐成骨蒸。

白茯苓 白术 当归去芦，酒浸半日，微炒 白芍药 北柴胡去苗。各一两 甘草炙，两半

上㕮咀，每服三钱，水一盏，煨生姜一块，切片，薄荷三叶，同煎至七分，去滓热服，无时候。

枳壳散 治妇人手足烦热，夜卧多汗，肌肉黄瘁，经候不调，四肢烦倦，心胸满闷，状如劳气。

枳壳去穣，麸炒，二两 半夏曲 赤芍药各一两 柴胡 黄芩各一两半

上为细末，每服二钱，水一盏，生姜一块，擘破，枣二

枚，煎至八分，去滓温服。候五心烦热及身体壮热、潮热
退，方续服。

妇人血风劳气方论第三

夫妇人血风劳者，由气血虚损，经候不调，外伤风邪，
或内挟宿冷，致使阴阳不和，经络否涩，腹中坚痛，四肢酸
疼，月水或断或来，面色萎黄，羸瘦。又有因产后未满百
日，不谨将护，脏腑虚损，百脉枯竭，遂致劳损之疾也。

人参荆芥散　治妇人血风劳气，身体疼痛，头昏目涩，
心忪烦倦，寒热盗汗，颊赤口干，痰嗽胸满，精神不爽。或
月水不调，脐腹疞痛，痃癖块硬，疼痛发歇。或时呕逆，饮
食不进。或因产将失节，淹涎瘦瘁，乍起乍卧，甚即着床。

荆芥穗　人参　桂心　生干地黄　北柴胡　鳖甲醋炙
酸枣仁炒　枳壳制　羚羊角屑别为末　白术各七钱半　川芎
当归　防风　甘草各半两

上为粗末，每服三钱，水一盏半，生姜三片，煎至八
分，去滓热服，无时候，日二服。常服除一切风虚劳冷宿
疾。孕妇休服。

鳖甲圆　治妇人血风劳气，四肢羸瘦，疼痛、经脉不
利，饮食无味，渐加虚困。

鳖甲　紫菀　桂心　川芎　防风　川牛膝　当归　秦艽
人参　桃仁　琥珀各一两　麝香一分　黄芪　赤芍药　虻虫
制　水蛭制　鬼箭羽　白术　羌活各三分　熟干地黄两半

上为细末，炼蜜圆如梧桐子大。食前，温酒吞下三十圆。

琥珀圆 治血风虚劳，上热下冷。或发动即心中烦躁，困乏无力，不美饮食，醋心口疮，月水不调，肌肉黄瘁，腹痛肠鸣。或有气块攻冲。或时作寒热，头旋痰逆，手足麻痹，大宜常服。出《博济方》。

琥珀 当归 木香 川芎 防风 槟榔各四分 三棱炮 干姜炮 桂心各五分 吴白术洗 柴胡 人参各二分 青皮 吴茱萸洗，炮炒黑 全蝎炒 附子炮 草豆蔻 赤芍药 柏叶 白芷各三分 桃仁去皮尖，炒 败龟醋炙 鳖甲各六分 天麻三分

上为细末，炼蜜圆如梧桐子大。每日空心酒下二十圆，午前、近晚更进一服。如觉暖，近晚不须服。如腹内块积攻筑，于鳖甲、桃仁、槟榔、三棱，各加一倍为妙。忌生冷、葱、苋菜、毒鱼等物。

治妇人血气虚劳，四肢少力，肌肉黄瘁，多困减食，遍身酸疼。真邪相击，心腹撮疼。**香甲散**。

木香 干姜各三分 鳖甲醋炙，二两 牡丹皮 赤芍药 橘红 桂心 人参 茯苓 熟地黄 秦艽 柴胡 白术炒 当归炒 附子炮，去皮。各一两 甘草半两

上为粗末，每服二钱①，水一盏，生姜三片，枣二枚，煎至七分，去滓，稍热服。如烦渴心躁，入乌梅一两，同杵

---

① 钱：原作"盏"，据正德本改。

为末。

地黄煎　治妇人血风劳，心忪，发热不退。出《经验方》。

生干地黄　熟干地黄

上二味，等分为细末，用生姜自然汁入水相和，打糊为圆如梧桐子大。每服三十圆，用地黄汤下。或只茶、酒、醋汤下亦可。食后，日三服。觉脏腑虚冷，早间先服八味圆一服。不可谓地黄性冷，沮洳①坏脾。大概虚则发热，盖地黄大能补阴精血也。

荆芥散　治血风诸般疾，产后并宜服食。久服诸疾除去。

荆芥　雀脑芎各三两　当归　人参各半两　桂心　牡丹皮　羌活　防风　苦梗　大腹子　甘草　蒲黄　白茯苓　枳壳　厚朴　半夏　杏仁　款冬花各三分　附子炮　干地黄　鳖甲　白芍药　北柴胡　黄芪各一两　干姜　木香各半分　沉香一分

上为细末，每服二钱，姜三片，枣一枚，水一盏，煎至七分，温服。

荆芥煮散　治妇人血海虚冷，手足烦疼，颊赤口干，背甲劳倦，寒热往来，咳嗽痰涎，饮食进退，血经不调，多惊盗汗，胸膈不快。但是风劳气冷，并皆治之。

荆芥穗四两　北柴胡　秦艽　白芷　黄芪各二两　当归

---

①　洳：原漫漶不清，据四库本补。

莪术　川芎　麦门冬　白茯苓　人参　白芍药　沉香　海桐皮　枳壳　熟地黄　甘草　酸枣仁　木香　槟榔各一两　鳖甲制　白豆蔻　桂心　苦梗各二两

上为细末，每服二钱，姜钱三片，乌梅一个，煎至七分，无时温服。如极虚，去槟榔，每日二服，临卧服尤佳。忌生冷、动风、甜物。腹有颗块，服之便消。

如圣散　治妇人所禀，血气不足，不耐寒暑，易冒疾伤，月水不调，久而心虚，状若心劳。四肢易倦，筋骨少力，盗汗易惊，或时不宁，五心烦热，肌肤不长，间作头昏，饮食无味，胸膈不利。或产前、产后受病，并可服之。

北柴胡　白茯苓　甘草　熟地黄　人参　当归各一两　鳖甲　胡黄连　沉香　知母各半两　桑寄生　干葛各三分

上为细末，每服二钱，水一盏，乌梅一个，枣二枚，麦门冬数粒，煎至八分，无时候。

乞力伽散　治血虚肌热。又治小儿脾虚蒸热，羸瘦，不能饮食。

白术　白茯苓　白芍药各一两　甘草半两

上为细末，姜、枣煎，二钱服。

油煎散　治血虚寒热，四肢酸倦无力，瘦瘁，不进饮食，日三服。

川乌　海桐皮　地骨皮　五加皮　桂心　牡丹皮　陈橘皮　白芍药　川芎　当归　乌药　白芷　莪术等分

上为末，每服二钱，水二盏，入生麻油三四点，煎至七分。温服，无时候。

大效油煎散 治血风劳气，攻注四肢，腰背疼痛，呕逆醋心，不思饮食，日渐赢瘦，面色萎黄，手足麻痹，血海冷败，服此神效。

五加皮 川乌炮 芍药 海桐皮 牡丹皮各一两 桂心 干姜 川芎各半两

上为细末，每服二钱，水一盏，油浸钱一文，同煎至六分，温服。常服以油浸二钱。煎药时不可搅，吃药时不可吹。

《局方》亦有油煎散。方见《和剂》。四白散子亦妙。见四卷第九论。

治血风劳方。

牡丹皮 地骨皮 防风 甘草 黑豆 白芷 白芍药各一两 荆芥穗二两 川芎一分

上为细末，每服二服，水一盏，姜三片，枣一个，葱白一寸，煎至八分，温服，无时候。

香甲散 治热病后虚劳。或四肢倦怠，脚手疼痛，饮食无味，肌肤黄瘦，或热疟盗汗，头晕虚烦。此药久服驻颜，其妙不可具述。

鳖甲三两，醋浸去裙，炙黄，又入醋蘸，炙七次 当归 木香 人参 羌活 川芎 沉香 肉豆蔻 酸枣仁 附子 槟榔 大腹子各半两 北柴胡半两 厚朴 川牛膝 白茯苓 秦艽各一两 桂心半两上咬咀，每服五钱，水一盏，生姜三片，乌梅一个，煎至八分，去滓温服。日三服，空心。忌生冷、面食、鸡肉、鲊酱之类。

马鞭草散　治血风攻透，肢体疼痛。或觉瘙痒，或觉痹麻，作寒作热，饮食减味，并皆治之。以上出《专治妇人方》。

马鞭草去粗梗　荆芥穗　北柴胡　乌梅肉各二两　枳壳　白术　羌活　白芍药各一两　秦艽　天台乌药　麻黄各两半　木香半两　当归　川乌炮　甘草各一两

上为细末，每服二钱，水一盏，生姜二片，枣一枚，葱白二寸，煎至七分，日午临卧温服。常服无忌，有孕莫服。

妇人风虚劳冷方论第四

夫妇人风虚劳冷者，是人体虚劳而受于冷也。夫人将摄顺理，则血气调和，风寒暑湿不能为害。若劳伤气血，便致虚损，则风冷乘虚而干之。或客于经络，或入于腹内。其经络得于冷，则气血凝滞，不能自温于肌肤也。腹内得于风冷，则脾胃气弱，不能消于饮食也。随其所伤，变成疾病。若大肠虚者，则变下利；若风冷入于子脏，则令脏冷，致令无子；若搏于血则涩壅，亦令经水不利，断绝不通也。

泽兰散　治妇人风虚劳冷，气攻心腹疼痛，肢节拘急，体瘦无力，经候不调，饮食减少。

牡丹皮　赤芍药　柏子仁　续断各半两　麝香一分　泽兰叶二两　当归　延胡索　桂心　附子炮　川牛膝　川芎　桃

仁　干漆炒　琥珀　没药　木香各三分

上十七味为细末，每服二钱，温酒调下。

紫石英圆　治妇人风虚劳冷，经候不调，四肢羸弱，不能饮食。

紫石英　熟干地黄　白石英各二两　续断　白芍药　桂心　木香　当归　白术　干姜　白薇各半两　川牛膝　川芎　北五味子　人参各三分　椒红炒　附子炮　黄芪各一两

上为末，炼蜜为圆如梧桐子大，每服三十圆，温酒吞下，空心服。

妇人冷劳方论第五

夫妇人冷劳者，由血气不足，表里俱虚，脏腑久挟宿冷。致令饮食不消，腹内积聚，脐下冷痛，月候不调，骨节酸痛，手足无力，肌肤羸瘦，面色萎黄，故曰冷劳也。

桃仁散　治妇人冷劳气滞，经脉不通，腹胁妨闷，四肢羸瘦，不思饮食。

木香　诃子　白姜　桃仁　人参各半两　陈皮　琥珀　桂心各一两　赤芍药　延胡索　赤茯苓　川牛膝　当归　白术各三分

上咬咀，每服四钱，水一盏，姜三片，煎至七分，去滓，空心温服。

木香圆　治妇人冷劳，经脉不调，脏腑气滞，四肢疼痛，饮食无味，渐加羸瘦。

木香　琥珀　吴茱萸炮　当归　牡丹皮　赤芍药　三棱

附子炮　延胡索　川芎各三分　干姜　人参　桂心各半两

北柴胡　白术　鳖甲醋煮去裙，炙　厚朴　熟地黄　陈橘皮各
一两

上为末，炼蜜圆如梧桐子大，每服三十圆，空心温
酒下。

<u>熟干地黄圆</u>　治妇人冷劳虚损，肌体消瘦，颜色萎黄，
四肢无力，月候不调，少思饮食。

干熟地黄　鳖甲　陈皮各一两　北五味子　当归　川芎
桂心各半两　川牛膝　人参　白芍药　白术　附子　白茯
苓　黄芪各三分　甘草一分

上为细末，炼蜜圆为梧桐子大，空心，温酒下三十圆。

<u>硇砂煎圆</u>　治妇人冷劳，心腹积聚，腹胁疼痛，四肢
羸瘦，不食。

鳖甲醋炙　桃仁去皮尖，麸炒　木香　五灵脂去砂石炒　当
归各一两　硇砂二两，醋一升，熬成膏

上为细末，用硇砂膏为圆如梧桐子大。空心，温酒下二
十圆。

<u>煮肝散</u>　治妇人冷劳，脾胃虚乏，大肠转泄，水谷不
化，四肢羸瘦，口内生疮，不思饮食，渐加无力，宜服
此药。

北柴胡　缩砂仁　蒔萝　荜茇各三分　白术　白芷　胡
椒　白姜　陈皮　山茵陈　人参　芜荑仁　木香　紫菀　白

芍药　北细辛　桂心各半两

上为细末，以猁猪肝一具，去脂膜，切如柳叶片，以新汲水洗过，入葱白三寸，细切，入药末半两于铫内。以新汲水二大盏，入盐、醋少许，以瓷碗合煮，令水尽，空心以意食之。吃粥饮下。食后良久饮暖酒一盏为妙。晚食前再服佳。

煮肝散　治妇人冷劳，面色萎黄，不多思食，或时腹痛，四肢少力，积渐羸瘦。

白芍药　川芎　苦梗　厚朴　桂心各三分　陈皮一两半

白姜　当归　荆芥穗　莳萝　胡椒　芜荑仁　藁本　柴胡

紫菀各半两

上为细末，每服半两，以猁猪肝一具，用盐、醋、葱白各少许，相和如寻常，煮熟，空心任意食之，然后饮温酒二盏尤佳。

治妇人血脏风虚冷气，肌肉黄瘦，饮食进退，经候不调，心腹多胀，渐变如劳。补血海，调气。大香甲圆散。

鳖甲醋炙，一两　沉香　柴胡　人参　川芎　羌活　当归

附子炮，去皮　木香　安息香　桔梗　茯苓　藿香叶　陈

橘皮　牡丹皮　三棱　厚朴姜汁炙　桂心　桃仁去皮尖，炒

牛膝去苗。各半两　槟榔　和皮大腹子各一分

上为细末，每服二钱，水一盏，生姜、乌梅各少许，煎至八分，温服。余一半更加干漆炒，一分，阿魏半分，赤芍药一分，同为末，炼蜜圆如梧桐子大，空心煎乌梅地黄汤下二三十圆。与散子相间服。《博济方》。

妇人热劳方论第一

夫妇人热劳者，由心肺壅热伤于气血，气血不调，脏腑壅滞，热毒积蓄在内不得宣通之所致也。其候心神烦躁，颊赤头痛，眼涩唇干，四肢壮热，烦渴不止，口舌生疮，神思昏沉，多卧少起，饮食无味，举体酸疼。或时心怔，或时盗汗，肌肤日渐消瘦，故名热劳也。

黄芪散 治妇人热劳羸瘦，四肢烦疼，心躁口干，不欲饮食。

人参 黄芩 当归各三分 北柴胡去苗，两半 黄芪 地骨皮 赤茯苓 麦门冬 生地黄 赤芍药各一两 甘草一分

上咬咀，每服四钱，水一盏，姜五片，煎六分，去滓温服，无时。

半夏散 治妇人热劳，烦渴口干，体瘦无力，四肢疼痛，或时寒热，痰逆呕吐，不思饮食。

半夏 知母 苦梗 人参 赤茯苓 秦艽 赤芍药 麦门冬 乌梅肉各半两 鳖甲醋炙 北柴胡 黄芪各一两 大腹

皮三分　甘草一分

上为粗末，每服四大钱，水一盏半，生姜三片，煎至七分，去滓温服，无时候。

猪肚圆　治妇人热劳羸瘦。

北柴胡　赤茯苓　人参　黄芪各一两　黄连三两　地骨皮　木香各半两　桃仁　鳖甲各一两半

上为细末，用好嫩猪肚一枚，净洗；将药末入猪肚内以线缝合，蒸令烂熟，于砂盆内研如膏，圆如梧桐子大。食前粥饮下三十圆，午食前再服。

秦艽散　治血经有热，月脉凝滞，五心烦倦。出《妇人经验方》。

麦门冬　秦艽各一两　生地黄　当归各半两　地骨皮　郁金　苏木各一分

上为细末，每服一钱半，水一盏，红花少许，同煎至七分，温服。若经脉调，不用红花。忌酒与热物。此方可服一年。

妇人客热方论第二

夫妇人有气血阴阳，脏腑虚实。实则生热，虚则受邪。邪热加人，阴阳冷热自相乘也。今云客热者，是体虚而将温过度，外热加之，非脏腑自生，故云客热。其状上焦胸膈之间虚热，口燥心烦，手足壮热者是也。

麦门冬散　治妇人客热，四肢烦闷疼痛，不下饮食。

麦门冬　北柴胡　赤茯苓各一两　羚羊角屑　赤芍药　桑白皮　黄芪各三分　生干地黄　甘草各半两

生咬咀，每服四钱，水一盏，姜三片，煎六分。去滓温服，无时候。

<u>犀角散</u>　治妇人客热，四肢烦闷疼痛，不下饮食。

犀角屑　赤芍药　地骨皮　红花　甘草各半两　北柴胡一两　黄芪一两半　麦门冬　人参　枳壳　赤茯苓各三分

上咬咀，每服四钱，水一盏半，姜三片，煎七分去滓，无时温服。

<u>黄芪散</u>　治妇人客热，心胸壅闷，肢节烦疼，不思饮食。

生干地黄　黄芪各一两　犀角屑　甘草　瓜蒌子仁　黄芩各半两　人参　茯神各三分

上为细末，每服二钱，水一中盏，淡竹叶五片，煎至七分。温服，无时候。

妇人寒热方论第三

经云：阳不足则先寒后热，阴不足则先热后寒。夫妇人劳伤，气血虚弱，令阴阳交争，虚实不调，故令寒热如疟也。

<u>地骨皮散</u>　治妇人血风气，体虚，发歇寒热。

北柴胡　地骨皮各一两　桑白皮　枳壳　前胡　黄芪各三分　白茯苓　五加皮　人参　甘草　桂心　白芍药各半两

上㕮咀，每服三钱，水一盏，生姜三片，煎至七分，去滓温服，无时候。

生地黄散 治妇人血气不调，或时寒热，体痛，不思饮食。

生干地黄 北柴胡各一两 羌活 木香 桂心 防风各半两 酸枣仁 羚羊角屑 白芍药 白术 黄芪 川牛膝 白茯苓 当归 枳壳各三分

上㕮咀，每服三钱，水一盏，姜三片，煎至七分，去滓温服，空心。

柴胡散 治妇人寒热体瘦，肢节疼痛，口干心烦，不欲饮食。

北柴胡 黄芪 赤茯苓 白术各一两 人参 地骨皮 枳壳制 生干地黄 苦梗 桑白皮 赤芍药各三分 鳖甲炙，二两 麦门冬三两 甘草半两

上㕮咀，每服四钱，水盏半，姜三片，煎七分，去滓温服，无时候。

荆芥散 疗时气风温，寒热瘴疟，往来潮热，并宜服之。

陈皮 麻黄 香附子 甘草各一两 荆芥穗 厚朴各二两 草果仁三个 川白芷 桂心各半两

上㕮咀，每服二钱，水一大盏，姜三片，枣两枚，煎至七分，去滓温服，无时候。

寡妇寒热如疟方论第四

论曰：寡妇之病，自古未有言者。惟《仓公传》与褚澄略而论及。言寡者，孟子正谓"无夫曰寡"是也。如师尼、丧夫之妇，独阴无阳，欲男子而不可得，是以怏怏成病也。易曰：天地氤氲，万物化醇；男女媾精，万物化生。孤阳独阴可乎？夫既处闺门，欲心萌而不遂，致阴阳交争，乍寒乍热，有类疟疾，久则为劳。又有经闭、白淫、痰逆、头风、膈气痞闷、面黯、瘦瘠等症，皆寡妇之病。诊其脉，独肝脉弦出寸口而上鱼际。究其脉原，其疾皆血盛而得。经云：男子精盛则思室，女子血盛则怀胎。观其精血，思过半矣。

生地黄圆　许学士云：有一师尼患恶风体倦，乍寒乍热，面赤心烦，或时自汗。是时疫气大行，医见寒热，作伤寒治之，大小柴胡汤杂进，数日病剧。予诊视之曰：三部无寒邪脉，但厥阴肝脉弦长而上鱼际，宜服抑阴等药。予制此方，治之愈。

北柴胡　秦艽　黄芩各半两　生地黄二两　赤芍药一两

上为细末，炼蜜为圆，如梧桐子大。乌梅煎汤下三十圆，无时候，日三服。许学士云：尝读《史记·仓公传》载，齐北王侍人韩女，病腰背痛，乍寒乍热，众医皆以为寒热病也。仓公曰：病得之欲男子而不可得也。何以知欲男子而不可得？诊其脉，肝脉弦出寸口，是以知之。又有妇人热入血室，寒热如疟一证，在本卷第十论。

妇人恶寒方论第五

论曰：夫妇人恶寒者，亦有阴阳二证。发热而恶寒者，发于阳也；无热而恶寒者，发于阴也。发于阳者宜解表，脉必浮数；发于阴者宜温里，脉必沉细。又有汗后、利后恶寒及背恶寒。以上疾症、方治并载《百问》，不复繁引。仆尝治一妇人，但恶寒，别无他证，六脉平静，遂用败毒散而安。此药能去表中风邪故也。经云：恶寒家慎不可过当覆衣被及近火气。寒热相薄，脉道沉伏，愈令病人寒不可遏，但去被撤火，兼以和表之药，自然不恶寒矣。妇人恶寒尤不可近火。寒气入腹，血室结聚，针药所以不能治矣。

败毒散。见《局方》。

妇人血风烦闷方论第六

夫妇人血风烦闷者，由脏腑劳伤，血气虚而风邪乘之，搏于血，使气不宣而否涩，则生瘀热。或肢节烦疼，口干少卧，皆因虚弱而气血壅滞，故烦闷也。

治妇人血风虚冷，月候不调，或即脚手烦热，或即头面浮肿顽麻。<u>川乌头圆</u>。

川乌头一斤，用好清油各四两一处，于铫内炭火炒，不住手搅。候裂者仍须如桑根色为度，遂旋取出了于新瓦上。或不裂者不用，裂者则去皮、尖、脐　五灵脂去土石，拣净，四两，生

上为细末，更入臼中，或乳钵内研令停后，将蒸饼水浸后却沥去水，渐渐入臼中和杵，直待圆得。即圆如梧桐子

大，空心温酒或盐汤下二十圆。忌动风物。丈夫风疾亦治。

治妇人气血不和，心胸烦闷，不思饮食，四肢少力，头目昏眩，身体疼痛。**赤芍药散**。

牡丹皮　白茯苓　赤芍药　白芷　甘草各一两　柴胡一两半

上为细末，每服二钱，水一盏，生姜三片，枣一枚，同煎至七分，温服。食后临卧。

酸枣仁散　治妇人血风烦闷，四肢疼痛，心神多躁，吃食减少。

酸枣仁　赤芍药　当归　羚羊角屑　赤茯苓　红花　生地黄各三分　防风　羌活　川牛膝　麦门冬　桂心　川芎　地骨皮　甘草各半两

上㕮咀，每服四钱，水盏半，姜三片，薄荷少许，煎七分，温服。

当归散　治妇人血风潮热。

当归二两　芍药　延胡索　不灰木　熟地黄各一两　大黄三分，蒸　桂心半两　甘草一分

上为细末，每服二钱，水一盏，胭脂一小角子，煎至六分，去滓。如躁时放冷服，细呷清者。

妇人血风攻脾不能食方论第七

夫脾象于土，脾为中州，意智之脏也。其肝、心、肺、肾，皆受脾之精气以荣养焉。脾与胃为表里，脾主化谷纳

食，胃为水谷之海。故经言四时皆以胃气为本也。妇人血气不调，脏腑劳损，风邪冷气蕴蓄在内，攻于脾胃，脾胃既虚，为邪所乘，则不能摧伏五谷，故令不能食也。

草豆蔻散 治妇人血风冷气攻脾胃，呕逆，不纳饮食。

人参一两 草豆蔻仁面裹煨 白茯苓 半夏各三分 良姜

白术 缩砂仁 枇杷叶去毛，炙 桂心 木香 青皮 甘草各半两

上为粗末，每服三钱，水一大盏，姜三片，煎至七分，去滓温服，无时候。

神曲圆 治妇人血风攻脾胃，腹胁气满，不思饮食。

白术 附子炮 枳壳制 诃子 桂心 人参 木香 吴茱萸炮 陈皮各一两 苦梗 干姜各半两

上为细末，以酒煮神曲末二两，作糊为圆如梧桐子大，每服二十圆，空心，姜汤吞下。

椒红圆 治妇人血风攻脾胃，脏腑虚冷，全不思食，脐腹多痛，体瘦无力。

椒红 沉香 附子炮 莪术 诃子 当归 白术各一两良姜 白豆蔻仁 丁香各半两 麝香一分

上为细末，酒煮面糊圆如梧桐子大，空心，温酒下三十圆。

进食散 李潜云：治脾胃虚寒，不思饮食，及久病人脾胃虚，全不入食者，只两服能食。出《苏沈良方》。据愚见，此方既有川乌，治血风攻脾不食，岂无良验。

青皮　陈皮　粉草　　良姜　　桂心各一分　　川乌炮，去皮尖

草豆蔻仁各三个　　诃子五个

上为细末，每服一钱，水一盏，姜二片，煎至七分，温服。

妇人梦与鬼交方论第八

夫人禀五行秀气而生，承五脏神气而养。若阴阳调和，则脏腑强盛，风邪鬼魅不能伤之。若摄理失节而气血虚衰，则风邪乘其虚，鬼邪干其正。然妇人与鬼交通者，由脏腑虚，神不守，故鬼气得为病也。其状不欲见人，如有对忤，时独言笑，或时悲泣是也。脉息迟伏，或如鸟啄，皆鬼邪为病也。又脉来绵绵，不知度数，而颜色不变者，亦是此候也。

茯神散　治妇人风虚，与鬼交通，妄有所闻，言语杂乱。

茯神一两半　　茯苓　　人参　　石菖蒲各一两　　赤小豆半两

上㕮咀，每服三大钱，水一盏，煎至六分，去滓，食前温服。

桃仁圆　治妇人与鬼魅交通。

辰砂　　槟榔　　当归　　桃仁各三分　　水银一分，枣肉研令星尽

麝香　　阿魏面裹煨　　沉香各半两

上为细末，炼蜜圆如梧桐子大，空心，桃仁汤吞下十圆。

又方　似辟瘟丹。

虎头骨二两　朱砂　雄黄　雌黄　鬼臼　皂荚　芜荑仁
鬼箭　藜芦各一两

上件生，为末，炼蜜为圆如弹子大。囊盛一圆，男左女
右系臂上。及用一圆，当病人户前烧之，一切邪鬼不敢近。

太乙神精丹、苏合香圆，皆可用也。

妇人伤寒伤风方论第九

论曰：古人治病，先论其所主，男子调其气，妇人调其
血。血室不蓄，则二气谐和；血室凝结，则水火相刑。伤寒
气口紧盛，即宜下；人迎紧盛，即宜汗。妇人左关浮紧，不
可下，当发其汗以救血室。荣卫得和，津液自通，浃然汗出
而解。仲景云：妇人伤寒，经水适断，昼日明了，暮则谵语。
如见鬼状，此为热入血室。无犯胃气及上二焦。无犯胃气者，
言不可下也。小柴胡汤主之。若行汤迟则热入胃，令津燥中
焦。上焦不荣成血结胸状，须当针期门也。五行相克以生，
相扶以出。平居之日，水常养于木，水木相生，则荣养血室；
血室不蓄，则脾无蕴积；脾无蕴积，则刚燥不生。刚燥既生，
若犯胃气则昼夜谵语喜忘，小腹满，小便利，属抵挡汤证也。
伤寒胃实、谵语，宜下之；妇人热入血室谵语者，不可下也。虽
然妇人伤寒与男子治法不同，男子先调气，妇人先调血，此
大略之词耳。要知脉紧无汗名伤寒，脉缓有汗为伤风。热病
脉洪大，中暑脉细弱。其证一也。假如中喝用白虎，胃实用
承气，岂必调血而后行汤邪？仲景《伤寒论》所以不分妇人

者，良亦在学者，皆可随病于男子药证中以意选用也。

若妊妇伤寒，药性须凉，慎不可行桂枝、半夏、桃仁等药。小柴胡去半夏名黄龙汤，盖为妊妇而去也。大抵产前先安胎，产后先补益，次服伤寒药。若病稍退，则止药不可尽剂，此为大法。

黄帝问：妇人重身，毒之奈何？歧伯曰：有故无殒，亦无损①也。大积大聚，其可犯，衰其大半，过其厄。

男子、妇人伤寒，仲景治法别无异议。比见民间，有妇人伤寒方书，称仲景所撰，而王叔和为之序。以法考之，间有可取，疑非古方，特假圣人之名，以信其说于天下。今②取《金匮玉函》治妇人伤寒，与俗方中可采者列为一卷。虽不足以尽妇人伤寒之详，并可以《百问》中参用也。

妇人伤寒，发热恶寒，四肢拘急，口燥舌干，经脉凝滞，不得往来。宜桂枝红花汤。

桂枝　芍药　甘草三两　红花二两

上㕮咀，每服五钱，水一盏，姜四片，枣二个，煎至七分，去滓温服。良久再服，汗出而解。

妇人伤寒，口燥咽干，腹满不思饮食，黄芩芍药汤疗之。

黄芩　白芍药　白术　生干地黄

上各一两，㕮咀，每服五钱，水一盏，煎至七分，去滓温服。寒则加生姜。

---

① 损：《素问·六元正纪大论》作"殒"。
② 今：原漫漶不清，据四库本补。

治妇人伤寒，喘急，烦燥，或战而作寒，阴阳俱虚，不可下。宜服<u>当归汤</u>。

柴胡三两　白术二两　人参　甘草　赤芍药　当归各一两

五味子　木通各半两

上咬咀，每服半两，水一盏半，生姜四片，枣二枚，煎至八分，去滓，稍热服。

妇人伤寒六七日，胃中有燥屎，大便难，烦躁谵语，目赤，毒气闭塞不得通。宜<u>泻心三黄汤</u>。

川大黄　鼠尾黄芩　鹰爪黄连等分

上为粗末，每服四钱，水一盏，煎至八分，去滓温服。取微利。如目赤睛疼，宜加茯苓、嫩竹叶，泻肝之余气。

妇人伤寒瘥后，犹有余气不去，谓之遗热。宜<u>干地黄汤</u>。

干地黄一两　大黄　黄连　黄芩　柴胡　白芍药　甘草各一两半

上咬咀，每服四钱，水一盏半，煎至七分，去滓温服。取溏利，汗出解。

男子病新瘥，妇人与之交合得病，名曰阳易。其证里急，腰胯及腹内痛，身重。宜<u>烧裈散</u>。

用男子裈裆烧灰为末，以水调服方寸匕服，即愈。

妇人病未平复，因有所动，致热气上冲胸，手足拘急，搐搦如中风状。宜<u>青竹茹汤</u>。

瓜蒌根二两　淡青竹茹半升

上以水二升半，煮取一升二合，去滓，分作三服。

妇人病未平复，因有所动，小腹急痛，腰胯疼，四肢不任，举动无力，发热者。宜当归白术汤。

桂枝　白术　当归　甘草　芍药　人参　黄芪各一分 生附子一个，破作八片。各一分　生姜半两

上咬咀，水三升，煮取一升半。去滓，通口服一汤盏。食顷再服，温覆微汗，瘥。

妇人热入血室方论第十

妇人伤寒发热，经水适来，昼日明了，暮则谵语，如见鬼状，此为热入血室。无犯胃气及上二焦，宜小柴胡汤。

妇人伤风七八日，续得寒热，发作有时，经水适断，此为热入血室。其血必结，故使如疟状。宜服小柴胡汤。

柴胡八钱重　黄芩　人参　生干地黄　甘草各三钱重　半夏二钱重

上咬咀，每服五钱，水盏半，姜三片，枣二枚，煎至八分，去滓温服。

《局方》四物汤不用熟地黄，只用生干地黄加北柴胡等分煎服，亦疗此证。

妇人伤寒，经脉方来初断，寒热如疟，狂言见鬼。宜服干姜柴胡汤。

柴胡四两　桂枝一两半　瓜蒌根二两　牡蛎　干姜　甘草各一两

上㕮咀，每服五钱，水盏半，煎七分，去滓温服。初服微烦，再服汗出而愈。

妇人伤寒，血结胸膈，揉而痛，不可抚近，宜海蛤散。妇人血结胸，法当针期门。仲景无药方，此方疑非仲景，然其言有理，姑存焉。

海蛤　滑石　甘草各二两　芒硝一两

上为细末，每服二钱，鸡子清调下。小肠通利，则胸膈血散，膻中血聚，则小肠壅，小肠既壅，则膻中血不流行，宜此方。小便利，血数行，更宜桂枝红花汤，发其汗则愈。

妇人伤风，发热恶寒，经水适来，得七八日，热除脉迟，身凉和胸胁下满如结胸状，谵语者，此为热入血室也。当刺期门穴，随其实而取之。期门穴在乳直下筋骨近腹处是也。凡妇人病，法当刺期门，不用行子午法，恐缠脏膜引气上，但下针令病人吸五吸，停针良久，徐徐出针，此是平泻法也。凡针期门，必泻勿补，可肥人二寸，瘦人寸半深也。

刺期门图

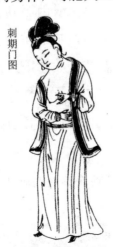

妇人咳嗽方论第十一

夫妇人咳嗽者，由肌体虚，外受于寒、热、风、湿所得也。肺为四脏之华盖，内统诸脏之气，外合于皮毛。若为寒、热、风、湿所伤，邪气自皮毛而入于肺，中外皆伤，故令咳也。大抵治咳，不可一概，治当以脉息辨之：其脉浮而弦者，起于风；濡而弱者，起于湿；洪而数者，起于热；迟而涩者，起于寒。风者散之，湿者燥之，热者凉之，寒者温之，虚者补之，未有不安者也。

妇人①咳嗽用温药方论第十二<small>初虞世</small>

经曰：微寒为嗽，寒甚为肠癖。古人立方治嗽，未有不本于温药，如干姜、桂心、细辛之属。以寒气入里，非辛甘不能发散。以此准之，未有不因寒而嗽也。又曰：热在上焦，因咳为肺痿。又实则为肺痈，虚则为肺痿。此人其始或血不足，或酒色滋味太过，或因服利药重亡津液。燥气内焚，肺金受邪，脉数发热，咳嗽脓血。病至于此，亦已危矣。古人立方，亦用温药，如建中之属。今人但见发热咳嗽，率用柴胡、鳖甲、门冬、葶苈等药，旋踵受弊而不知非，可为深戒！就使不可进以温药，亦须妙以汤、圆委曲调治，无为卤莽，致伤人命。

治虚中有热，咳嗽脓血，口苦咽干。**黄芪散**。

---

① 妇人：原脱，据本书体例补。

黄芪四两　甘草二两

上为细末，汤点一二钱服，日三。

一方　甘草一两，黄芪六两，名黄芪六一汤。只㕮咀，水煎服。

治妇人咳嗽不止，渐成劳气。宜服**蛤蚧圆**。

蛤蚧一对，酥炙　紫苑　款冬花　鳖甲炙　贝母去心　皂荚子仁各一两。炒　杏仁炒，去皮尖，一两半

上为细末，炼蜜圆如梧桐子大，每服二十圆，淡姜汤吞下。

含化圆　昔有妇人，患肺热久嗽，身如炙，肌瘦，将成肺劳，服此安。寇宗奭方。

枇杷叶去毛　桑白皮　款冬花　木通　紫苑　杏仁各等分大黄减半

上为细末，炼蜜圆如樱桃大，食后，夜卧含化一圆。

贝母汤　治诸嗽久不瘥。出《本事方》。

贝母生姜汁浸半日　北五味子　黄芩　干姜热者减半　陈皮各一两　半夏　桑白皮　桂心　北柴胡热者加一半。各半两　木香　甘草各一分

上为粗末，每服五钱，水一盏半，杏仁七个，去皮尖，碎之，生姜二片，煎至七分，去滓，热服。黄师文云：戊申冬，有姓蒋者，其妻积年嗽，制此方授之，一投而瘥。以此治诸嗽，悉皆愈。

定喘汤　治丈夫，妇人远年日近肺气咳嗽，上气喘急，

喉中涎声，胸满气逆，坐卧不安，饮食不下，及治肺感寒邪，咳嗽声重，语音不出，鼻塞头昏，并皆治之。

半夏曲炒　明阿胶炒　甘草各钱半　罂粟壳半两，制　北五味子　桑白皮　麻黄去节　人参各一分

上㕮咀，每服三大钱，姜三片，乌梅半个，煎至七分，去滓，渐渐温服，食后临卧服。方同《和剂》，分两加减不同，有效。

沧州李官人宅补肺汤　治状同前。又名清金汤。

罂粟壳二两，制　人参　粉草各半两　陈皮　茯苓　杏仁制　白术　明阿胶炒　北五味子　桑白皮　薏苡仁　紫苏茎各一两

上㕮咀为末，每服三大钱，水盏半，姜三片，枣两枚，乌梅半个，煎至一盏，临卧温服。仆每用则无效，遂加百合、贝母去心、半夏曲、款冬花各一两，服之良验。

金不换散　治男子、女人肺胃虚寒，久嗽不已，喘促满闷，咳嗽涎盛，腹胁胀满，腰背倦痛。或虚劳冷嗽，咳唾红痰，及远年日近一切喘咳疾，诸药不效者，并治之。

罂粟壳半两，制　甘草各三钱　枳壳四钱

上㕮咀，每服三钱，水一盏半，姜三片，乌梅半个，煎至八分。食后，临卧渐渐热服。许元林先生方。乙卯年七月，仆尝治一妇人咳嗽不已，服诸药无效，渐成痨瘵。求余诊之，六脉濡弱，以愚考之，此是血弱，又因忧戚太过而成斯疾。合用当归等药治之必愈。遂先用《古今录验》橘皮汤，空心服苏子降气汤，后用金钗煎、熟地黄圆、当归圆调理得安。

又治一妇人，时行感热咳嗽。遂用小柴胡汤去人参、姜、枣，只加北五味子，煎服愈。

《古今录验》**橘皮汤** 疗春冬伤寒，秋夏冷湿咳嗽，喉中作声，上气不得下，头痛方。

陈皮　紫菀　麻黄去根　杏仁制　当归　桂心　甘草黄芩各等分

上㕮咀，每服五钱，水盏半煎至一盏，去滓热服。

妇人[①]劳嗽方论第十三

经曰：人感于寒则受病。微则为咳，甚则为泄、为痛。凡咳嗽，五脏六腑皆有之，惟肺先受邪。盖肺主气，合于皮毛。邪之初伤，先客皮毛，故咳为肺病。五脏则各以治时受邪，六腑则又为五脏所移。古人言，肺病难愈，而善卒死者。肺为娇脏，怕寒而恶热，故邪气易伤而难治，以其汤散迳过，针灸不及故也。十种咳嗽者，肺咳、心咳、脾咳、肾咳、风咳、寒咳、支饮咳、胆咳、厥阴咳。华佗所谓五嗽者：冷嗽、气嗽、燥嗽、饮嗽、邪嗽。孙真人亦有方治寒毒注嗽者，历代方论著之甚详。惟今之所谓劳嗽者，无所经见，意其华佗所谓邪嗽、真人所谓注嗽者是也。此病盖酒色过度，劳极伤肺，损动经络。其重者，咯唾脓血；轻者，时发时瘥。又有因虚感邪恶之气，且传注得之。或先呕血而后嗽；或先咳嗽，渐就沉羸。此时非特内损肺经，又挟邪恶传

---

① 妇人：原脱，据本书体例补。

注之气，所以特甚，病之毒害无过此也。真人治注嗽通气圆，方用蜈蚣四节。又云：梦与鬼交通及饮食者，全用蜈蚣。《外台》方四满圆，治五嗽亦用蜈蚣。遇世名公能推原其旨意，率用蛤蚧、天灵盖、桃柳枝、麝香、丹砂、雄黄、安息香之类，以通神明之药疗之，高出古人之意矣。又肺中有虫如蚕，令人喉痒而咳嗽，汤散逐过，针灸不及，以药含化，虫死即嗽止。见张锐方。

深师疗五嗽。一上气嗽、二饮嗽、三燥嗽、四冷嗽、五邪嗽。四满圆。

干姜　桂心　踯躅花　芎䓖　紫菀　芫花根皮各二分
蜈蚣一枚，去头、足，炙　细辛　甘草炙　鬼督邮　人参　半夏洗。各一分

上十二味为细末，炼蜜圆如大豆许，每服五圆，米饮下，日三。未知加至七八圆，服此药无不瘥。忌羊肉、饧、生葱、生菜、海藻、菘菜。

《古今录验》四满圆　疗五嗽。一气嗽、二痹嗽、三燥嗽、四邪嗽、五冷嗽。悉疗之方。

蜈蚣二枚，炙　芫花根五分，熬　踯躅花炒　干姜　芎䓖　桂心各四分　人参　细辛各二分

上为末，炼蜜圆如梧桐子大。米饮下一十圆，日三服，加至十五圆。忌生葱、生菜。

妇人①喘满方论第十四

夫喘之为病，黄帝问岐伯，岐伯对曰：夜行则喘出于肾，淫气病肺。有所堕恐，喘出于肝，淫气害脾。有所惊恐，喘出于肺，淫气伤心。度水跌仆，喘出于肾与骨。当是之时，勇者气行则已，怯者着而为病也。原疾之由。虽曰皆本于肺与气，然感外邪，则有太阳证，脉浮无汗而喘者，宜麻黄汤。阳明病，汗出不恶寒，腹满而喘有潮热者，宜承气汤。若表邪未解，误服下利药不止，脉促喘而汗出者，宜葛根黄连黄芩汤。若微喘者，桂枝厚朴杏子汤。汗出而喘，若无大热者，宜麻黄杏子甘草石膏汤。若表邪未解，心下停水，发热而喘或呕者，小青龙汤去麻黄加杏仁主之。若阴证喘促者，四肢逆冷，脉息沉细，或寸大尺小，或六脉促疾，或心下胀满结硬，或冷汗自出，或大便频数，上气喘促，或咽喉不利者。此是本气极虚，内外挟寒冷所致。使阴寒内消，阳气得复则愈，宜返阴丹主之。以上方并见《百问》，不复录。仆且以大概而言之，诸脏相乘而喘者，以杏子散。如感寒伏热而喘者，以华盖散、九宝汤。若暴寒，向火覆衣被过当，伤热肺实而喘促者，其状多有热证，宜洗心散，冷水调服。若因气宇不调，痰盛喘促者，宜四七汤兼官局桔梗汤，姜煎服。若涎多而喘者，宜千缗汤、橘皮半夏汤。若不得卧，卧即喘者，此由水气逆行，上乘于肺，肺得水则浮而

---

① 妇人：原脱，据本书体例补。

开，使气不得通流，其脉沉大，宜神秘汤。肺之积，名曰息
贲。在右胁下，大如杯，令人洒淅寒热，喘咳，发痈疽，宜
枣膏圆。若上气喘者，神授汤。若上盛下弱而喘促者，宜苏
子降气汤吞黑锡丹。若尊年之人，素来禀赋太厚，不任热药
者，不可轻投丹剂及诸热药，但以秘传降气汤、分心气饮论
之，梗概不出于此矣。若素有脚气而喘者，当作脚气治之。
又有骨蒸劳喘，自有专门，不敢滥及。

神秘汤 治水气乘肺而喘，兼疗支饮而喘。

陈橘皮洗，去白 紫苏叶 人参 桑白皮 生姜等分

上咬咀，每服半两，水煎，去滓温服。

杏子散 治诸脏相乘喘急。

杏仁去皮尖，双仁，麸炒黄，细研如膏 麻黄根为细末，等分

上和，煎橘皮汤调下二钱，无时候。

千缗汤

齐州半夏七枚，炮制四片，破之 皂角去皮，炙，二①寸 甘
草炙，一寸 生姜如指大

上同以水一碗，煮去半，顿服。沈兴宗待制，尝病痰喘
不能卧。人扶而坐数日，客有见之曰：我曾如此，得良药一
服瘥，我以千缗酬之，谓之千缗汤，可试为之。兴宗得汤，
一服而瘥。

枣膏圆 疗息贲。

葶苈细研 陈皮 苦梗各等分

---

① 二：原漫漶不清，据四库本补。

上后二味为末，入葶苈令停，煮肥枣肉，研为膏，和圆如梧子大。每服五七圆，饮下。

许学士云：余尝患停饮，水积肺经，食已必嚏，渐喘，觉肺系急，服此良验。

神授汤　治上气喘急，不得卧。

橘红　苦梗　紫苏　人参　北五味子等分

上吹咀，每服四钱，水一盏，煎至六分，去滓，食后服。

九宝汤　治感风伏热，一切咳嗽喘急，不问高年、小儿、室女，产前、产后皆可服。惟虚劳自汗不可服。

薄荷叶　紫苏　大腹皮洗　麻黄去根节。各四钱　桑白皮
桂心　杏仁去皮尖　陈橘皮　甘草各二两

上吹咀，每服半两，水一盏半，姜十片，乌梅一个，煎至六分，去滓温服，食后。

有两浙张大夫，病喘二十年。每至秋冬辄剧，不可坐卧，百方不瘥。后得临平僧法本方，服之遂瘥，法本凡病三十年，服此药半年乃绝根本，永不复发。凡服此药，须久乃瘥。

官局桔梗汤、橘皮半夏汤、洗心散、华盖散、并见《局方》，不复赘录。四七汤。见本卷、二十卷。

仆尝疗罗安人，年近六十。遇秋冬之交，上气喘促，不能坐卧，六脉洪实，服诸药无效。问疾之原，少年自川中任所服饵丹砂，又恐是丹毒为害。遂服洗心散，皆①无效②。

---

① 皆：原脱，据正德本补。
② 效：原脱，据正德本补。

仆①以华盖散数服而愈，谩记之。

妇人风痰方论第十五

夫妇人风痰者，由脏腑风冷，水饮停积在于胸膈所成也。人皆有痰，少者不能为妨，多者成患。但胸膈有痰饮，渍于五脏，则令眼晕，亦令头眩，头痛也。

评曰：夫痰之为害，多因外感五邪，五邪者：寒、暑、燥、湿、风。内伤七气。七气者：喜、怒、忧、思、惊、恐、恚。因五邪而得者，得风为风痰，得寒为寒痰，得冷为冷痰，得热为热痰，得暑为暑痰。因七气所伤者，多因妇人情性执着，不能容忍，而有此证，岂特只因风冷而成哉！所以外感五邪，内伤七气。则一身之中，血、液、泪、汗、涕、唾。身中湿者，则浊变而成痰，乘间而为害也。经云：清则运为精华，浊则凝为痰饮，此之谓也。然有痰、涎、饮、沫四种相类，宜仔细详辨调治。因风而生痰者，宜服三生饮、星香饮、青州白圆子、化痰圆。方见《局方》。因寒冷而得者，宜服降气汤、黑锡丹、养正丹。方见《局方》。因热而得者，宜服金沸草散、柴胡半夏汤。因暑而得者，消暑圆。并见《局方》。因气宇不调、郁结而成者，宜服参苏饮、四七汤、二陈汤。痰在上者，以瓜蒂散吐之；在下者，以控涎丹利之。虽曰可吐可下，亦要观人之勇怯，察脉之虚实，方可投之。切记不宜痛系暴下，所以初虞世有金虎、碧霞之戒者，此也。

---

① 仆：原脱，据正德本补。

三生饮、星香饮、参苏饮方并见第三卷第一论。

控涎丹方见第三卷第六论。

养正丹方见第四卷第四方论。

旋覆花汤 治妇人风痰，呕逆不下饮食，头目昏闷。

旋覆花去蒂 枇杷叶去毛，炙 川芎 北细辛 藿香 桂心 枳壳去穰，麸炒 前胡 人参去芦 羌活 半夏各半两 甘草 羚羊角屑 赤茯苓各三钱

上为粗末，每服三钱，水一盏，姜三片，煎至七分，去滓温服。

治妇人风痰，心膈壅滞。**天南星圆**。

天南星 白附子并炮 皂荚仁炒黄 半夏曲各一两 晋矾半两，枯

上为粗末，以酒煮面糊圆，如梧桐子大，每服十圆，生姜薄荷汤吞下。

又方

半夏 天南星各二两 肥皂荚五挺，判 生姜三两

上以水五升，一同煮令水尽，去皂荚、生姜，只用半夏，南星，焙干为末，以酒煮面糊，圆如桐子大。生姜薄荷汤下七圆。

柴胡半夏汤 治痰热头痛，利膈，除烦闷，手足烦热，荣卫不调，肢节拘倦，身体疼痛，嗜卧少力，饮食无味，兼治五嗽、痰癖。

柴胡八两 半夏三两半 人参去芦 甘草 黄芩 麦门冬

各三两　白术二两

上咬咀，每服五钱，水盏半，姜五片，枣一枚，煎至八分，去滓服。

金沸草散　治伤寒中脘有痰，令人壮热头痛，筋紧急，时发寒热，皆类伤风。

荆芥穗四两　半夏　甘草　北细辛各一两　赤茯苓二两前胡　旋覆花各三两

上为细末，每服二钱，水一盏，生姜五片，枣一枚，煎至六分，热服。未知再服。《局方》有麻黄、赤芍药，无细辛、茯苓。

瓜蒂散　疗病如桂枝证，头不痛，项不强，寸脉微浮，胸中痞硬，气上冲喉咽不得息者，此为胸中有痰也。当吐之，宜服此。

瓜蒂炒黄　赤小豆各半两

上为细末，取一钱匕，豉一合，汤七合，先渍之，须臾煮作稀糜，去滓，取汁和散，温顿服。不吐，少少加，得快吐乃止。诸亡血、虚家不可与之。脉微，大忌令人吐。

大半夏汤　治痰饮及脾胃不和。

半夏　白茯苓　生姜各一分

上咬咀，作一服。每遇膈间有寒痰，以水二盏，煎至一盏，去滓，临卧温呷。如有热痰，加炙甘草一分。如脾胃不和，去甘草，加陈橘皮一分同煎。此即二陈汤加减得理。

四七汤　治喜、怒、悲、思、忧、恐、惊之气结成痰涎，状如破絮、或如梅核在咽喉之间，咯不出，咽不下，此七气所为也。或中脘痞满，气不舒快；或痰涎壅盛，上气喘急；或因痰饮中节，呕逆恶心，并宜服之。妇人情性执着，不能宽解，多被七气所伤，遂致气填胸臆，或如梅核上塞咽喉，甚者满闷欲绝。产妇尤多此症，宜服此剂，间以香附子药久服取效。切不可谓紫苏耗气，且谓新产气血俱虚不肯多服。用之效验，不可具述。

紫苏叶二两　厚朴三两　茯苓四两　半夏五两

上㕮咀，每服四钱，水一盏半，姜七片，枣一个，煎至六分，去滓热服，无时候。若因思忧过当，小便白浊，用此药吞青州白圆子极妙。

妇人心胸嘈杂方论第十六

夫心胸嘈杂，妇人多有此证。原疾之由，多是痰也。皆血、液、泪、汗变成。或云是血嘈。今人多用猪余血，炒而食之则愈。详其此理，是以血导血归源尔。恰如以盐梅下涎之义。不若用许学士旋覆花汤。治心腹中脘痰水冷气，心下汪洋，嘈杂肠鸣，多唾，口中清水自出，胁肋急胀满痛，不欲食，此胃气虚冷所致。其脉沉迟弦细，是其证也。

旋覆花汤方

旋覆花　北细辛　橘红　桂心　人参　甘草　苦梗　白芍药　半夏各半两　赤茯苓三分

上㕮咀，每服四钱，水盏半，姜七片，煎至八分，去滓温服。

《局方》治恶阻，半夏茯苓汤亦妙。见恶阻论中。

妇人呕吐方论第一

夫妇人呕吐者，由脾胃有邪冷、谷气不理所为也。胃为水谷之海，其气不调而有风冷乘之，冷搏于胃，胃气逆则令呕吐也。

愚详曰：夫呕吐之疾，非特脾胃虚冷而呕吐也。亦有胃热而呕者；亦有胃中冷、胃口热而吐者；亦有痰盛而呕者；亦有血弱而呕者。经云：无阴则呕是也。不可以一概用药。

如胃冷而呕吐，宜用《局方》人参丁香散、理中圆及许仁则半夏圆、人参七味圆。

如胃热而呕吐者，宜用小柴胡汤、芦根汤、竹茹汤、槐花散。

如胃中冷、胃口热而呕吐者，宜用《局方》藿香正气散、生姜枣子煎，沉冷服即止。

如痰盛呕吐者，宜《局方》半夏茯苓汤、二陈汤。

如恶阻，兼服茯苓圆。自有专门，见十二卷第二论。

如血不归源而呕吐者，宜用十全大补汤加陈皮、半夏、藿香、姜、枣煎服。

或有脚气而呕者，自有专门，不敢滥及。

益智子散 治妇人脾胃久虚，气弱，多欲呕吐，全不下食，四肢无力。

益智一两 附子炮 缩砂仁 丁香 厚朴 黄芪 白术 白茯苓 陈皮 川芎 良姜 藿香叶 当归各三分 人参 桂心各半两

上㕮咀，每服三钱，姜三片，枣一枚，水一盏，煎至七分，去滓，无时温服。

治妇人脏腑虚冷，脾胃气弱，食则呕吐，水谷不消。丁香散。

丁香 白术 缩砂仁 草果仁各三分 人参一两 当归 白豆蔻 藿香 甘草各半两 橘皮三分 神曲 诃子各半两

上为细末，每服二平钱，煎姜枣汤调下。

竹茹汤 治胃热呕吐。

干葛三两 半夏汤洗七次，姜汁半盏，浆水一升，煮令耗半，可取三分用 甘草三分

上㕮咀，每服五钱，水二盏，姜三片，竹茹一弹大，枣一枚，煎至一盏，去滓温服。

许学士云：胃热者，手足心热。政和中，一宗人病伤寒，得汗身凉。数日，忽呕吐，药与饮食俱不下，医者皆进丁香、藿香、滑石等药，下咽即吐。予曰：此正汗后余热留胃脘，孙兆竹茹汤正相当尔。亟治药与之，即时愈。

卷之七

〔六〕

《良方》**槐花散**　亦相类方。

皂荚　白矾　槐花炒令黄黑色　甘草等分

上为细末，白汤调二钱。

许仁则半夏圆　疗积冷在胃，呕逆不下食方。

半夏一升，真熊州者，洗、去滑　小麦面一升

上捣半夏为散，以水搜面圆如弹子大，以水煮，令面熟则是药成。初吞四五圆，日二服，至十四五圆。旋煮旋服，服此觉病减，欲更重合服亦佳。忌羊肉、饧。《救急》同。

又依前半夏圆，虽觉渐损，然病根不除。欲多合前圆，又虑药毒不可久服。欲不服，又恐病滋漫，宜合人参七味圆服。

人参　白术各五两　厚朴炙　细辛各四两　生姜八两，末
橘皮三两　桂心二两

上为细末，炼蜜圆如梧桐子大。饮下十圆，渐加至二十圆，与半夏圆间服亦可。忌桃、李、雀肉、生葱、生菜。吴昇同。

妇人霍乱方论第二

论曰：呕吐而利者，名霍乱也。原疾之由，皆因肠胃虚冷，饮食过度，触冒风冷，使阴阳不和，清浊相干，致令挥霍变乱也，或先心痛而吐者；或先腹痛而利者；或吐利俱作者；或头痛、身体壮热而脉浮洪者；或阳气暴绝而手足逆冷，而脉息微绝者。治之当分阴阳，察其虚实，辨其冷热，

观其脉息。热者凉之，冷者温之，以平为期。《百问》云：凡霍乱吐利，热多而渴者，五苓散。寒多不饮水者，理中圆。吐利已，汗出而厥，四肢拘急不解，脉微欲绝者，通脉四逆加猪胆汁汤。夏月中暑霍乱，大烦渴，四肢逆冷，冷汗出，脚转筋者，香薷散浓煎，沉冷服即效。凡霍乱之脉得浮洪者易治；微迟者并气短者难治。

　　加减理中圆　主霍乱，临时方。亦可治男子。出《千金翼》。

　　人参　白术　干姜　甘草各一两

　　上为细末，炼蜜为圆，每两作五圆，取汤和一圆服之，日十服。吐多利少者，取枳实三枚，炙，去穰，四破，水三升，煮取一升，和一圆服之。

　　吐少利多者，加干姜一累。

　　吐利干呕者，取半夏半两，泡洗去滑，水二升，煮取一升，和一圆服。

　　若体疼痛不可堪者，水三升，煮枣三枚，取一升，和一圆服。

　　若吐利大极转筋者，以韭汁洗腹肾，从胸至足踝，勿逆即止。

　　若体冷微汗，腹中寒，取附子一枚，炮，去皮，四破，以水二升煎取一升，和一圆服。

　　吐利悉止，脉不出，体尤冷者，可服诸汤补之。

　　《千金翼》**四顺汤**　治霍乱吐利，腹痛，手足逆冷，脉微欲绝。

附子一个，破八片　干姜三两　人参　甘草各一两

上㕮咀，水煎服。

四逆加猪胆汁汤　治吐已下断，汗出而厥，四肢拘急不解，脉微欲绝者。

甘草二两　干姜三两　附子一枚，生　猪胆汁半合

上三味㕮咀，每服五钱，水三盏，煮至二盏，去滓，内猪胆汁，分作两次温服，其脉即来。

香薷散　治脏腑冷热不调，饮食不节。或食腥鲙、生冷过度；或起居不节；或露卧湿地；或当风取凉，而风冷之气归于三焦，传于脾胃。脾胃得冷，不能消化水谷，致令真邪相干，肠胃虚弱。因饮食变乱于肠胃之间，便至吐利，心腹疼痛，霍乱气逆。有先心痛而吐者；或先腹痛而利者；有吐利俱发者；有发热头痛体疼而复吐利虚烦者；或但吐利，心腹刺痛者；或转筋拘急疼痛者；或但呕而无物出者；或四肢逆冷，脉微欲绝者；或烦闷昏塞欲死者。妊妇霍乱吐利，此药悉能主之。

香薷叶四两　白扁豆　厚朴各二两

上㕮咀，每服半两，水一大盏，酒一分，慢火浓煎至六分，去滓，井中浸令冰冷，顿服，无时候。连并二三服，立见神效。《苏沈良方》中名香茸散。《百问》同，有黄连，无扁豆。

诃子散　治老幼霍乱吐利，一服取效。又治九种心痛及心脾冷痛不可忍，其功如神。

诃子　甘草　厚朴　干姜　草果仁　陈皮　良姜　茯苓

神曲　麦芽各等分

上为细末，每服二钱，候发刺痛不可忍，用水一盏，煎

七分，入盐服。急则盐点。

胡椒汤　治霍乱吐利甚妙。

胡椒四十九粒　绿豆一百四十七粒

上为细末，木瓜煎汤调下二钱。

妇人翻胃吐食方论第三

白垩散　治妇人翻胃吐食。《千金翼》云：不特治妇

人，男子亦可。服一斤以上为妙。

白垩土以米醋一升，煅白礜土令赤，入醋内浸，令冷再煅、再浸，

以醋干为度。取一两，研　干姜一分，炮

上为细末，研停，每服一钱，饭饮调下。甚者二钱。

白芷散　治妇人翻胃吐食。

上用白芷一两，切作片，于瓦上炒令黄，为细末，用猪

血二十文切片，以沸汤泡七次，将血蘸药，吃七片。如剩药

末，留后次用。

妇人血膈方论第四

牡丹煎　治妇人血膈。

牡丹皮　苦参　贝母去心　玄胡索　白芍药

上等分为细末，炼蜜圆如梧桐子大。每服十五、二十

圆，米饮吞下，无时候。

妇人鼻衄方论第五

夫妇人鼻衄者，由伤动血气所致也。凡血气调和则循环表里经络，涩则不散。若劳伤损动因而生热气逆，流溢入于鼻者，则成鼻衄也。只有产后见衄者，不可治。评曰：凡鼻衄，虽多因热而得此疾，亦有因怒气而得之者。曾赵恭人鼻衄不止，诸治不瘥，召予治之。先用苏合香圆四粒，次用五灵散浓煎白茅花汤调服即止。次用芎归汤调理。又有一富室男子，鼻血不止，六脉洪数。究竟，云服丹药太过，遂用黄连、黄芩、大黄为末，水煎服，愈。调服亦可。

刺蓟散　治妇人鼻衄，血流不止。

刺蓟二两　桑耳　乱发灰　艾叶各一两。炒　生地黄二两　蒲黄两半

上为细末，每服二钱，无时，粥饮调下。

伏龙肝散　治男子、妇人五脏结热，吐血、衄血并皆治之。

伏龙肝　生地黄各一斤　竹茹一升　芍药　当归　黄芩　川芎　桂心　甘草各二两

上㕮咀，水一斗三升，煮竹茹，减三升。内药，煮取三升，分为三服。《千金》无桂。

《百问》有**茅花汤**。以白茅花浓煎，饮之立止。

一方　捣生白茅根，取汁一合，饮之上。

又方　取生葱心塞鼻中即定。若因刺着并刀斧所伤，血

不止，并用之立定。

又方　取釜底墨细研，入鼻中。

又方　取乱发灰细研，以竹管吹入鼻中立止。

又方　取龙骨末吹入鼻中，立止。

妇人吐血方论第六

夫妇人吐血者，皆由脏腑伤损所致。夫血者，外行于经络，内荣于脏腑。若伤损气血，经络则虚。血行失于常理，气逆者吐血。又怒则气逆，甚则呕血，然忧思、惊恐内伤气逆上者，皆吐血也。

治妇人吐血，心烦昏闷。鸡苏散。

鸡苏叶一两　阿胶　刺蓟　生地黄各一两　黄芪　羚羊角屑　茜根　甘草各半两　麦门冬　黄芩　当归　伏龙肝各三分

上为粗末，每服四钱，水一盏，姜三片，竹茹半鸡子大，煎至六分，去滓温服。

治妇人虚损气逆，吐血不止。鸡苏散。

鸡苏叶　黄芩各一两　当归　赤芍药各半两　伏龙肝　阿胶各二两

上为粗末，每服四钱，水一盏，煎至六分，去滓温服。

治妇人热毒上攻，吐血不止。

生藕汁　刺蓟汁　生地黄汁各三两　生姜汁半合　白蜜一合

上和煎三两沸，无时以一小盏，调炒面尘一钱服。

《千金翼》治吐血百方不瘥，疗十十瘥，神验不传方。

详此药性治热毒吐血有效。

地黄汁半升　生大黄末一方寸匕

上煎地黄汁三两沸，调大黄末，分为三服。

又方

伏龙肝

上研令极细，每服二钱，新汲水调下，频服取效。

又方

白茅根一握，长六寸

上以水一大盏，煎取七分，去滓温服。

又方　治吐血。

桂心末

上水调方寸匕，日夜可二十服。

又方

生地黄三斤，切　阿胶二两，炒　蒲黄六合

上水五升，煮取三升，分三服。仆尝治一人吐血，诊其脉，肝部弦，气口濡，此因怒极而得之，遂用苏合香圆和鸡苏圆服即效。《养生必用方》云：凡吐血，须煎干姜甘草汤与服，或四物、理中汤亦可，如此无不愈者。服生地、竹茹、藕汁，去生便远。

柔脾汤　治虚劳吐血、衄血、下白、汗出方。出《养生必用》。

甘草　白芍药　黄芪各一两　熟地黄三两

上为末，每服四钱，水、酒各一盏，以上煎至七分，去滓，取六分，清汁温服，食前。

予尝治一女人，年十九岁，月经不行，遂妄行而呕血，诸药无效。察其形容，人肥，脉不大不小。仆投以四生圆即安。

又尝治一男子，因饱低头负重吐血，诸药无效，亦投四生圆及青饼子即安，更不发。仆观初虞世治吐血，不喜用竹茹、生地黄、藕汁。然亦不可狃泥此说。如阳乘于阴，血得热则流散，经水沸溢，宜服凉药以解之。大黄、犀角、生地黄、生艾、藕汁岂能无效？如阴乘于阳，所谓天寒地冻，水凝成冰，宜服温药以暖之。干姜、肉桂岂能无功？学者更宜思之。

四生圆　疗吐血。凡吐血、衄血，阳乘于阴，血热妄行，宜服此药。

生荷叶　生艾叶　生柏叶　生地黄

上等分烂研，圆如鸡子大。每服一圆，水三盏煎至一盏，去滓温服，无时候。陈日华云：先公绍兴初游福清灵石寺，主僧留饮食。将竟，侍者赴堂，斋罢来侍立，见桌①子上不稳，急磬折极之，举首即呕血，盖食饱拗破肺也。明年再到寺，因问去年呕血者无恙否？其主僧答云：得四生圆服之遂愈。自得此方，屡救人有效。

疗热甚呕血者，以犀角地黄汤、《局方》小三黄圆，以白茅根煎浓汤吞之妙。

犀角地黄汤　治内有瘀血，鼻衄吐血，面黄，大便黑。

芍药三分　生地黄半斤　牡丹皮去心，一两　犀角屑一两，如无，升麻川代

---

① 桌：原漫漶不清，据正德本补。

上咬咀，每服五钱，水煎服。有热如狂者，加黄芩二两。

青饼子 治咯血。

青黛 杏仁各一两。华佗方以牡蛎粉炒杏仁，去皮尖；牡蛎不用。

上一处同研成膏，熔黄蜡和作三十饼子。每服一饼子，用干柿半个夹定，以湿纸裹煨令香，同嚼。粥饮下，无时候。

若阴乘于阳，心肺经寒而呕血者，宜服干姜甘草汤。

甘草 生姜各半两

上咬咀，水煮顿服。

《局方》理中汤亦妙。方见《和剂》。

妇人痃癖诸气方论第七

夫妇人痃癖者，本因邪气积聚而生也。痃者，在腹内近脐左右各有一条筋脉急痛，大者如臂，次者如指，因气而成，如弦之状。名曰痃气也。癖者为僻，侧在两肋之间，有时而痛，故曰癖也。夫痃之与癖，皆阴阳不和，经络否隔，饮食停滞，不得宣流，邪冷之气搏结不散，得冷则发作疼痛，故曰痃癖者也。

麝香圆 治妇人痃癖冷气兼疰气，心腹痛不可忍。

麝香半两，别研 阿魏一分，面裹煨，令面热 五灵脂 桃仁 三棱各三分 芫花醋炒 槟榔各一两 莪术 桂心 没药

木香　当归各半两

上为细末，入麝香令停，用粳米软饭为圆，如梧桐子大，每服十圆，无时，淡醋汤下。

治妇人疝癖及血气等，神效方。

上以獖猪肝一具可及十两者，用巴豆五十枚，去大皮，剉在肝内，用酽醋三碗，慢火熬令肝烂熟，入砂钵内研令极烂，入荆三棱末和就得所，为圆如梧桐子大。每服五圆，食前热酒下。肝①熟后去巴豆不用。

夫疝癖癥瘕，血气块②硬，发歇刺痛，甚则欲死。究而言之，皆血之所为。仆尝治一妇人血气刺痛，极不可忍，甚而死一二日方省。医巫并治，数年不愈。仆以葱白散、乌鸡圆遂安。又尝治一妇人，血气作楚，如一小盘样，走注刺痛，要一人伏定方少止，亦用此二药而愈。寻常小小血气，用此二药亦有奇效，故录于后。

乌鸡煎圆方见二十四卷拾遗门。

葱白散　专治一切冷气不和，及本脏膀胱气攻冲疼痛。大治妇人产前、后腹痛，胎不安或血刺痛者，兼能治血脏宿冷，百节倦疼，肌体怯弱，劳伤带癖，久服尽除。但妇人一切疾病，最宜服此。

川芎　当归　枳壳　厚朴　桂心　干姜　芍药　舶上茴香　青皮　苦楝子　木香　熟地黄　麦芽　三棱　莪术　茯苓　神曲　人参各等分

---

① 肝：原漫漶不清，据四库本补。
② 块：原漫漶不清，据四库本补。

上为细末，每服三平钱，水一盏，连根葱白二寸，拍破，盐半钱，煎至七分，温服。内大黄、诃子，宜相度病状。如大便不利，入大黄同煎，却不入盐。如大便自利，入诃子煎。

朱先生云：此药大治心气肿①疼，用之见效。仆尝以此药治浮肿，立效。陈宜人病血气作楚，痛不可忍，服诸药无效。召仆诊之，两关脉沉弱，为②肝脉沉差紧，此血气渐成痃癖也。只以此二药安愈。四明马朝奉后院亦病此，用此二药愈。

罗安人每遇经脉行时，则脐与小腹下痛不可忍，服药无效，仆以桂枝桃仁汤愈。自后再发，一投而瘥。桂枝桃仁汤方见第一卷十二论。

治经候来时先腹痛。男六德续添。《局方》七气汤吞下来复丹。

妇人疝瘕方论第八

夫妇人疝瘕之病者，由饮食不节，寒温不调，气血劳伤，脏俯虚弱，受于风冷，冷入腹内，与血相结所生。疝者，痛也；瘕者，假也。其结聚浮假而痛，推移乃动也。妇人之病有异于丈夫者，或因产后血虚受寒；或因经水往来取冷过度，非独因饮食失节，多挟于血气所成也。诊妇人疝瘕，其脉弦急者生，虚弱小者死。又尺脉涩如浮牢，为血实

---

① 肿：原漫漶不清，据正德本补。
② 为：原漫漶不清，据正德本补。

气虚也。其发腹痛，逆气上行，此为妇人胞中绝伤，有恶血，久则结成瘕也。

治妇人疝瘕，久不消，令人黄瘦尫羸，两胁妨闷，心腹疼痛。**干漆散**。

干漆炒令烟尽　木香　芫花醋炒　赤芍药　桂心　当归　川芎　琥珀各半两　大黄二两，炒　牛膝三分　桃仁一两　麝香一分

上为细末，无时，温酒调下一钱。

治妇人疝瘕及积瘀血在脏，时攻腹胁疼痛。**硇砂圆**。

川芒硝　硇砂各一两　当归　雄黄　桂心各半两　大黄炮　三棱各二两

上为细末，用米醋一碗，熬大黄末为膏，次入余药末和圆如梧桐子大。空心，温酒吞十圆，渐渐加至二十圆，以利下恶物为度。

治妇人疝瘕及血气疼痛。**巴豆圆**。

巴豆去皮心，醋煮半日，一分　硇砂　大黄炒。各一两　五灵脂　桃仁各三分　木香半两

上为末，炼蜜圆如绿豆大，淡醋汤，空心，下五圆，热酒亦可。

《良方》**黑神圆**

神曲　茴香各四两　木香　椒炒香，出汗　丁香各半两　槟榔四枚　漆六两，半生，半用重①汤煮半日，令香

----

① 重：原漫漶不清，据四库本补。

上除椒、漆，五物皆半生半炒为细末，用前生熟漆和圆如弹子大。茴香末十二两，铺阴地荫干，候外干；并茴香收器中，极干去茴香。肾余育肠、膀胱、痃癖及疝坠、五膈、血崩，产后诸血，漏下赤白，并一圆分四服。死胎一圆，皆绵灰酒下。难产炒葵子四十九枚，捣碎，酒煎，下一圆。诸疾不过三服。痃气十服，膈气、癥癖五服，血瘕三圆当瘥。

予族子妇病，腹中有大块如杯，每发痛不可忍。时子妇已贵，京下善医者悉，常服有药①莫愈。陈应之曰：此血瘕也。投黑神圆三圆，杯气尽消，终身不复作。

妇人八瘕方论第九

夫妇人八瘕者，皆由胞胎生产，月水往来，血脉精气不调之所生也。肾为阴，主开闭；左为胞门，右为子户，主定月水，生子之道。胞门主于子精，精、神、气所出入②，合于中黄门；玉门四边，主持关，禁闭子精③；脐下三寸名曰关元，主藏魂魄。妇人之胞，三焦之腑，常所从止。然妇人经脉，俞络合调，则月水以时来至，故能生子而无病。妇人荣卫经络断绝不通，邪气便得往入合于其脏。若生血未尽④，而合阴阳，即令妇人血脉挛急，小腹重疼⑤，支满，胸胁腰

---

① 有药：原漫漶不清，据四库本补。
② 胞门主于子精精神气所出入：《诸病源候论》作"胞门子户，主子精神气所出入"。
③ 主持关禁闭于精：《诸病源候论》作"主持关元，禁闭子精"。
④ 若生血未尽：《诸病源候论》作"若经血未尽"。
⑤ 小腹重疼：《诸病源候论》作"小腹重急"。

背相引，四肢疼痛，饮食不调，结牢恶血，月事不时①，或前或后，因生聚如怀胎状②。邪气盛甚，令人恍惚多梦，寒热，四肢不举，阴中生气，肿肉生风③，甚者害于小便。小腹筑痛、淋沥，面色黄黑，则不复生子。其八瘕者；黄瘕、青瘕、燥瘕、血瘕、脂瘕、狐瘕、蛇瘕、鳖瘕是也。《千金》《外台》言之详矣。

桃仁煎 治妇人血瘕血积，经候不通。出《本事方》。

桃仁 大黄各一两 虻虫半两，炒黑 川朴硝一两

上四味为末，以醇醋二升半，银石器中慢火煎取一升五合。下大黄、桃仁、虻虫等，不住手搅，欲下手圆。下朴硝，更不住手搅，良久出之，圆如梧桐子大。前一日不用吃晚食，五更初用温酒吞下五圆，日午取下如赤豆汁，或如鸡肝、蛤蟆衣状，未下再作。如鲜血来即止，续以调血气药补之。此方出《千金》。

顷年在毗陵，有一贵官妻，患小便不通，脐腹胀不可忍。众医皆作淋治，如八正散之类。数种皆治不通，痛愈甚。予诊之曰：此血瘕也，非瞑眩药不可去。予用此药，更初服至日午痛，痛不可忍，遂卧少顷，下血块如拳者数枚，小便如黑豆汁一二升，痛止得愈。此药治病的切，然猛烈太峻，气虚血弱者更宜斟酌与之。

---

① 结牢恶血月事不时：《诸病源候论》作"结牢恶血不除，月水不时"。
② 因生聚如怀胎状：《诸病源候论》作"因生积聚如怀胎状"。
③ 肿肉生风：《诸病源候论》作"肿内生风"。

妇人腹中瘀血方论第十

夫妇人腹中瘀血者，由月经否涩不通，或产后余秽未尽，因而乘风取凉，为风冷所乘，血得冷则成瘀血也。血瘀在内则时时体热面黄，瘀久不消则变成积聚癥瘕也。

桃仁散

虻虫　水蛭　乌贼骨　鲤鱼鳞烧灰　芫花醋炒　枳壳　当归炒　牛膝　赤芍药　硇砂　桂心各半两　桃仁三分

上为细末，食前，温酒调下一钱。

<u>桃仁圆</u>　治妇人腹内有瘀血，月水不利，或断或来心腹满急。

桃仁　大黄炒，各二两　虻虫炒，去翅足　水蛭各四十枚。炒焦

上为末，炼蜜圆如梧桐子大。每服五圆，热酒吞下。未知，加至八圆。

妇人癥痞方论第十一

夫妇人癥痞者，由冷热不调，饮食不节，积在腹中或肠胃之间，与脏气结搏，其牢强推之不移者名曰癥，言其病形征可验也；气壅塞为痞，言其气痞涩、不宣畅也。皆得冷则发动刺痛。癥痞之病，其形冷结。若冷气入于子脏，则使无子。若冷气入于胞络、搏于血，血得冷则涩，亦令月水不通也。

<u>川山甲散</u>　治妇人癥痞及恶血，气攻心腹疼痛，面无

颜色，四肢瘦弱。

川山甲灰炒燥　鳖甲醋炙　赤芍药　大黄炒　干漆炒令烟尽

桂心各一两　川芎　芫花醋炒　当归各半两　麝香一分

上为细末，入麝香令停，每服一钱，无时热酒调下。

蓬莪术圆　治妇人癥瘕，腹胁妨痛，令人体瘦，不思

饮食。

莪术三分　当归炒　桂心　赤芍药　槟榔　枳壳　木香

昆布　琥珀各半两　桃仁　鳖甲　大黄各一两

上为末，炼蜜圆如梧桐子大。食前，粥饮下二十圆。

治妇人癥瘕，结块不散，心腹疼痛。**丁香圆**。

雄雀粪炒黄　鳖甲各一两　硇砂　当归炒　芫花醋炒干。各

半两　巴豆一分，去皮心油

上为末，同研令停，醋煮面糊圆如小豆大，当归酒下

三圆。

妇人食癥方论第十二

夫妇人食癥者，由脏腑虚弱，月候来时食生冷之物，脾

胃既虚，不能消化，与脏气相搏，结聚成块，日渐生长，盘

牢不移，故谓之食癥也。

治妇人食癥久不消，令人瘦弱，食少。**硇砂圆**。

硇砂　青礞石　穿山甲炙　三棱炒　干漆炒令烟尽　硫黄

各半两　巴豆三十枚，去皮心，炒，不出油

上为末，用软饭圆如小豆大，每服五圆，生姜橘皮

汤下。

治妇人食癥，块久不消，攻刺心腹疼痛。<u>礞石圆</u>。

青礞石末　巴豆去皮心油　朱砂　粉霜并研　木香末各一两
硇砂半两

上研令停，以糯米软饭和圆如绿豆大，每服二圆，空心
温酒下，取下恶物为度。

妇人积年血癥块方论第十三

夫人积年血癥块者，由寒温失节，脏腑气虚，风冷在
内，饮食不消，与血气相结，渐生颗块，盘牢不移动者是
也。皆因血气劳伤，月水往来，经络否涩，恶血不除，结聚
所生也。久而不瘥，则心腹两胁苦痛，害于饮食，肌肤
羸瘦。

治妇人积年血癥块，或攻心腹疼痛，四肢不和，面少血
色，饮食全少。<u>干漆圆</u>。

干漆炒令烟尽　大黄炒。各①一两　琥珀　硇砂研　硝石研
莪术各三分　红花　延胡索　桂心各半两　腻粉一分　巴豆
三七②粒，去皮心，研去油，用浆水二盏煎如饧

上为细末，用枣肉和圆如梧桐子大，每服五圆，于日未
出时，煎苏木汤吞下。量患人轻重加减服之。

治妇人积年血癥块不消，状若鬼胎之候。宜服<u>琥珀圆</u>。

---

① 各：原漫漶不清，据正德本补。
② 七：原漫漶不清，据正德本补。

琥珀研　桂心　牛膝　芫花制　槟榔　桃仁炒。各三分
生地黄　延胡索　当归各半两　鳖甲　三棱　干漆炒　硇砂各
一两　大黄二两　虻虫四十九枚，去翅足，炒　水蛭四十九枚，炒

上为末，醋煮硇砂为膏，入药末和，捣三二百杵，圆如
梧桐子大。每服十圆，空心，温酒下。

治妇人积年癥块不消。硇砂圆。

硇砂　干漆　雄黄　水银以少肥枣研无星　雄雀粪各一分
巴豆十粒，去油

上研停，用枣肉圆如绿豆大，空心，当归酒下三圆。临
卧再服，取下恶物为度。

没药圆　理五积气癖及惊悟血积、癥癖、血瘕。发歇
攻刺疼痛，呕逆噎塞，心中迷闷，不醒人事，及血鼓、癥癖
胀满，经脉不行者。《灵苑方》。

芫花去枝梗，取二两，用好米醋三升，煮至一升半，去滓不用，只
将醋入石器内，入硇砂霜一两，巴豆肉七①粒烂研，入醋内煎成膏，留圆
药用，效　木香　没药别研　当归　桂心　荜茇各一两　槟榔一
分　肉豆蔻一枚，炮　斑蝥三枚，去头足翅，糯米炒令焦黄，去米研
细　附子一两，生②用去皮

上一十二味，除斑蝥、没药，余为细末，与斑蝥、没药
一处合研令停，入前膏子内，和捣千百杵，圆如赤豆大。初
服一圆，用醋炒萝卜子令焦黑，以酒浸，同煎一二沸，放温

---

① 七：原漫漶不清，据正德本补。
② 生：原漫漶不清，据四库本补。

吞下。渐加至五圆、七圆即止。如急卒血气攻心脾，以酒醋共一银盏，煎沸吞下。妇人血瘕、癥癖结块攻心疼痛、闷绝，久医不效者，入禹余粮一两，火煅、醋焠七次，研细，和药为圆。每服五圆，用苏木节二两细剉，酒三升，煎至七合去滓，分为三服，吞药并进。三服当汗出，则瘕随大小肠逐下，其病立瘥。人弱者，每服只二圆。如是丈夫元脏小肠气、脾积气、癥块等疾，即入丹砂一两细研和停，以生姜、盐汤吞下三圆。

五灵脂圆 治妇人积年癥块及恶血气久不除者。

五灵脂 干漆炒烟尽 川乌各一两。炮 麝香 硫黄 硇砂并研。各半两 巴豆三十枚，去皮，醋煮赤

上为末，研停，醋煮面糊圆如绿豆大，每服五圆，空心，温酒下。

三棱煎 治妇人血癥、血瘕，食积痰滞。出《选奇后集》。

三棱 莪术各二两 青橘皮去白 半夏 麦芽炒。各一两

上用好醋六升煮干，焙为末，醋糊圆如梧桐子大，每服三四十圆，淡醋汤下。痰积多，姜汤下。

水府丹 治妇人久虚积冷，经候不行，癥瘕癖块，腹中卒暴疼痛，而有黯黵鳖黑，羸瘠百病方。

经煅花蕊石研，两半 硇砂纸隔沸汤淋熬，取霜半两 桂心别为末 木香 干姜各一两 缩砂仁二两 红豆半两 斑蝥百个 腊月狗胆七枚 生地黄汁 童子小便各一升 蚖青三百个，斑

蝥、虻青二物并去头、足、翅，以糯米一升同炒米黄，去米不用

上九味为末，同三汁熬为膏，和上末，圆如鸡头大，朱砂为衣。每服一圆，温酒嚼破，食前服。米饮亦可。孕妇莫服。

妇人血气心痛方论第十四

夫妇人血气心痛者，由脏腑虚，血气不调，风冷邪气乘于心也。其痛发有死者；有不死者，成瘵①者。心为诸脏之主，而主于神，其正经不可伤，伤之而痛者，名为真心痛。朝发夕死，夕发朝死。心之支别络，为风冷所乘而痛者，故痛发乍轻乍甚而成瘵者也。

乌药散　治妇人血气攻心痛，发歇不定。

乌药　莪术　桂心　当归炒　桃仁　青皮　木香

上等分为末，每服二钱，热酒调下。

阿魏圆　治妇人血气攻心疼痛，及一切积冷气。

当归炒　桂心　青皮　附子炮　阿魏面裹煨，其面熟为度　白术　川芎各一两　吴茱萸炮　木香　干姜各三分　槟榔　肉豆蔻煨　延胡索　莪术各一两　朱砂细研，半两

上为末，先以醋一升，煎阿魏成膏，和药末捣三百杵，圆如梧桐子大。每服二十圆，食前热酒下。

鸡舌香散　治男子、妇人九种心痛，一切冷气。

良姜剉细，麻油炒　桂心　赤芍药等分

---

① 瘵（chèn 趁）：同"疢"，泛指病。

上为细末，每服二钱，水一盏，入盐木瓜三片，同煎七分，温服。盐汤点亦可。血气、疝瘕痛用熟醋汤调下，忌生冷。

又一方名^①应痛散。

治心脾痛不可忍者，妇人脾血气作，心脾痛。《必效方》同，只无桂心，用醋煎，醋汤点亦可。

乙丑年春初，次女年十五，经脉未行。忽一日心痛如刺，吐饮不止，脉沉缓弦细。以苏合香圆、沉香圆、神保圆、理中圆、诃子散、七气汤皆无效。仆思之此证非虫即饮作梗，非《局方》九痛圆则不可。遂合就，服一二圆即愈。

陈氏二神圆　治妇人血气不和，作痛不止，及下血无时，月水不调。

真蒲黄_炒　荜茇_{盐炒}

上等分，为细末，炼蜜圆如梧桐子大，每服三十圆，空心，温酒吞下。如不能饮，米饮下两服即止。

陈日华抽刀散　治妇人血风、血气等疾。武兴戎司机宜候恺云，见一道人用此方疗病，不一而足，遂以为献，真是奇妙。

五灵脂_{炒，一两}　莪术　桂心　芸苔子_{炒。各半两}

上为末，每服二大钱，酒半盏，水半盏，煎至八分，疾作热服。

失笑散见产后心痛门。

---

① 名：原漫漶不清，据四库本补。

诃子散见霍乱门。亦妙。

《灵苑方》治妇人卒血气心痛，只用生五灵脂为细末，每服一钱，酒一盏，煎沸热服。

妇人血气心腹疼痛方论十五

夫妇人血气，心腹疼痛，由脏腑虚弱，风邪乘于其间，与真气相击而痛。其痛随气上下，或上冲于心，或下攻于腹。故云：血气攻心腹疼痛也。

治妇人血气攻心腹疼痛。延胡索散。

延胡索　当归　川芎　桂心各三分　木香　枳壳　赤芍药　桃仁各半两　熟地黄一两

上㕮咀，每服三钱，水一盏，姜三片，煎至七分，去滓热服。

治妇人血气攻心腹，烦燥闷乱，疼痛不止。琥珀散。

琥珀　没药　当归炒　赤芍药　牡丹皮　延胡索　蒲黄　莪术　桂心等分

上为末，每服一钱，温酒调下。

没药散　治一切血气，脐腹撮痛，及产后恶露不行，儿枕块痛。出《经验方》。

血竭　没药并细研　桂心　当归　蒲黄　红花　木香　延胡索　干漆炒　赤芍药等分

上为细末，每服二钱，热酒调下，食前服。

治血块冲心，叫喊其痛至危者。如吃不得，可灌下。

上用真大顺散三钱，热酒调服，立止。

瑞金散　治妇人血气撮痛，月经不行，预先呕吐疼痛，及月信不通。

片子姜黄四两　牡丹皮　莪术　红花　当归　赤芍药
川芎　桂心　延胡索各两半

上为末，每服二钱，水一盏，酒三分，煎七分，温服，日三次。

八仙散　治血气，心腹疼痛。立验。

当归　厚朴　芍药　枳壳制　人参各四分　甘草　茯苓各
五分　肉豆蔻二分

上为末，水二升，煎取八合，空心，分三服。

八仙散　治妇人血气，心腹疼痛，立验。《灵苑方》。

棕榈二两　当归一两，并剉碎一处，烧成灰，细研　麝香一钱，细研

上同研令停，每服一钱，温酒调下。

不换金散　治妇人血刺痛不可忍者。《灵苑方》。

三棱　莪术并细剉　巴豆去壳。各一两

上三味，以酽醋一碗，熬醋成膏为度。先将糠固济一罐子，阴干后将药并醋膏一处置罐子中，外用泥裹，以平瓦子①一片盖之。用炭火五七斤煅，常看守。才候烟急出即取出，看通黑则止，不得烧过了，便入乳钵内细研为末。有患者炒生姜，酒调一钱服。

———

① 子：原漫漶不清，据四库本补。

治妇人急血气。**定命散**。《灵苑方》。

大生乌头_{去皮尖} 牡丹皮 桂心各一两

上为细末，每服一钱，酒半盏，童子小便半盏，煎至七分温服。如妇人血瘕、血气、胎血积聚上冲心膈，须臾欲绝者，用酒一盏，生姜一片，煎至七分，去滓通口服。

大效琥珀散 治妇人心膈迷闷，腹脏掐撮疼痛，气急，气闷，月信不调等疾。《灵苑方》。

乌药 莪术各二两 当归一两

上并生，为细末，温酒调二钱服，服后以食压之。忌生冷，油腻等物。如是产后诸疾，炒生姜，酒调下。

治血气不调，脐下痛。

桑耳 菴䕡子 桂心 土瓜根 川芎各四分 甘草二分 牛膝 赤茯苓各五分 大黄 白芍药各六分 干地黄八分

上为末，炼蜜圆如梧桐子大。醋汤吞下二十圆。

蠲痛散 治妇人血气刺痛。

荔枝核_{烧存性，半两} 香附子_{去毛，炒，一两}

上为细末，盐汤、米饮调下二钱，不拘时候服。

没药散 治妇人血气疼痛不可忍者。出《博济方》。

红花 没药 当归 延胡索炒

上等分为末，每服二钱，童子小便、酒各半盏，同煎至六分，热服。只用秤锤淬过调。亦可常服，只用温酒。

牡丹散 治妇人久虚羸瘦，血块走注，心腹疼痛，不思饮食。出《卫生方》。

牡丹皮　桂心　当归　延胡索各一两　莪术　牛膝　赤芍药各二两　荆三棱一两半

上为粗末，每服三钱，水一盏，酒半盏，煎七分温服。

至圣汤　治妇人血气，产前、产后百疾。出同前。

当归　芍药　干姜　莪术　桂心　地黄　蒲黄炒。各半两黑豆炒，去皮，一两

上为细末，空心，热酒调下二钱。

天仙散方见二十卷第七论。

葱白散方见本卷第七论中。

琥珀散方见第一卷十二论。

治妇人腹胁刺痛，以《局方》七气汤加延胡索少许，同煎服。若胸膈不快、恶心，更间服《局方》乌沉汤，兼治月水不调，或前或后。

菖蒲圆　治妇人脾血积气及心脾疼。男六德续添。

菖蒲九节者，六两　吴茱萸炮　香附子炒，去毛。各四①两

上三味，并剉细，以酽醋五升煮干为度，焙干为细末，以好神曲打糊为圆，如梧桐子大。空心，食前以淡姜汤吞下四五十圆，日三服。橘皮汤亦好。

治妇人血气走作疼痛不可忍者，及月水不调，面色萎黄，吃食减少；及产后诸疾，并皆治之。**延胡索散**。

延胡索生　三棱生　当归去芦，酒浸　莪术醋浸少时。各等分

---

①　四：原漫漶不清，据正德本补。

上为末，每服二钱，空心，温酒调。如血气发甚者，及月水不调，并皆童子小便、酒、红花同煎调下。

治妇人久积血气，时发刺痛，肌瘦乏力，月候不调。当归煎圆。

当归二两，别末　槟榔　赤芍药　牡丹皮　延胡索各一两

上除当归末，用米醋熬成膏，入众药末和圆如梧桐子大。空心，温酒下二十圆，午食前再服。

治妇人积年血气，攻刺心腹疼痛不可忍者，及多方医疗未瘥，宜服神圣北亭圆。《灵苑方》。

北亭去砂石，研　没药　木香　当归各一分　芫花　莪术各半两　巴豆去皮膜，四十粒

上先研北亭、没药、巴豆如粉，用好米醋三升同煮为稀膏，然后将余四味①为细末②，入于膏内搜合成块，用新瓦合盛，临时加减圆数，用酒、醋各半盏煎数沸，通口服，不得嚼破，仍须吃尽酒、醋，立瘥。或男子元气，亦依前方服食。如急喉闭者，男左女右，以一圆鼻中嗅之，立愈。其中云：临时加减圆数，皆不云大小数目，详之古人亦卤莽也。既有北亭、芫花、巴豆，合当圆如绿豆大，每服只五圆。

治产前、产后血气不和及一切疾。琥珀散。

当归微炒　川芎各一两　赤芍药二两　莪术一两，煨

上为末，每服二钱，空心温酒调下。如腰腹痛，加陈皮

---

① 味：原脱，据正德本补。
② 末：原脱，据正德本补。

去白半两、干姜炮半两为末，同和停。如不吃酒，以水一盏，煎至七分，温服。

妇人血气小腹疼痛方论第十六

夫妇人小腹疼痛者，此由胞络之间夙有风冷，搏于血气，停结小腹，因风虚发动与血相击，故痛也。

治妇人久冷，气滞血刺，小腹疼痛。**葳灵散**。

葳灵仙一两　当归　没药　木香　桂心各半两

上为细末，无时，热酒调下一钱服。忌茶。

治妇人久积血气，疠刺小腹疼痛，四肢无力，不能饮食。宜**当归散**。

当归炒　赤芍药　刘寄奴　没药　枳壳　延胡索等分

上为细末，热酒调下一钱，无时候。

追气圆　治妇人血刺小腹疼痛不可忍。《灵苑方》。

芸苔子微炒　桂心各一两　良姜半两

上为细末，醋糊圆，如梧桐子大，每服五圆，无时，淡醋汤下。常服补血虚、破气块甚有效。

石灰散　治妇人血气，痛不可忍者。陈五婆方。出《妇人经验方》。

上取猪贴脊血半盏，于汤上暖，用杖子搅停后，用石灰于火上烧令黄，为末。罗过，入灰一钱同血搅停，放温服，立愈。

妇人两胁胀痛方论第十七

夫妇人两胁胀痛者，由脏腑虚弱，气血不调，风冷之气客于肠胃，伤于胞络之间，与血气相搏，壅塞不宣，邪正交争冲击，故令两胁胀痛也。

治妇人脾胃虚，气攻两胁胀痛。草豆蔻散方。

草豆蔻　诃子肉各一两　桂心　苦梗　厚朴各三分　甘草一分　川芎　当归　干姜　槟榔各半两

上为粗末，每服四钱，水一盏，煎七分，去滓热服，食前。

莪茜子散　治妇人脏腑虚冷，宿冷，气攻两胁胀痛，坐卧不安。

莪茜子　延胡索　桃仁　桂心　琥珀　当归各一两　赤芍药　木香　没药各半两

上为末，每服二钱，温酒调下，无时候。

人参紫金圆　治妇人荣卫不和，心腹刺痛，胸膈胀满，不进饮食。饶武传方。

紫金皮　苍术　石菖蒲各一两　香附子二两　人参半两木香三钱

上为末，米糊和圆如梧桐子大，每服三十圆。食后，姜汤下。

气针圆　治久积风壅，疏利滞气，空胸膈，止刺痛。

木香　青皮去皮　大黄炮　槟榔各一两　黑牵牛二两，半生

半炒

上为末，炼蜜圆如梧桐子大，温水下三十圆。邓安人年五十，忽然气痛，投神保圆愈。不一二日再痛，再服神保圆六七十粒。大腑不通，其疾转甚。亦有要用沉香、木香、姜、桂等药，而未敢投。痛甚则筑心、筑背、筑定两胁，似有两柴十字插定心胁，叫声彻天。召仆诊之，六脉沉伏，乍来乍去。众问仆诊脉吉凶何如？答曰：夫九痛之脉不可准也，但以证辨用药。观其人质肥伟，问其大腑数日不通，仆曰实痛也。其腹必胀，但以人按之痛甚，手不可向迩，此大实也。经云：大满大实者，可下之。用气针圆五六百粒，是夜即愈。

又已未在金陵，有家提干上之下巽内人，病心腹胀痛。众医投木香、沉香、槟榔、大腹、芍药、姜、桂之类，病益甚。召仆诊之，六脉弦紧而和，不似病脉。但诊之时两手如火，以此知其实痛也。众问如何治疗？仆曰：大凡心腹刺痛，不可便作虚冷治疗。有两医答曰：非冷而何？热即生风，冷生气是也。仆曰：不然。《难经》云：虚则痒，实则痛。又仲景云：腹痛者，桂枝加芍药汤；痛甚者，桂枝加大黄汤。家提干云：荆布素来质弱。仆曰：有可辨处，遇痛时使一婢按之，若痛止，是虚寒证也。若按之转甚，手不可近，此实痛也。即令一婢按之，手不可近，叫唤异常。仆曰：此实热无可疑者，当用大柴胡汤治之。众皆不许，仆责状而投之，八服愈。

论胁肋疼痛，服木通散。亦可治男子，出《明理方》。

心下、胁肋、少腹疼痛，皆素有积寒，而温暖汤散亦可主治。甚者以温药下之。心下与小腹痛，诸书并有效方。而胁肋下痛，鲜获治法此，此散可以主之。

木通散　治胁肋苦痛偏效，并心下、胁肋，并小腹牵引痛者皆主之。

木通去皮、节　青皮去白　川楝子去皮、核。各一两。以上三味用巴豆半两炒黄，去巴豆不用　萝卜子炒　舶上茴香一两，炒　莪术　木香　滑石各半两

上为细末，煎葱白，酒调三钱，一服愈。甚者不过再服。

三脘散　治中焦虚痞，两胁气痛，面目手足浮肿，大便秘涩，兼治脚气。

大腹皮　紫苏　沉香　干木瓜　独活各半①两　白术　川芎　木香　甘草　陈皮　槟榔各三分

上咬咀，每服三钱，水一盏，煎至七分，去滓，空心热服，日中服。戊午秋，在京城有一②妇人，中焦虚痞，腹胁胀痛，大便秘结，六脉微③弱，更数医服药无效，仆投此药不终剂④而愈。

妇人心腹胀满方论第十八

夫妇人心腹胀满者，由脏腑久冷，气血虚损而邪气客之，乘于心脾故也。足太阴脾之经也，脾虚则胀。足少阴肾之经也，其脉起于小指之下，斜趣足心，入跟中，上股内后

---

① 半：原漫漶不清，据四库本补。

② 一：原脱，据正德本补。

③ 便秘结六脉微：原漫漶不清，据正德本补。

④ 终剂：原漫漶不清，据正德本补。

廉，贯肾，络膀胱，从肾上贯肝膈，入肺中。其支者，从肺出络于心。脏虚，邪气客于三经，与正气相搏，积聚在内，气并于脾，脾虚有胀，故令心腹烦满而胀也。诊其脉迟而滑者，胀满也。

<u>白术散</u> 治妇人脾胃气虚，心腹胀满，不欲饮食，四肢少力。

白术　草果仁　诃子肉各三分　赤茯苓　槟榔　桂心各半两　陈皮　厚朴　人参各一两　甘草一分

上为粗末，每服四钱，姜三片，枣一枚，煎至七分，去滓，食前热服。

<u>槟榔散</u> 治妇人脾胃虚冷，心腹胀满，不欲饮食。

槟榔　前胡　川芎　青皮三分　赤芍药　桂心　大黄　苦梗　木香　枳壳各半两　甘草一分

上㕮咀，每服四钱，姜三片，煎至七分，去滓温服，无时。

《局方》分心气饮亦妙。方见十二卷。

三脘散亦妙。方见本卷十七论。

治妇人脾胃虚冷，心腹胀满，不欲饮食。<u>木香散</u>。

木香　桂心　白术　干姜炮　陈皮去白　草果仁　诃黎勒　人参各一两　神曲炒黄，三分　甘草炙，半两

上为细末，每服一钱，如茶点热服。

妇人淋沥小便不通方论第一

夫妇人淋者，由肾虚而膀胱热也。膀胱与肾为表里，俱主于水。行于胕者，为小便也。脏腑不调，为邪所乘，肾虚则小便数，膀胱热则小便涩。其状小便疼痛、涩数，淋沥不宣，故谓之淋也。小便不通，胀满气喘，急用药无异。

治妇人五淋。<u>木通散</u>。

木通　榆白皮　瞿麦穗　大麻仁　滑石各一两　贝齿
葵子　白茅根各二两　甘草半两

上为粗末，每服五钱，水煎，空心温服。

治妇人小便卒淋沥。<u>石韦散</u>。

石韦　黄芩　木通　榆白皮　葵子　瞿麦穗　甘草

上等分，为粗末，每服半两，水盏半，姜三片，煎七分，去滓热服。

治妇人气淋、劳淋。<u>桃胶散</u>。

桃胶　榆白皮各一两　车前子　冬瓜子　鲤鱼齿　葵子
瞿麦　木通各半两　枳壳一分

上㕮咀，每服四钱重，水一盏，煎至七分，去滓温服。

治淋。**金沙散**。

海金沙草阴干为末，煎生甘草汤，调二钱。甚者不过三四服。

又方

真琥珀研细，不以多少，研麝香，白酒调下。此二方出陈总领方。

治妇人血淋。**鸡苏散**。

鸡苏叶　木通各二两　生干地黄　滑石各三两　刺蓟根一两

上为粗末，每服半两，水盏半，筀竹叶三七片，煎至七分去滓，食前温服。

治妇人血淋及尿血涩痛。

生干地黄三两　郁金　蒲黄各二两

上为细末，每服二钱，车前子、叶煎汤调下，日三服。以利为度。

亦有血瘕似淋，小便不通，脐腹胀满痛，宜桃仁煎。方见血瘕门第七卷第九论。

后有用乱发方，治脬转不得小便。亦可治血淋、尿血。亦好。

火府丹　治心经热，小便涩及治五淋。加甘草㕮咀煎，名导赤散。《本事方》。

生地黄二两　木通　黄芩各一两

上为细末，炼蜜为圆，如梧桐子大，木通煎汤下三十圆。**此药治淋沥，脐下满痛。**许学士云：壬戌年，一卒病渴，日饮水一斗，不食者三月，心中烦闷。时已十月，予谓心经有伏热，与此药数服。越二日，不觉来谢，当日三服渴止，又三服饮食如故。此本治淋，用以治渴，可谓通变也。

治妇人诸般淋。

苦杖根俗呼为杜牛膝，多取净洗，碎之。以一合用水五盏，煎至一盏去滓，用麝香、乳香少许调下。鄞县武尉耿梦得，其内患沙石淋者十三年，每漩痛楚不可忍，溺器中小便下沙石剥剥有声。百方不效，偶得此方服之，一夕而愈，目所视也。《本草》云：牛膝治茎中痛。

妇人脬转不得小便方论第二

夫妇人脬转之病者，由脬为热所迫，或忍小便，俱令水气迫于脬，屈辟不得充张，外水应入不得入，内溲应出不得出，内外壅滞，胀满不通，故为脬转。其状少腹急痛，不得小便。甚者至死，不可治也。

《局方》有八味圆，治妇人脬转不得小便。

滑石散　治妇人、丈夫脬转，小便数日不通。《千金翼》。

滑石一两　寒水石二两　葵子一合

上为末，以水一斗，煮取五升，时时服，一升即利。

又方

乱发烧灰　葵子　车前子

上等分为细末，每服二钱，茶汤调下。

蒳叶散 治妇人脬转，小便不通。亦可治男子。

裹茶蒳叶烧灰，一两　滑石研细，半两

上研停，沸汤调二钱服。

石韦汤 治脬转，小便不通。出《指迷方》，前同。

石韦去毛　车前子

上等分为粗末，每服五钱，水二盏，煎至一盏，去滓服。

治妇人忍小便，不得依时而起，致令脬转。经四五日，困笃欲死方。

滑石二两　乱发灰一两

上研停，取桃白皮一斤熟捣，以水三盏绞取汁。无时温半盏，调二钱服。

又方　以滑石末，葱汤调下二钱服。

《千金翼》治妇人不得小便。

杏仁七粒，去皮尖

上一味，麸炒黄为细末，水调服，立通。

又方

紫草为末，井华水调取三指撮，立通。又云：紫苑皆可用。

若卒暴不通，小腹膨急，气上冲心，闷绝欲死。此由暴寒气并膀胱，或从忧惊，气无所伸，郁闭而不流，气冲脬系不正。诊其脉，右手涩小，左手急大，宜葱白汤方。

橘皮三两　葵子一两　葱白一茎

上咬咀，水五升，煮取二升，分三服。出《指迷方》。

妇人小便数方论第三

夫妇人小便数者，由肾与膀胱俱主于水，肾气通于阴，此二经俱虚而有热乘之，则小便涩，虚则小便数也。

治妇人久虚冷，小便日夜三五十行。**鹿茸散**。

鹿茸　乌贼骨　桑寄生　龙骨各一两　白芍药　当归附子各三分　桑螵蛸半两

上为细末，食前，温酒调下二钱。

治妇人虚冷，小便数。**桑螵蛸散**。

桑螵蛸三十枚　鹿茸　牡蛎粉　甘草二两　黄芪半两

上为细末，食前，姜汤调一钱服。

遗尿失禁方论第四

经云：膀胱不利为癃，不约为遗尿者。乃心肾之气，传送失度之所为也。故有小便涩而遗者，有失禁而出不自知者。又妇人产蓐，产理不顺，致伤膀胱，遗尿无时。又有胞寒脏冷，而遗尿不禁，治之各有方。

治妇人久积虚冷，小便白浊，滑数不禁。**鹿茸圆**。

鹿茸　椒红　桂心　附子　牡蛎　补骨脂　石斛　苁蓉鸡胜胫　沉香各一两　桑螵蛸三分

上为细末，酒煮面糊圆　梧桐子大，空心，温酒下三十圆。

又方　以鹿角屑炒令黄，为细末，空心，温酒调二钱。

又方　鸡膍胵炙为末，空心，酒调二钱。

治妇人遗尿，不知出时。出《千金翼》。

白薇　白芍药_{等分}

上为末，酒服方寸匕。日三服，空心。

又方　桑螵蛸，酒炒为细末，每服二钱，生姜汤调下。

又方

白矾　牡蛎_{等分}

上为细末，饮服方寸匕。亦能疗丈夫遗尿。

疗妇人小便不禁，以雄鸡翎烧灰为末，酒服方寸匕。

妇人小便出血方论第五

夫妇人小便出血者，由心主于血。血之行身，通遍经络，循环脏腑。血性得寒则凝涩，得热则流散，失其常，经溢渗入于脬内，故小便出血也。

治妇人卒伤于热，尿血。陈总领云：余顷①在章贡，时年二十六，忽小便后出鲜血数点，不胜惊骇，却全不疼。如是一月。若不饮酒则血少，终不能止。偶有乡②兵告以市医张康者常疗此疾，遂呼之来。供一器清汁，云是草药，添少蜜，解以水，两服而愈。既厚酬之，遂询其药名，乃镜面草，一③名螺靥草，其色青翠，所在石阶缝中有之。

---

① 顷：原漫漶不清，据四库本补。

② 乡：原漫漶不清，据正德本补。

③ 一：原脱，据正德本补。

治妇人劳损虚羸，尿血。**鹿茸散**。

鹿茸　当归　熟地黄　葵子　蒲黄　续断等分

上为细末，酒调二钱，日三服。

发灰散　治小便尿血，或先尿而后血，或先血而后尿，亦远近之谓也。又治饮食忍小便，或走马、房劳，皆致脬转，脐下急痛不通。兼治肺疽、心衄、内崩，吐血一两口，或舌上血出如针孔。若鼻衄，吹内立已。

乱发烧灰《本草》云：能疗瘀血，通关膈，利水道，破癥瘕、痈肿、狐尿刺、尸疰、杂疮。疗脬转，通大、小便，止咳嗽、鼻衄①。

上一味，用二钱，以米醋二合，汤少许调服。井华水调亦得。服药讫，即炒黑豆叶，蹲其上则通。

治妇人尿血不止。**生干地黄散**。

生干地黄二两　柏叶　黄芩各半两　阿胶炒成珠，一两

上为粗末，每服三钱，水一盏，姜三片，煎七分，去滓温服。

又方

羚羊角屑　龙骨　当归　蒲黄各一两　生地黄二两

上为细末，粥饮调下二钱，食前服。

治妇人小便出血，或时尿血。**当归散**。

当归　羚羊角屑　赤芍药各半两　生地黄一两　刺蓟叶三分

---

①　止咳嗽鼻衄：原不清，据正德本补。

上为粗末，每服三钱，水煎，去滓服。

又方　以生地黄捣取汁，每服一小盏，日三服。

又方　以蒲黄末酒调二钱服之，水调亦可。

又方　鹿角胶三两，炙令黄，以水一大盏，煎至半盏，去滓，分为三服，食前服。

妇人大便不通方论第六

夫妇人大便不通者，由五脏不调，冷热之气结于肠胃，则津液燥竭，大肠壅涩，故大便不通也。仲景云：妇人经水过多，则亡津液，亦大便难也。

《局方》四物汤加青皮煎服。

大三脘散又名三和散。见第七卷第十七论。

七宣圆、麻仁圆并见《局方》，不复重录。

治妇人大便不通。**牵牛子散。**

木香半两　郁李仁去皮，微炒　青皮去白　木通　枳壳去白，麸炒　桂心各一两　黑牵牛三两，半生半炒

上为细末。每服二钱，如煎茶一沸，搅起放温，空心服。

通神散　治妇人大便不通。热而实者，方可投此药。其证心腹胀痛，手不得近，心胸烦闷，六脉沉滑而实，是其证也。

大黄　芒硝　槟榔　桃花　郁李仁汤浸去皮，微炒。各一两　木香半两

上为细末，空心，粥饮调下二钱。

治妇人大便不通，心腹虚胀。<u>牵牛圆</u>。《博济方》有大黄、槟榔，名气针圆。

黑牵牛二两　青皮去白，一两　木香半两

上为细末，炼蜜圆如梧桐子大。空心，温水下二十圆。

治妇人肠胃风结，大便常秘。<u>大麻仁圆</u>。

大麻仁去壳，称，别研如膏　大黄各二两。炒槟榔　木香枳壳各一两

上为细末，与麻仁研停，炼蜜圆如梧桐子大，空心，温水下二十圆。

论老人、虚人、风人大便秘，不可用骏①药

初虞世云：余历观古人用通药，率用降气等药。盖肺气不下降，则大肠不能传送，以杏仁、枳壳、诃子等药是也。又老人、虚人、风人津液少，大便秘。经云：涩者滑之。故用胡麻、杏仁、麻子仁、阿胶之类是也。今人学不师古，妄意斟酌，每至大便秘燥，即以骏药荡涤之，既走津液、气血，大便随手愈更秘涩，兼生他病。余昔在鲁山日，有一谖②少，自称太医。曹镇有寄居王世安少府，本京师人，始病风淫未疾，为此生以骏药累累利之，后为肺痿，咯脓血，卒至大便不通而死。古人服药，尤所谨重，不若今人之轻生，故举此以戒后人。

---

① 骏：通快。迅疾。

② 谖（xuān宣）：聪明。

妇人①风入肠间或秘或利方论第七

经云：春伤于风，夏必飧泄。盖木气刑土也，土不能渗泄，则木气胜，故泄。风气行，津液燥，故秘。即不可专以秘燥为风也。余家中宗亲张公度母氏，年七十，日下利数十行，百方治之不愈，又苦腰脚拘挛。公度以蒺藜、酸枣仁治拘挛而利愈。黄鲁直母安康郡太苦秘结，以公度药投之而大便利。故知秘与利皆出于风。公度，潞人，名骥，世有令德。公度承父医学而克其家，清修不妄取，真有德君子，今见于此。

治妇人、脚气人，大便或秘或利，虚人尤宜方。

皂荚子三百枚，破作两片，慢火炒燥甚，即入酥一枣大，又炒至燥，又入酥，至焦黑，为细末

上炼蜜圆如梧桐子大，每服三十圆，煎蒺藜酸枣仁汤下，空腹服。两时久未利，再进一服。渐加至百圆不妨，以通为度。

蒺藜汤方

蒺藜不以多少，炒至赤黑色。臼内以木棒舂去刺，拣，簸净。每蒺藜三两，以酸枣仁一两炒令香，同杵为粗末，马尾罗筛。每三钱，水一盏，煎至七分，去滓温服，下前圆子药。

大五柔圆　　主脏器不调，大便难。通荣卫，利九窍，

---

① 妇人：原作"治"，据本书体例改。

进饮食方。

大黄_{斗米下蒸，切，焙}　枳壳_{去穰，麸炒}　白芍药　葶苈_炒香，别研　牛脂_{去筋膜，熬成油，与葶苈、杏仁杵}　肉苁蓉_{酒浸软，}温水洗，切，焙。各一两　桃仁_{百枚}　杏仁_{四十枚，并去皮尖，麸炒}黄，别杵

上除有油药，并为末，炼蜜圆，入牛脂、桃杏仁、葶苈，杵数千下，圆如梧桐子大。米饮下三圆，日三服。腹稍空时服，未知稍增，以知为度。

安康郡大苦风秘，予为处只可二仁圆。

杏仁_{去皮尖，麸炒黄}　麻仁_{别研}　枳壳_{去穰，麸炒赤}　诃子_慢火炒，锤去核

上二物各一两，为细末，同二仁杵，炼蜜和杵，圆如梧桐子大。温水下二三十圆，未知稍增。

潞公在北门，日盛夏间苦大腹不调。公随行医官李琬，本衢州市户，公不独终始涵容之，又教以医事。公病泄利，琬以言动摇之，又求速效。即以赤石脂、龙骨、干姜等药馈公，公服之，不大便者累日，其势甚苦。予方自共城来见公。未坐定，语及此事，公又不喜服大黄药。予告曰：此燥粪在直肠，药所不及，请以蜜兑导之，公为然。时七月中苦热，予挈汗为公作蜜兑，是夕三用药，下结粪四五十枚，大如胡桃，色黑如橡栗。公二三日间，饮食已如故。世有一种虚人，不可服利药，今载其法。

蜜兑法：

好蜜四五两，银石器中微火熬，不住手以匙搅，候可圆，见风硬即以蛤粉涂手，捏作人指状，长三寸许，坐厕上

内之，以手掩定，候大便通即放手。未快再作。以上四方，出初虞世。

妇人泄泻方论第八

《三因论》曰：夫妇人泄泻者，经中所谓洞泄、飧泄、溏泄、濡泄、胃泄、脾泄、大肠泄、大瘕泄、小肠泄、水谷注下，其实一也。原疾之由，皆因肠胃虚冷而邪气乘之。经云：寒甚则泄。春伤于风，夏必飧泄。盖风伤肝，肝正旺而移气克于脾土。

又云：寒即溏，热则垢，此得于外也。喜、怒、忧、思、恐，致使脏气隔绝，精神夺散，必致溏泄，此属内也。如饮食生冷，食伤脾胃而泄者，属不内外也。寒者温之，热者凉之，滑者涩之，湿者燥之。治利之法，无以过也。

<u>香朴圆</u>　治肠胃虚冷，泄泻，注下无度。脾虚气闭，不进饮食。

大厚朴五两　北茴香　白术　陈皮各三两　诃子　赤石脂各一两半

上为细末，面糊圆如梧桐子大，空心，米饮下五十圆。如常服，暖脾胃。

<u>桂香圆</u>　治脏腑虚，为风、湿、寒所搏，冷滑注下不禁，老人、虚人危笃，累效。

附子　肉豆蔻并炮　白茯苓各一两　桂心　木香炮　白姜炮。各半两　丁香一分

上为细末，米糊圆如梧桐子大，空心，米饮下五十圆。

豆蔻分气饮 治脏腑虚寒，泻泄无度，瘦极，及妇人产后洞泻危笃甚。

藿香叶　草豆蔻仁炮　青橘皮各四两　甘草　丁香各半两　乌梅五十个　肉豆蔻十个，炮

上咬咀，每服四钱，水二盏，糯米一撮，煎七分，去滓温服。

五香散 治食鱼伤，泄泻不止，气刺奔冲及妇人产前、产后腹痛、血气等疾，用温酒下；产后败血冲心，用败蒲煎汤下；安胎，以糯米饮调下；孕妇脾泄泻痢，煎陈米饮调下，食前。

乌药　白芷炒　枳壳　白术炒　良姜炒　甘草　莪术有孕减半

上等分为细末，每服二钱。温酒调下。

豆蔻圆 治脏寒、泄泻不止，服诸药无效。亦可治男子。

肉豆蔻面裹，煨香，不以多少碾细，入陈米白饭捣，令得所圆如绿豆大。空心，煮粟米饮吞下百圆。本家累以此药救人，有效。

治秋夏之间，脾胃伤冷，水谷不分，泄泻不止。胃苓散。亦疗男子。

五苓散、平胃散并见《局方》。

上合，和姜、枣煎，空心服妙。陈日华方。

人参豆蔻散 治久泄不止，服诸药无效。仆累试之，

有效。

人参　肉豆蔻　干姜　厚朴　甘草　陈橘皮各一两　川芎　桂心　诃子　北茴香各半两

上为细末，每服三钱，水一小盏，姜三片，枣一枚，煎至六分服。方出石道人。

木香散　治脏腑冷极及久冷伤惫，口疮，下泄，米谷不化，饮食无味，肌肉瘦悴，心多嗔恚，妇人产后虚冷下泄及一切水泄、冷痢。

木香　破故纸炒。各一两　良姜　缩砂仁　厚朴制。各三分　赤芍药　橘红　桂心　白术各半两　胡椒　吴茱萸汤炮七次。各一分　肉豆蔻四个　槟榔一个

上为散，每服三钱，用不经水猪肝四两许，去筋膜，批为薄片，重重掺药置一鼎中。入浆水一碗，醋一茶脚许盖覆，煮肝熟，入盐一钱，葱白三茎，细切；生姜弹子许，拍破同煮；水欲尽，空心为一服，冷食之。初服微泻不妨，亦是逐下冷气，少时自止。经年冷痢、滑泻，只是一服。渴即饮粥汤。忌生冷、油腻物。如不能食冷物，即添少浆暖服。

嘉兴谢医得此方，恶其繁，只用浆水煮猪肝，圆如梧桐子大。粥饮下五十圆，其效亦若。暴泻痢只是一服。唯热痢、热泻不治。

赵府傅上与下辖，婺州人也。宜人病泄泻不止，如附子、木香、诃子、肉豆蔻、龙骨等药①及诸丹服之皆无效。召仆诊之，

---

① 药：原漫漶不清，据正德本补。

肝肾脉虚弱，此肝肾虚也。府傅云：其说见在何经？仆曰：诸方论泄泻，止①是言脾胃病，不过谓风冷、湿毒之所侵入及饮食伤滞②，遇肠虚则泄痢，而不知肝肾气虚亦能为泄痢。古书所载甚明，不可不辨。经曰：泄痢前后不止，肾虚也。又曰：诸厥固泄，皆属于下。下为下焦肝肾之气也。门户束要，肝之气也；守司于下，肾之气也。肝气厥而上行，故下焦不能禁固而泄痢。肾为胃关，门户不要，故仓廪不藏也。若病泄痢③，其源或④出于⑤此。而专以脾胃药治之，则谬固千里⑥矣。遂服木香散，数服而愈。

妇人⑦协热下利方论第九

论曰：若下利清水，其色赤黄。或米谷不化，但欲饮冷，时时呕逆，小便不利，得热则极，心胸烦燥，脉虚大而数，此由乘虚，热入于胃，凑渗下焦，津液不分，并于大肠，谓之协热下利。先有用五苓散利小便，次以玉粉丹、四味阿胶圆。

玉粉丹

蛤粉　硫黄等分

上同研细，白面糊和圆，如梧桐子大，饮下五十圆。

---

① 止：原漫漶不清，据正德本补。
② 滞：原漫漶不清，据正德本补。
③ 泄痢：原漫漶不清，据正德本补。
④ 或：原漫漶不清，据正德本补。
⑤ 于：原漫漶不清，据正德本补。
⑥ 谬固千里：原漫漶不清，据正德本补。
⑦ 妇人：原脱，据本书体例补。

四味阿胶圆

黄连　赤茯苓去皮，二两　芍药三两　阿胶炒燥，一两

上先将三味为末，却以好醋熬阿胶成稀膏，圆如梧桐子大，饮下三十圆。

妇人①滞下方论第十

夫赤白痢疾者，古人名之滞下是也。究疾之源，皆因外感五邪之气，内伤生硬、冷热之食。其证不一，有赤、有白、有赤白相杂；有冷、有热、有虚、有实。大抵四时皆以胃气为本，未有不因外感寒、暑、燥、湿、风之气而伤于脾胃；脾胃既亏，而又内伤饮食，饮食不能克化，致令积滞而成滞下。古人云：无积不成痢者，此也。经云：春伤于风，夏生飧泄。盖风喜伤肝，然春时肝木正旺而不受邪，反移气克于脾土。然脾既受克，又不能忌慎口腹，恣食生冷、粘硬之物，致令脾胃不能克化，因此积滞。又夏秋之间，或再感暑湿、风冷之气，发动而成痢也。其证必先脐腹疼痛、洞泄、水泻、里急后重，或有或无，或赤或白，或赤白相杂，日夜无度。如有此证，不问冷热、虚实，但当先服神术散，可以发散风冷、寒湿之气；次服五苓散，分利水谷；兼用加巴感应圆，温脾胃，去积滞，或六神圆，未有不安者也。或曰：虽古人有言，无积不成痢，亦不专以去积为先，岂有一岁之内，独于夏、秋之间人皆有积，而春、冬无之？盖风邪

---

① 妇人：原脱，据本书体例补。

入胃，木来胜土，不为暴下，则为痢疾，其神术散要药也。又有一方、一郡之内，上下传染，疾状相似；或只有一家长幼皆然；或上下邻里间相传染；或有病同而证异；亦有证异而治同。或用温剂而安，或用凉药而愈。有如此等，是毒疫痢也。治疫毒痢者，虽当察五运六气之相胜，亦不可狃泥此说。且如运气相胜，岂独偏于一方、一郡而独于一家、二家者乎？如有此证，当先察其虚实、冷热，首以败毒散，多加人参、甘草、陈米、姜、枣煎服；及三黄熟艾汤、黄连阿胶圆、五苓散、驻车圆，可选而用之。如下痢赤多，或纯下鲜血，里急后重，大便不通，身体壮热，手足心热，大烦躁渴，腹胁胀痛，小便赤涩，六脉洪大，或紧而数，或沉而实，此热痢也。宜白头翁汤及三黄熟艾汤、五苓散，可选而用之。若风痢下血太过，宜用胃风汤加木香、黑豆煎服。若夏、秋之间下痢，或赤或白，或赤白相杂，脐腹疞痛，里急后重，憎寒发热，心胸烦闷，燥渴引饮，呕逆恶心，小便不利及五心烦热，六脉虚弱。此等脉证，正因伏暑而得此疾。宜服香薷散加黄连、甘草、当归，酒水浓煎，沉令冰冷，顿服。仍兼服酒蒸黄连圆，或小柴胡汤加人参煎服必愈。沈内翰云：治痢之药极多，然无如此药之妙。盖小柴胡汤能治暑毒。如杂证一退，而痢尚未止，则以四物汤加胶、艾煎服，以调阴阳，未有不安者也。如水谷不分，小便不利，宜用五苓散、淡竹叶煎汤调服。如烦渴甚者，亦宜服之。若不明伏暑之证，但以脉虚而妄投硫、附、姜、桂、丹石之药而杀之，深可叹息。若下痢纯白，状如鱼脑，脐腹冷痛，日夜无度，手足逆冷，或有呕逆，全不入食，饮食欲温而恶冷，六脉微细。此由脏腑虚冷之极，宜木香散加服四味理中汤及钟乳健脾圆。甚者，四肢逆冷，六脉沉绝，当一味峻补，兼灸气海、丹田二穴，更以助胃之药，此守而不攻之意也。宜四顺附子汤、三建丹、白丹、加味参附汤、姜附汤，皆可选用。如年尊虚弱之人，或素来禀受怯弱，亦宜此法详酌调理。然大宜开胃、进食为先，食可得入，则脾胃运化，糟粕便聚。糟粕既成，垢腻、鲜血、瘀滞不患其不除矣。如久痢不瘥，肠滑不禁，溏泄不止，诸药无效，方可施之涩肠止痢之剂。亦宜先以龙骨、肉豆蔻、诃子、钟乳、胡粉之药。近人多用罂粟壳、地榆之属，然此物性大紧涩，能损胃气。如少壮之人、壮健者服之，间奏奇效。若是疫毒、受暑、受湿之证，及年尊之人，或禀受怯弱，服此莫不受其大害。若以固秘涩肠为先，则风寒、暑湿之邪，非惟涩而不去，而胃管闭而不通，禁口不食，日见羸瘦。糟粕不入肠中，所患无由可除矣。若有此证，宜以参苓白术散、四君子汤及以石莲、山药之剂，治之必愈。治痢欲投补药，必须有温通之意在焉！如四君子汤、理中汤、十全汤加木香、白豆蔻、茯苓、官桂、厚朴之属，可以散风邪，可以分水道，可以开胃管，可以治缠扰，可以通秘涩。此攻守之两全也。大抵治痢之法，虚者补之，实者泻之，滑者涩之，闭者通之，有积者推之，风则散之，暑则涤之，湿则燥之，热则凉之，冷则温之，冷热者调之，以平为期。不可以过，此为大法。药隐老人序。

白头翁汤 治热痢下血，连月不瘥。

白头翁二两　黄连　黄蘗皮　秦皮各三两

上咬咀，每服四钱，水一盏半，煎至七分，去滓，无时温服。

神术散　治春伤于风，夏生飧泄。大治伤风头痛。项背拘急，鼻流清涕。

苍术一斤　藁本　川芎各六两　羌活四两　粉草二两六钱细辛一两六钱

上为粗末，每服三钱，水一盏，姜三片，煎七分。要出汗，加葱去滓，稍热服，无时候。

治赤白痢。六神圆。

神曲别为末，留作糊　麦芽　茯苓　枳壳　木香煨，白痢倍之　黄连六味等分。赤痢倍之

上为末，用神曲末作糊为圆，如梧桐子大，每服五十圆。赤痢，甘草汤下。白痢，干姜汤下。赤白痢，干姜甘草汤下。此药得之东山。饶殿讲云是京城医官见传。愚详此方，有黄连可以解暑毒，清脏腑，厚肠胃；有木香能温脾胃，逐邪气，止下痢；有枳壳能宽肠胃；有茯苓能利①水道；有神曲、麦芽可以消滞。真痢中之要药也。

三黄熟艾汤　治伤寒四五日，大下，热痢时作，白通汤诸药多不止，宜服此汤除热止痢。亦有人作圆子，热水吞下四十圆，治时行毒痢，良验。

黄芩　黄连　黄蘗各二分　熟艾半个，鸡子大

---

① 利：原脱，据文义补。

上咬咀，每服三钱重，水一盏，煎至七分，去滓温服，无时。

四顺附子汤

生附子_{去皮脐}　白姜_炮　甘草　人参各_{一两}

上咬咀，每服四钱重，水二盏，煎至七分，去滓，空心服。吐泻，腹痛，加桂半两。小便不利者，加茯苓半两。大凡痢疾，虽体寒，手足逆冷，冷汗自出，六脉沉伏，不宜轻用附子。多因伏暑而得此疾，亦有冷汗自出，四肢逆冷，六脉虚弱，但背寒面垢，或面如涂油，齿干烦冤，燥渴引饮，此伏暑证也。小柴胡汤、五苓散、酒蒸黄连圆必能奏效。学者宜精思耳①。

三建丹②

阳起石_{煅，飞，半两}　钟乳粉_{一两}　大附子_{炮，取末半两，一半入药，一半作糊}

上用附子糊圆如梧桐子大，每服五圆至十圆，空心温酒下。

如渴，参汤下。

加味参附汤③

大附子_{二两半，炮}　大人参_{一两}④

上二味咬咀，每服四钱重，水二盏，姜十片，丁香十五

---

① 暑证也……宜精思耳：原脱，据正德本补。
② 三建丹：原脱，据正德本补。
③ 加味参附汤：原脱，据正德本补。
④ 一两：原脱，据日抄本补。

粒，米一撮，煎至七分，空心温服。

治禁口痢，孟公实郎中传①，云甚妙。

石莲肉不以多少，不炒，去壳，将肉并心碾为细末，每服一钱，陈米饮调下，便觉思食。此疾盖是毒气上冲华盖，心气不通，所以不入食。服此药之后，心气通，痢当顿下而愈。未愈，自服痢药。

治禁口痢方②：干山药不以多少，半生半炒黄，为细末，米饮调下。

香茸圆方③ 治下痢危困。

麝香半钱，别研，临时入 鹿茸一两，火燎去毛，酥炙黄为末。入麝香，令停

上以灯心煮枣肉为圆，如梧桐子大，每服五十圆，空心服。

缪立夫云：有医者，每料添④滴乳香半两，尤有效。绍兴人苦⑤痢疾，多往往而死。凡平时所用治痢如罂粟之类，不可向口，惟服此药及没石子圆效。

刘从周痢疾口诀：祭酒林谦之说医人刘从周治病有功，议论殊不凡。且有验云：大凡痢疾，不问赤白，而为冷热⑥之证。若手足和暖则为阳，只须服五苓散，用粟米饮

---

① 治禁口痢……实郎中传：原脱，据正德本补。
② 治禁口痢方：原脱，据正德本补。
③ 香茸圆方：原脱，据正德本补。
④ 添：原脱，据日抄本补。
⑤ 苦：原脱，据日抄本补。
⑥ 刘从周……而为冷热：原脱，据正德本补。

调下，次服感应圆二十粒即愈。若觉手足厥冷则为阴，当服暖药，如已寒圆、附子之类。如此治痢，无不效。此方亲曾用有效。有人夏月患痢，一日六七十行，用五苓散两服止。

酒蒸黄连圆、《局方》治状不言治痢疾，仆尝用之良验。姜附汤、小柴胡汤、参苓白术散、香薷散、败毒散、理中圆、四君子汤、黄连阿胶圆、钟乳健脾圆、驻车圆、感应圆、亦有用苏合香圆和圆服，名苏感圆。亦有外加黄蜡，圆如梧桐子大，十粒兼服。胃风汤、四物汤、玉华白丹、十全大补汤、斗门散、五苓散、真人养脏汤、水煮木香圆、大已寒圆。

以上诸方并出官局，不复重录。

如斗门散、养脏汤、水煮木香圆、参香散、豆蔻饼，其中皆使罂粟壳。然此药大能坏脾胃，古方不用。如脾胃壮健之人，服者多有良验，姑存于后。

参香散　治男子、妇人、小儿阴阳不和，冷热相搏，积而成痢。或赤或白，或赤白相杂，日夜无度，里急后重，脐腹疞痛，甚不可忍。又治水泻不止，肠鸣腹痛，或热毒中伤，或寒气久积，并宜治之。

罂粟壳制　陈皮去白　粉草各一两　厚朴半两　青皮　白姜各一分

上为末，每服二钱，赤痢，甘草汤调。白痢，陈米饮调。赤白相杂，紫苏汤调。如冷泻，陈米饮调。热泻，新井水调。空心服此药，正脾去积，和气理中。忌生冷、肥腻、油面、醃藏。

豆蔻饼 治赤白痢，脐腹刺痛，久而不愈。大治冷痢。

罂粟壳制，一两　白芍药　黄芪三钱　陈皮　青皮　木香

诃子　肉豆蔻　人参各半钱　羌活　当归各一钱

上为末，炼蜜圆如弹子大，每服二圆，水一小盏，煎至七分，温服。二方，徐①明仲先生方。

曾有一妇人病痢疾月四十日，服诸药不愈。召仆诊之，六脉沉弱。大凡下痢之脉，宜沉宜弱，但服十全大补汤，姜、枣煎成，加白蜜半匙，再煎数沸，服之愈。

甲子夏秋间，仆处赵经略厅有侄孙，年九岁，病疾甚重，召小方脉未至，遂令仆诊之。六脉平细，以证观之，云是血痢。其实非也，只是血水而已。仆云：记得调中汤治状，云治夏月初秋，忽有暴寒折于盛热，结于四肢，则壮热头痛。寒伤于胃则下痢，或血、或水、或赤，壮热冥闷，脉数，宜服此。遂合之，去大黄，服之而愈。

调中汤方

葛根　黄芩　芍药　桔梗　藁本　赤茯苓　白术　甘草炙。等分

上㕮咀，每服三钱，水一盏，煎至七分，去滓温服，移时再服。

又有一妇人，泻泄不止，似痢非痢，似血非血，其色如浊酒。召予诊之，则六脉沉绝。众医用热药及丹药服之，则发烦闷。仆先用败毒散数服加陈米煎，次又用胃气汤加粟米煎，愈。调中汤去大黄，亦疗此证。

---

① 徐：原漫漶不清，据本书第二卷第五论、第四卷第五论、第二十二卷第二论内容补。

妇人①痢后呕哕方论第十一

凡滞下病之稍久，或欲愈之时，多有咳逆及呕逆之证。然咳逆者，古人所谓哕是也。哕者，胃寒所生，此证最危。其它病亦恶咳逆。如见此证，宜用橘皮干姜汤、半夏生姜汤、丁香柿蒂汤。若阳证咳逆者，小柴胡汤、橘皮竹茹汤。

仆尝治一痢疾，咳逆不止，六脉沉弱，诸医用药灼艾，皆无效。仆投退阴散，两服愈。

又尝治许主薄，痢疾愈后，咳逆不止，服诸药无效。遂灸期门穴，不三壮而愈。其穴在第六卷十五论中。如有呕逆之证，虽经云无阴则呕，然多有胃热而呕，亦有胃寒而生，亦有暑毒而生。如胃热而呕，宜服小柴胡汤、孙兆竹茹汤、芦根汤、官局桔梗汤、竹叶石膏汤加生姜主之。呕而发渴者，猪苓汤。

仆尝治一痢后呕不止，六脉虚弱，此胃寒而呕。又似暑毒凝于胃脘，投《局方》香薷圆，愈。

橘皮干姜汤　治哕。

橘皮　通草　干姜　桂心　甘草各四钱　人参二钱

上㕮咀，每服四钱，水一盏，煎至七分，去滓温服。

半夏生姜汤　治哕欲死。

半夏一两一分，洗　生姜二两，切

上以水二盏，煎至八分，去滓，分为二服。

---

① 妇人：原脱，据本书体例补。

丁香柿蒂汤 治咳逆。

丁香十粒　柿蒂十五个

上咬咀，用水一盏半，煎至八分，去滓热服。

橘皮竹茹汤 治哕逆。

橘皮二两　竹茹二升　甘草二两　人参半两　半夏一两，汤洗

上咬咀，每服四钱，水二盏，生姜六片，枣一枚，煎至七分，去滓温服。

生姜橘皮汤 治干呕哕，若手足厥冷者。

橘皮四两　生姜半升

上咬咀，每服半两，水一盏，煎至七分，去滓温服。

退阴散 本治阴毒伤寒，手足逆冷，脉沉细，头痛腰重，连进三服。小小伤冷，每服一字，入正元散内同煎，入盐一捻。阴毒伤寒、咳逆煎一服，细细热呷便止。

干姜　川乌

上等分为粗末，炒令黄色，候冷捣为末。每服一钱，水一盏，盐一捻，煎至半盏服。

猪苓汤 治咳而呕，渴，心烦不得眠。

猪苓　赤茯苓　泽泻　阿胶炒　滑石各半两

上咬咀，每服三钱，水一盏，煎，候胶消尽服。

孙兆竹茹汤方见第六卷、芦根汤方见第六卷、小柴胡汤、官局桔梗汤、竹叶石膏汤、香薷圆。以上俱出《局方》，不复重录。

妇人大便下血方论第十二

夫妇人脏腑损伤，风邪易入。凡热气在内，令人下血。风气在内，亦大便血色，或如豆汁，腹中疼痛。若粪后下血者，其来远；粪前有血者，其来近。远近者，言病在上下也。妇人面无血色，时寒时热，脉浮弱，按之绝者，为下血也。

治妇人风虚，大便后时时下血，宜服**防风如神散**。

防风　枳壳等分

上㕮咀，每服三钱，水一盏，煎至七分，去滓空心服。

治肠风下血。

赤芍药一两，瓦上烧存性

上为末，温酒调下二钱。

又方

枳壳十五合，每合入巴豆三粒，去壳皮，安在内，以棉裹之。用好米醋于砂盆内煮，候醋干，更加无灰酒煮①令糜烂，去巴豆，研成膏。

以黄芪五两为末，入膏内为圆如梧桐子大，每服二十圆，空心，米饮吞下，酒亦可。

治痢久不安，下血成片。

头发一团，洗，烧灰，研。每服一二钱，新汲水调下。疮疖之毒，以温酒服佳，空心。

木香乌荆圆　治肠风、酒痢。以上四方出《专治妇人

---

① 灰酒煮：原漫漶不清，据正德本补。

方》。

木香一分　荆芥穗　川乌炮。各一两

上为末，酒糊圆如梧桐子大，每服二十圆，食前、临卧，浓煎栗根白皮，酒吞下。忌羊血。此同舍处传之，曾服有效。

又方

荆芥穗　黄芪　熟地黄　当归　桑耳　地榆　樗白皮　皂角刺　干姜　槐豆　牛蒡子　甘草

上等分为细末，每服二钱，粥饮调下，空心服。

治肠风下血：

苍术不以多少，以皂角浓揉汁，浸一夕，次日煮，令水干，焙燥

上一味为细末，面糊圆如梧桐子大，米饮，空心下五十圆，日三。

经云：结阴者，便血一升；再结者，二升；三结，三升。宜用地榆汤。骆龙吉方。

地榆四两　甘草一两半　缩砂仁四七枚

上为粗末，每服三钱，水一盏，煎至七分，去滓，空心温服。

肠风黑散　治荣卫气虚，风邪冷气进袭脏腑之内，或食生冷，或啖炙煿，或饮酒过度，积热肠间，致使脾虚弱，糟粕不聚，大便鲜血，脐腹疼痛，里急后重，或肛门脱出，或久患酒痢，大便频并，并皆治之。

败棕烧　木馒头烧　乌梅去核　粉草炙。各等分

上为细末，每服二钱，水一盏，煎至七分，空心温服。

仆尝治一妇人，便血不止，用煮附圆加五灵脂效。方见第一卷。

妇人痔瘘方论第十三

夫妇人痔瘘者，皆由酒、色、气、风、食及劳伤经络，其血渗而成之。亦有长年久坐而成者。其痔有五种：肛边疮如乳出于外，时出脓血者，为牡痔也；肛边肿，生疮而出血者，为牝痔也；肛边生疮，痒而复痛者，为脉痔也；肛边肿核痛，发寒热而出血者，为肠痔也；因便转而清血随出者，为血痔也。治之各有方。

鳖甲散 治妇人五种痔疾。

鳖甲 露蜂房 蛇蜕 蝟皮 猪后悬蹄甲五味烧存性。各二分 麝香一分

上各研为细末，和药令停，每服一钱，空心，用生干地黄煎汤调下。若肛门有窍肿痛，敷之即愈。忌苋菜。

《局方》钓肠圆、黑玉丹，服之皆验。

仆尝治一妇人，久病心焦多怒，遂成痔疾。状如莲子，热肿而痛，遂用熊胆入梅花脑子并研，更用猪胆汁调开涂痔立愈。方出张氏。

又方：疗痔热肿痛。邬子华解元方。

蛞蝓大者一二条，江西名蜒蚰，湖北名石夹子，广州名鼻涕虫

研令烂，入研了龙脑一字，坯子半钱，研令停，敷之愈。先以石薜荔煮水，熏洗尤妙。五羊大帅赵尚书上汝下暨

云：母夫人病此，只用蛞蝓与京墨研涂，亦效。

妇人脱肛候方论第十四

夫肛门者，大肠候也。大肠虚冷，其气下冲，肛门反出。亦有因产用力，努䖙^①气冲，其肛亦令反出也。

治大肠久积虚冷，每因大便脱肛收不得。出《圣惠方》。

蜗牛一两，去壳，生研，猪脂和，敷之立缩。《药性论》云：蜗牛有小毒，能治大肠脱肛。《范汪方》云：此螺全似蜗牛，色黄而小，雨后好绿桑叶者佳。孙真人同。

姚和众治男子、女人、小儿大肠虚冷，肛门脱出。

以铁精粉敷之良。《圣惠方》亦治阴脱、阴肿。

《集验方》疗脱肛历年不愈。

以生铁三斤，水一斗，煮取五升，去铁以汁洗，日再。

姚和众治大人、小儿因痢脱肛。

鳖头骨^②烧灰，研取粉扑之。日华子云：头骨烧灰疗脱肛。《图经》同。《药性论》：鳖头血涂脱肛。

孙真人疗脱肛，肠头若挺出，一片虾蟆皮，瓶中烧，烟薰。功效觉玄微。

妇人阴肿方论第十五

夫妇人阴肿者，是虚损受风邪所为，胞络虚而有风邪客

---

① 䖙（yǎn 掩）：身体向前弯曲。
② 骨：原脱，据四库本补。

之。风气乘于阴，与血气相搏，令气否涩，腠理壅闭，不得泄越，故令肿也。

<u>菖蒲散</u>　治妇人月水涩滞，阴间肿痛。

菖蒲　当归各一两。炒　秦艽三分　吴茱萸半两，制

上为粗末，每服三钱，水一盏，葱白五寸，煎至六分，去滓，空心温服。

《经心录》治妇人阴中肿痛不可忍。

艾叶五两　防风三两　大戟二两

上剉细，以水一斗，煮取五升，热洗，日三。切宜避风冷。

《古今录验》治妇人阴肿或疮烂者。<u>麻黄汤洗方</u>。

麻黄　黄连　蛇床子各二两　北艾叶一两半　乌梅十个

上细剉，以水一斗，煮取五升，去滓热洗。避风冷。

《古今录验》治妇人阴肿坚痛。<u>白矾散</u>。

白矾半两　甘草半分，生　大黄一分，生

上为细末，每用枣大，绵裹内阴中，日两换。

《肘后方》疗阴中肿痛方。

枳壳半斤炒令热，以故帛裹熨，冷即换之。

《子母秘录》疗阴肿。

铁精粉敷上。

妇人阴痒方论第十六 与第二十三卷第十论通用

夫妇人阴痒者，是虫蚀所为。三虫在于肠胃之间，因脏

虚，三虫动作，蚀于阴内。其虫作热，微则为痒，重者乃痛也。

治妇人阴痒。<u>大黄散</u>。

大黄微炒　黄芩炙。各一两　赤芍药　玄参　丹参　山茱萸　蛇床子各半两

上为细末，食前，温酒调二钱服。

《广济方》疗妇人阴痒不止。

蚺蛇胆　雄黄　硫黄　朱砂　硝石　芜荑各半两　藜芦二钱半

上为细末研停，以腊月猪脂和如膏，用故布作缠子，如指长一寸半，以药涂上，内阴中。日一易之，易时宜用猪椒根三五两，水煮稍热，洗干拭内之效。

又方　小蓟不拘多少，水煮作汤热洗，日三用之。

崔氏疗阴痒不可忍方。

杏仁烧作灰，承热绵裹内阴中，日二易之。

又方　蒜煮汤洗之。一方用枸杞根。

又方

狼牙二两，细剉　蛇床子三两

上以水三升，煮十沸，热洗。

又方　取鸡肝，承热内阴中。如有虫，虫当尽下。

《古今录验》疗妇人阴痒，如有虫状。

上取牛肝，切取三寸，内阴中。其虫尽入肝内，出之，效。猪肝亦得。

《千金翼》治妇阴痒脱。**矾石散**。

矾石为末，空心，酒服方寸匕，日三服。

妇人阴冷方论第十七

妇人胞络劳伤，子脏虚损，风冷客之。冷乘于阴，故令冷也。

疗妇人癖瘦阴冷。**五加皮浸酒方**。

五加皮　干姜　丹参　蛇床子　熟地黄　杜仲制。各三两

钟乳粉四两　天门冬一两　地骨皮二两

上细剉，以生绢袋盛，用酒十五升，渍二宿。每服温一中盏，空心、晚食前各一服。

治妇人阴冷痒方。

远志二分　干姜生　莲花各三分　蛇床子　五味子各四分

上为细末，先以兔尿涂阴门中，然后绵裹一钱内阴中，热即为效。

《传心方》治玉门宽冷方。

硫黄末煎汤洗。

《近效》坐导药，主阴冷、子门痒闭方。

吴茱萸　荸荙子炒。各二分　蛇床子三分　没石子一枚

上为末，以棉裹如枣子，内子宫中。

又方

五味子四两

为细末，每用以口中玉泉和如兔尿大，内阴门中，热

即效。

《通真论》疗妇人子门冷。坐药法。

蛇床子四分　吴茱萸六分　麝香少许

上为细末，炼蜜圆如酸枣大，以棉裹内阴中，下恶物为度。

妇人阴挺出下脱方论第十八

夫妇人胞络伤损，子脏虚冷，气下冲则令阴挺出，谓之下脱。亦有因产而用力䐉气，而阴下脱者。诊其少阴脉浮动，浮为虚，动为悸，故令下脱也。

《千金翼》疗妇人阴挺下脱。当归散。

当归炒　黄芩各二两　牡蛎二两半　蝟皮一两，炙焦　赤芍药一两半

上为细末，每服二钱，食前，暖酒调下。米饮亦可。

又方

当归三两　败酱二两　独活　白芷　地榆　白矾各半两

上细剉，水一斗，煮取二升，去滓，稍热洗。

《广济方》治状同前。

皂角去皮弦子，炙焦黄　半夏炒令黄　北细辛各一两　蛇床子一两半

上为细末，薄绢袋盛如指长，内阴中，日二易之。

又方

蛇床子五两　乌梅十四枚

上剉，以水五升煮取三升，去滓。热洗，日五次。

又方

川乌　白及等分

上为细末，绵裹一钱，内阴中，令入三寸，腹内热即止。来辰再用。一方有生椒一两。

《千金翼》疗妇人阴脱，兼疗脱肛。

羊脂煎讫，适冷暖涂上。以铁精粉敷脂上，多少令调。以火炙布令温以熨上，渐渐内之。更细末，磁石酒调服方寸匕，日三服。

妇人阴中生疮方第十九 又见二十三卷第十论

《集验》疗妇人阴中痛、生疮。

羊脂一斤　当归　杏仁　白芷　芎䓖各一两

上五味细切，羊脂和，置甑中蒸之。药成，取如大豆一枚，棉裹药，内阴中，日一度。

《肘后》疗妇人阴中生疮方。

杏仁烧末　雄黄　矾石各二分　麝香半分

上四味研细，和敷阴中。

又方　硫黄研细敷之。

《古今录验》疗妇人阴中生疮。黄芩汤洗方。

雄黄　当归　黄芩　芎䓖　大黄　矾石各二分　黄连一分

上七味切，以水五升煮取四升，洗疮，日三度。

又方　雄黄散。

雄黄　川芎　辰砂　藜芦　北细辛　当归　川椒_{等分}

上为末，棉裹内阴中，又敷外疮上。忌如常法。

女人伤丈夫头痛方第二十

《集验》疗女人伤丈夫，四肢沉重，嘘吸头痛方。

生地黄_{八两}　芍药_{五两}　香豉_{一升}　葱白_{一升}　生姜_{四两}
甘草_{二两}

上六味切，以水七升煮取二升半，分三服，不得重作。忌房事。《千金》同。

《千金翼》疗诸妇人伤丈夫，苦头痛，欲呕闷。<u>桑白皮汤</u>。

桑白皮_{半两}　干姜_{二累}　桂心_{五寸}　大枣_{二十枚}

上四味切，以酒一斗，煮三四沸，去滓、分温服。衣适厚薄，毋令汗出。《千金》同。

女人交接辄血出痛方第二十一

《千金》疗女人交接辄血出方。

桂心　伏龙肝_{各二分}

上为末，酒服方寸匕，瘥止。

又方

黄连_{六分}　牛膝　甘草_{各四分}

上三味细切，以水四升，煮取二升洗之，日三四度，瘥止。

女人交接他物伤方第二十二

《集验》疗女人交接，阳道违理及他物所伤犯，血出流漓不止方。

取釜底墨，断葫芦涂药内之。

又疗女童交接，阳道违理，血出不止方。

烧发并青布末为粉，涂之。

又方　割鸡冠血涂之。

小户嫁痛方第二十三

《千金》疗小户嫁痛连日方。

甘草三分　白芍药二分　生姜三分　桂心一分

上四味细切，以酒二升，煮取三沸，去滓温服，神良。

又疗小户嫁痛，单行方。

牛膝五两

上一味切，以酒三升，煮至二升。分三服。

又疗妇人嫁痛，单行太和汤方。

大黄三两

上一味切，以酒一升，煮一沸，顿服。

又疗妇人小户嫁痛。海螵蛸散方。

乌贼鱼骨二枚

上一味，烧研为细末，酒服方寸匕，日三服。

求嗣门　疾病既无，须知求嗣，故以次之。

陈无择求子论第一

夫有夫妇，则有父子，婚姻之后，必求嗣续，故圣人谓"不孝有三，无后为大"者，言嗣续之至重也。凡欲求子，当先察夫妇有无劳伤、痼害之属，依方调治，使内外和平，则妇人乐有子矣。

褚尚书澄求男论第二

建平孝王妃姬寺，皆丽，无子。择良家笄女入御，又无子。问曰：求男有道乎？澄曰：合男女必当其年。男虽十六精通，必三十而娶；女虽十四而天癸至，必二十而嫁。皆欲阴阳完实，然后交合，则交而有孕，孕而育，育而为子坚壮强寿。今未笄之女，天癸始至，已近男色，阴气早泄，未完而伤，未实而动，是以交而不孕，孕而不育，育而子脆不寿，此王之所以无子也。然妇人有所产皆女者，有所产皆男者，大王诚能访求多男妇人，媒之宫府，有男之道也。王曰：善。未再期生六男。夫老阳遇少阴，老阴遇少阳，亦有子之道也。

妇人无子论第三

夫妇人无子者，其事有三。一者，坟墓不嗣；二者夫妇年命相克；三者，夫病妇疾，皆令无子。若是坟墓不嗣，年命相克，此二者，非药能益。若夫病妇疾，须将药饵，故得有效也。然妇人挟疾无子，皆由劳伤血气生病。或月经闭涩，或崩漏带下，致阴阳之气不和，经血之行乖候，故无子也。诊其右手关后尺脉浮，浮则为阳。阳脉绝，无子也。尺脉微涩，中年得此，为绝产也。少阴脉如浮紧，则绝产。恶寒，脉尺寸俱微①弱者，则绝产也。

又有因将摄失宜，饮食不节，乘风取冷，或劳伤过度，致令风冷之气乘其经血，结于子脏，子脏得冷，故②令无子也。

《千金翼》求子方论第四

《千金》论曰：夫妇人之别有方者，以其血气不调，胎妊生产崩③伤之异故也。是以妇人之④病，比之男子十倍难疗。经言妇人者，众阴所集，常与湿居。十四岁以上，阴气

---

① 微：原漫漶不清，据正德本补。
② 故：原漫漶不清，据正德本补。
③ 崩：原漫漶不清，据正德本补。
④ 之：原漫漶不清，据正德本补。

浮溢，百想经心，内伤五脏，外①损姿颜，月水去留，前后交互，瘀血停凝，中道断绝。其中伤堕，不可具论。生熟二脏，虚实交错，恶肉内漏，气脉损竭。或饮食无度，损伤非一；或胎疮未愈，而合阴阳；或行步风来，便立于悬厕之上，风从下入，便成十二痼疾。所以妇人别立方也。若是四时节气为病、虚实冷热为患者，故与丈夫同也。唯怀胎、妊孕而挟病者，避其毒药耳。其杂病与丈夫同，则散在诸卷中，可得而知也。然女子嗜欲多于丈夫，感病倍于男子，加以慈恋爱憎，嫉妒忧恚，染着坚牢，情不自抑，所以为病根深，疗之难瘥。故养生之家，特须教子女学此三卷妇人方，令其精晓，即于仓卒之秋，何忧畏也！夫四德者，女子立身之枢机；产育者，妇人性命之长务。若不通明于此，则何以免其横夭者哉！故传母之徒，亦不可不学。常宜缮写一本，怀挟随身，以防不意也。

又曰：人之情性皆愿贤己，而疾不及人。至于学问，则随情逐物堕于事业，讵肯专一推求至理？莫不虚弃光阴，没齿无益。夫婚姻养育者，人伦之本，王化之基，圣人设教，备论厥旨，后生莫能精晓。临事之日，昏尔若愚，是则徒愿贤己而疾不及人之谬也。斯实不达贤己之趣，而妄徇虚声以终无用。今求子之法，以贻后嗣，同志之士，或可览焉。

又论曰：夫欲求子者，当先知夫妻本命，五行相生，及与德合。并本命不在子休废死墓中者，则求子必得。若其本

---

① 五脏外：原漫漶不清，据正德本补。

命五行相克，及与刑煞冲破，并在子休废死墓中者，则求子了不可得。慎无措意，纵或得者，于后终亦累人。若其相生，并遇福德者，仍须依法如方，避诸禁忌，则所诞儿子尽善尽美，难以具陈矣。

禁忌法

凡欲要儿子生，吉良日交会之。日常避丙丁及弦望、晦朔、大风、大雨、大雾、大寒、大暑、雷电、霹雳、天地昏冥、日月无光、虹霓地动、日月薄蚀。此时受胎，非止百倍损于父母，生子或喑哑、聋聩、顽愚、癫狂、挛跛、盲眇、多病短寿、不孝不仁。又避日月、火光、星辰之下、神庙佛寺之中、井灶、圊厕之侧、塚墓尸柩之傍，皆悉不可。夫交会如法，则有福德大智善人降托胎中，仍令父母性行调顺，所作和合，家道日隆，祥瑞竞集。若不如法，则有薄福愚痴恶人来托胎中，则令父母性行凶险，所作不成，家道日否，殃咎屡至。虽生成长，家道灭亡。夫祸福之验，有如影响，此乃必然之理，何不再思之？

男子受胎时日法

凡男女受胎，皆以妇人经绝一日、三日、五日为男，仍遇月宿在贵宿日。又以夜半后生气时泻精者，有子皆男。必寿而贤明高爵也。若以经绝后二日、四日、六日泻精者皆女。过六日皆不成子，又遇旺相日尤吉。

推王相时日法

春甲乙，夏丙丁，秋庚辛，冬壬癸。

推贵宿日法

正月：一日、六日、九日、十日、十一日、十二日、十四日、二十一日、二十四日、二十九日。

二月：四日、七日、八日、九日、十日、十二日、十四日、十九日、二十二日、二十七日。

三月：一日、六日、七日、八日、十日、十七日、二十日、二十五日。

四月：三日、四日、五日、六日、八日、十日、十五日、十八日、二十二日、二十八日。

五月：一日、二日、三日、四日、五日、六日、十二日、十三日、十五日、十六日、二十日、二十五日、二十八日、二十九日、三十日。

六月：二①日、三日、十日、十三日、十八日、二十三日、二十六日、二十七日、二十八日、二十九日。

七月：一日、十一日、十六日、二十一日、二十四日、二十五日、二十六日、二十七日、二十九日。

八月：五日、八日、十三日、十八日、二十一日、二十二日、二十三日、二十四日、二十五日、二十六日。

九月：三日、六日、十一日、十六日、十九日、二十日、二十一日、二十二日、二十四日。

十月：一日、四日、九日、十四日、十七日、十八日、

---

① 二：原漫漶不清，据四库本补。

十九日、二十日、二十二日、二十九日。

十一月：一日、六日、十一日、十四日、十五日、十六日、十七日、十九日、二十六日、二十九日。

十二月：四日、九日、十二日、十三日、十四日、十五日、十七日、二十四日、二十七日。

若春合甲寅乙卯；夏合丙午丁巳；秋合庚申辛酉；冬合壬子癸亥。

与上件月宿日合者佳。

论曰：夫人求子者，服药须知次第，不可不知。其次第者，谓男服七子散，女服荡胞汤及坐导药，并服紫石门冬圆，则无不效矣。不知此者，得力鲜焉。

<u>七子散</u> 主丈夫风虚目暗，精气衰少，无子，补不足方。

牡荆子 五味子 菟丝子 车前子 薪蓂子 山药 石斛 熟地黄 杜仲 鹿茸 远志各八分 附子 蛇床子 川芎各六分 山茱萸 天雄各五分 桂心十分 白茯苓 川牛膝 人参 黄芪各五分 巴戟十二分 苁蓉七分 钟乳粉八分

上为细末，酒服方寸匕，日二服。不知加至二匕，以知为度。忌生冷、醋滑、猪、鸡、鱼、蒜、油腻。不能饮食者，蜜圆服亦佳。

一方加覆盆子二两。行房法一依《素女经》。女人月信断一日为男，二日为女，三日为男，四日为女，以外无子。每日午时、夜半后行事生子吉，余时生子凶。

庆云散 主丈夫阳气不足，不能施化，施化无成。

覆盆子 五味子各二升 菟丝子一升 白术炒 石斛各三两 麦门冬 天雄各九两 紫石英二两 桑寄生四两

上为细末，食后酒服方寸匕，日三服。素不能饮者，米饮调下。冷者去桑寄生，加细辛四两。阳事少而无子者，去石斛，加槟榔十五个，良。

荡胞汤 治妇人立身以来全不产育，及断续久不产三十年者。

朴硝 牡丹皮 当归 茯苓 大黄蒸一饭久 桃仁各三两 细辛 厚朴 苦梗 赤芍药 人参 茯苓 桂心 甘草 川牛膝 陈皮各二两 附子炮，一两半 虻虫炒焦，去翅足 水蛭炒。各六十枚

上㕮咀，每服四大钱，酒水合盏半，煎至六分，去滓温服。空心，日三服，夜一服。少汗，必下①积血及冷赤脓如小豆汁，斟酌不尽。若力弱大段不堪者，只一二服止。然恶物不尽，不得药力，能服尽俟好，不尔着坐导药。

坐导药 治妇人全不产，及断绪，服前荡胞汤，恶物不尽，用此方。

皂角去皮，子，一两 吴茱萸 当归 大黄蒸 晋矾枯 戎盐 川椒各二两 五味子 细辛 干姜各三两。一②方无茱萸，

---

① 必下：原脱，据正德本补。

② 一：原脱，据正德本补。

有葶苈①☐、苦瓢各三分

上为细末，以绢袋盛，大如指，长三寸余，盛药满，系袋口，内妇人阴中。坐卧任意，勿行走，小便时去之，了后更安，一日一度。易新者必下清黄冷汁，汁尽止。若未见病出，亦可至十日安之。本为子宫有冷恶物，故令无子。但天阴冷则发疼痛，须候病出尽方已，不可中辍。每日早晚用苦菜煎汤熏洗。《外台秘要》云：出《千金翼》。《千金方》无葶苈，有砒三分。《广济方》同。着药后一日，乃服紫石英圆。方见后。

紫石英圆 又名紫石门冬圆

紫石英　天门冬各三两　紫葳　牡蒙各二两　粉草一两半　桂心　川芎　卷柏　乌头炮　熟地黄干　辛荑仁　禹余粮煨，醋淬　当归　石斛各三两　乌贼骨　川牛膝　薯蓣各六分　桑寄生　人参　牡丹皮　干姜　厚朴　续断　食茱萸　细辛各五分　柏子仁一两

上为细末，炼蜜圆如梧桐子大，每服三十圆，温酒吞下，渐加至五十圆，慎　如药法。《经心录》同。

《延年》方疗妇人子脏偏僻，冷结无子。坐导药。

蛇床子　芫花等分

上二味为末，取枣大纱囊盛，如小指长，内阴中。工作须去，任意卧着，避风冷。

《广济》疗无子，令子宫暖。内炙圆。

---

① 苈：原漫漶不清，据四库本补。

麝香二分　皂荚去皮、子，炙十分　川椒六分，炒出汗

上为末，炼蜜为圆如酸枣大。绵裹内产宫中，留少棉线出，觉生寒、不净、下多，即抽棉线出却。凡药一日一度换之，无问昼夜，皆内无所忌。

秦桂圆　治妇人无子。知金州范罗言，乞以此方试令妇人服之。至四十九日，如无子，请斩臣一家，以令天下。何德扬方。虽其言似夸，然实有异验。

秦艽　桂心　杜仲　防风　厚朴各三分　附子生　白茯苓各一两半　白薇　干姜　沙参　牛膝　半夏各半两　人参一两　细辛二两一分

上十四味，并生碾为细末，炼蜜为圆如赤豆大。每服三十圆，空心食前，醋汤、米饮任下。未效更加圆数，已觉有孕便不可服。臣妻年二十七，无子，服此药十二日便有孕。残药与石门县令妻，年三十四，断产已十六年，服此药便有孕。又残药与太子中守文季妻，年四十无子，服此遂有孕。其效如神，不可具述。此仙方也！

养真圆　治妇人血虚气惫，阴阳不升降，久不成妊娠者。

鹿茸　当归　肉苁蓉　禹余粮　菟丝子　覆盆子　熟地黄　紫石英　桑螵蛸各二两　五味子　真琥珀　白芍药　川芎　桑寄生　卷柏　艾叶　川姜　坚白茯苓　人参　牡蛎　酸枣仁各一两　钟乳粉四两

上为细末，酒煮面糊圆如梧桐子大。食前，温酒吞下五

十圆，日三服。吃后用粥饭压之，屡试甚验。以上五方，并出《外台秘要》。

疗久无子。白薇圆。出《广济》。

白薇 牡蒙 藁本各五分 姜黄 当归 熟地黄各七分川芎 人参 柏子仁 石斛 桂心 附子炮 五味子 防风甘草 川牛膝 吴茱萸 桑寄生各六分 禹余粮八分

上为末，炼蜜圆如梧桐子大，空心酒下三十圆，日二服。忌生菜、葱、热面、荞麦、蒜、猪肉、炙煿、葵菜、芜荑、菘菜、海藻、粘食、臭物等。

又疗久无子，断绪，小腹冷疼，气不调。地黄汤。

熟地黄干 川牛膝 当归各八分 卷柏 川芎 防风各六分 牵牛子末 桂心各三分

上㕮咀，以水六升，煮取二升三合，去滓，分三服。服别和一分牵牛子末服。如人行四五里，更进一服，以快利止。忌同前。

《千金》疗月水不利，闭塞绝产十八年，服此药二十八日有子。金城太守白薇圆。

白薇 细辛各五分 人参 杜衡 厚朴 牡蒙 半夏僵蚕 秦艽 当归 紫菀各三分 川牛膝 沙参 干姜各二分 川椒 附子 防风各六分

上为末，炼蜜圆如梧桐子大。先食服三圆，不知稍加至四五圆。此药不长，将服觉有身则止，用大验。忌饧、猪、羊肉、冷水、生葱菜。《古今录验》不用杜衡，用牡蛎三分熬。

《延年》方同前。崔氏有桔梗、桂、丹参各三分。

《千金翼》<u>白薇圆</u> 主久无子或断绪，上热下冷，百病皆疗。

白薇 车前子各三分 当归 川芎 蛇床子各四分 太一余粮六分 紫石英 菴藚子 石膏 藁本 卷柏各五分 泽兰叶 覆盆子 桃仁熬 麦门冬 白芷 人参各六分 桂心蒲黄各十分 干姜 椒炒出汗 细辛 干地黄各十二分 白茯苓赤石脂 远志 白龙骨各八分 橘皮二分

上为末，炼蜜圆如梧桐子大，酒服十五圆，日再增至四五十圆，以知为度。忌驴、马、猪、鸡、鱼、蒜及前所忌。觉有身即止。药宜秘之，勿妄传也。

《经心录》<u>茱萸圆</u> 疗妇人阴寒，十年无子者。

吴茱萸 川椒各一升

上为末，炼蜜圆如弹子大。绵裹内阴中，日再易，无所下，但开子脏，令阴温即有子也。

紫石英圆

紫石英 阿胶 当归 川芎 赤芍药 川续断各一两鹿茸 白术 桂心各半两 柏子仁二两 熟地黄三两

上为末，炼蜜为圆如梧桐子大，空心，温酒下二十圆。兼治虚中有热，头目旋晕，足如履空，呕吐不食，月水不调，或多或少，皆虚候也。久服能生发，令人有子。更治虚悸。常若忧思，皆心血不足，血室虚所致也。

温隐居求嗣保生篇方论第五

昔东京有一焦公，因三世无嫡嗣，遂为商旅玩名山，寻访至人，问其因果。遂至京都见一老僧，声清而远，目视精光，请教谈论，语言甚异，故就斋而坐。僧曰：有何所谕？焦曰：贫家三世无嫡嗣奈何？僧曰：无嗣者有三：一、祖宗无德，自身无行。二、夫妻年命恐犯禁忌。三、精神不守，妻妾血寒。焦公曰：自身无行，夫妻年命，皆可受持。若妻妾血寒，有何法术？再拜告曰：愿闻一言。僧曰：不难。先修德，后修身，三年之后可到五台山，当授异方。说毕忽不见。焦公自遇老僧之后，时时行方便，种种作阴功。遇人临难者，效观音之救苦。见物垂死者，助上帝之好生，行恩布德。如此三年，竟往五台山寻访老僧，数日不见，方回归，忽见行童手持一书，言曰：老师传语大夫，功成行满回宅，合药志诚服之，富贵子孙随念①降生。焦公曰：但得嫡子足矣，何望贵子乎！于是遂生焦员外，后员外养子不肖，叹曰：有何损德如是？忽遇一道人云：汝有忧色，何不往五台山见老僧。焦氏顿省，遂往五台山诀其因果。至五台山，不见老僧，只见行童。曰：老师昨日言，员外今日到山，令行童相接。再三传语，何必来问，但依父行，愚者自贤尔，后必生贤德子孙。焦氏曰：岂愚子反贤乎？行童曰：昔窦氏五子，皆不全形，后行恩布德，悉皆如故，积德报应，皆登科

---

① 念：原残阙，据正德本补。

第。焦氏拜谢而归，奉行雕版，印施方书。不及二十年，富贵子孙数人。长子横金，出入金门。后人收得行状，及方受持行，用求药者，获其子孙，皆有德行。余躬受此方，不敢缄默，并录篇论，以告诸贤，庶不致埋没耳。方具于后。

续嗣降生丹 治妇人禀受气弱，胎脏虚损，子宫冷惫，血寒痼冷，难成子息，功效如神。

当归 桂心 龙齿 乌药真天台者佳 益智 杜仲 石菖蒲 吴茱萸各一两半 茯神 川牛膝 秦艽 细辛 苦桔梗 半夏 防风 白芍药各三分 干姜一两，半生半炒 附子一只重八钱者，脐心作一窍如皂子大，入朱砂一钱重，湿面①裹煨 川椒二两，汤浸半日，焙 牡蛎一大片，要取漳、泉二州者，却用学堂童子小便浸四十九日，五日一换，取出用硫黄末一两，米醋涂遍②，却用皮纸裹，又用米醋浸令纸湿，盐泥厚固济干，用炭五斤煅，每遇合药入二两，余者留后次合药用

上为细末，取附子，内朱砂，别研为细末，糯米糊为圆如梧桐子大。每服三十圆至百圆，空心，淡醋、温酒、盐汤皆可下，一日二服。

此药及疗男子精寒不固，阳事衰弱，白浊梦泄及治妇人血虚带下，肌瘦寒热。但是男女诸虚百损，客热盗汗，气短乏力，面无颜色，饮食少味，并皆治之。更有奇效，难以具述。受持君子，宜预行善及方便，却服此药，无不感应。

---

① 湿面：原漫漶不清，据正德本补。
② 涂遍：原漫漶不清，据正德本补。

胎教门 求嗣已明，须知胎教，故以次之。

妊娠总论第一

凡妇人妊娠十月，其说见于古书有不同者多矣。按《巢氏病源》论妇人妊娠，一月名始胚，足厥阴脉养之。二月名始膏，足少阳脉养之。三月名始胎，当此之时，血不流行，形象始化，未有定仪，见物而变。欲子端正庄严，当令母见贵，不可见状貌丑恶人也。欲生男，宜操弓矢，乘牡马；欲生女，宜着珥珰，施环佩；欲子美好，玩白璧，观孔雀；欲子贤能，宜读诗书，务和雅，手心脉养之。四月始受水精以成血脉，手少阳脉养之。五月始受火精以成其气，足太阴脉养之。六月始受金精以成其筋，足阳明脉养之。七月始受木精以成其骨，手太阴脉养之。八月始受土精以成肤革①，手阳明脉养之。九月始受石精以成毛发，足少阴脉养之。十月五脏六腑、关节、人神皆备，此其大略也。又《五脏论》，

———————

① 革：原漫漶不清，据正德本补。

有称耆婆者，论一月如珠露；二月如桃花；三月男女分；四月形象具；五月筋骨成；六月毛发生；七月游其魂，儿能动左手；八月游其魄，儿能动右手；九月三转身，十月受气足。更有称张仲景者亦然。又《颅囟经》云：一月为胎胞，精血凝也；二月为胎形成胚也；三月阳神为三魂；四月阴灵为七魄；五月五行分五脏也；六月六律定六腑也；七月精关窍通光明也；八月元神具，降真灵也；九月宫室罗布，以定生人也；十月受气足，万象成也。今推究数说之理，如《五脏论》者，类皆浅鄙不经，往往妄托其名。至于三藏佛书，且语涉怪诞，漫不可考。今按《颅囟经》三卷云：中古巫方所撰，隋人巢氏方亦尝序之，今巢氏论妇人妊娠，乃不见言之。《圣济经·原化篇》亦独取《颅囟经》，更不言巢氏论者何哉！《婴童宝鉴集》云：小儿方论起自巫方。黄帝云：吾不能察幼小，赖国有巫方，能知小儿之寿夭耳。及见巢氏论小儿候亦云：中古有巫方，立小儿《颅囟经》以占寿夭，世所相传者，有少小方焉。是巢氏论小儿则取于《颅囟经》，则是未尽其理，故不言之。若《圣济经》者，但取其文句，不若巢氏之论，其间有胎教之法为可取。所以巢氏论妊娠至三月始胎之时，欲令见贵人庄严。若操弓矢、施环佩、观孔雀、读诗书之类，岂非胎教之理乎！尝试推巢氏所论妊娠脉养之理，若足厥阴肝脉也，足少阳胆脉也，为一脏腑之经，余皆如此。且四时之令，必始于春木，故十二经之养，始于肝也，所以一月、二月，手心主心胞络脉也，手少阳三焦脉也。属火而夏旺，所以胎养在三月、四月也。属手少阴心、手太阳小肠者，以君主之官，无为而尊也。足太阴脾脉也，足阳明胃脉也，属土而旺长夏，所以养胎而五月、六月。手太阴肺脉也，手阳明大肠脉也，属金而旺秋，所以养胎在七月、八月。足少阴肾脉也，属水而旺冬，所以养胎在九月。又况母之肾脏系于胎，是母之真气，子之所赖也。至十月，儿于母腹之中，受足诸脏气脉所养，然后待时而生。此论奥微而有至理，余书所论皆不能及也。观此则知巢氏之论，世更有明之者，亦未有过于巢氏之论矣，余因述其说。

娠子论第二

夫至精才化，一气方凝，始受胞胎，渐成形质，子在腹中，随母听闻。自妊娠之后，则须行坐端严，性情和悦，常处静室，多听美言，令人讲诗书，陈礼说乐，耳不闻非言，目不观恶事，如此则生男女福寿敦厚，忠效贤明。不然则男女既生，则多鄙贱不寿而愚，此所谓因外象而内感也。昔太壬娠文王目不视恶色，耳不听恶声，口不谈恶言，世传胎教之道，是谓此也。前论亦略叙之矣。然则妇人有终身无子者，何也？按《巢氏病源》云：妇人无子者，盖有三焉。一者坟墓不嗣；二者夫妇年命相克；三者夫疹妇病，皆令无子。若夫疹妇病，可以服药，而后能有子，余皆不可致也。今观是说，亦未尽善。有人以妇人无子，问西京常器之者，乃曰：女人自少多病，服燥药无节，使天癸耗动且早，故终身无子。又有问襄阳宋大亨者，亦然。然则妇人妊娠有两胎者，何也？按古今方书并无论及此者，惟巢氏论云：阳施阴化，精气有余，故生二胎。且谓成一胎之理，其精有几耶？今观妇人有两胎者，其精神气宇略无小异。至于数有两胎，或间成两胎者，有俱男俱女者，有一男一女者。《道藏经》云：有求子法，云妇人月信初止后，一日、三日、五日，值男女旺相日，阳日阳时交合，有子多男。若男女禀受皆壮，则多子。一有怯弱，则少子，以此推之，理可概见焉。又妇人妊娠男女之别何也？按《颅囟经》云：阳盛发阴，当孕成男，六脉诸经，皆举其阳；阴盛发阳，当孕成女，六脉诸经，皆举其阴。《巢氏病源》云：三阳所会则生男，三阴所会则生女。葛洪《肘后方》云：男从父气，女从母气。《圣济经》云：天之德，地之气，阴阳之至和，相为流薄于一体，因气而左动则属阳，阳资之则成男；因气而右动则属阴，阴资而成女。《易》称乾道成男，坤道成女。此男女之别也。凡妊娠有疾，投以汤药，有伤胎破血者之忌，何也？《内经》云：妇人重身，毒之奈何？岐伯答曰：有故无殒，衰其大半而已也。盖妊妇有疾不可不投药也，必在医者审度疾势轻重，量度药性高下，处以中庸，不必多品，视其疾势已衰，药宜便止。则病去母安，子亦无损，复何惧于攻治哉！

受形篇第三 齐光禄大夫褚澄

男女之合，二精交畅，阴血先至，阳精后冲，血开裹精，精入为骨，而男形成矣。阳精先入，阴血后参，精开裹血，血入居本，而女形成矣。阳气聚面，故男子面重，溺死者必伏；阴气聚背，故女子背重，溺死者必仰。走兽溺死，仰伏皆然。阴阳均至，非男非女之身，精血散分，骈胎、品胎之兆。父少母老，产女必赢；母壮父衰，生男必弱。古之良工，首察乎此，受气偏瘁，与之补之。补赢女则养血壮脾；补弱男则壮脾节色。赢女宜及时而嫁；弱男宜待壮而婚。此疾外所务之本，不可不察也。

论胎教第四 马益卿先生

论曰：胎教、产图之书，不可谓之迂而不加信，然亦不可狎泥之。方今俚俗之家，与不正之属，将息避忌，略不如仪。或药毒不侑，或产于风露。既无产厄，子母均安固有之，如不利嗣续，或骄倨太甚，却动必成咎。虽邻家有所兴修，亦且犯其胎气，令儿破形殒命。如刀犯者，形必伤；泥犯者，窍必塞①；打击者，色青黯；系缚者，相拘挛。诸如此等，验如反掌，福善祸淫，殆不可晓。②

孕元立本章第五

有泰初③，有泰始④，浑沌⑤一判，既见气矣，故曰泰初；既立形矣，故曰泰始。气初形始，天地相因，生生化

----

① 塞：原脱，据日抄本补。
② 塞……殆不可晓：原脱，据正德本补。
③ 泰初：指天地形成前的时期。
④ 泰始：指天地初开、万物开始形成的时代。
⑤ 沌：原脱，据嘉靖本补。

化，品物彰矣。故曰：**大哉乾元，万物资始；至哉坤元，万物资生。**吴褆注云：浑沌未判，则气形俱泯；浑沌既判，则气形已分。既见①气矣，是为泰初；既立形矣，是为泰始。泰初者，凡有气之所本，故天得之以统元气。泰始者，凡有形之所本，故地得之以统元形。天地交泰，相因为气形②。生生而生者，得所以生；化化而化者，得所以化。品物流行，而形色、名声者彰矣。大哉乾元，泰初之所寓也；故以万物之资始为言，至哉坤元，泰始之所寓也；故以万物资生为言。惟万物资始，生于乾坤，故乾元则兆象。至哉坤元，然后形无不成。**有生之初虽阳，予之正育而充之，必阴为之主。**薛左丞注：《阴阳离合论》曰：天覆地载，万物方生，未出地者，命曰阴处，名曰阴中之阴；则出地者，命曰阴中之阳。阳予之正，阴为之主。王冰谓阳施正气，万物方生；阴为主持，群形乃立。《字说》：始而生之者，天地③也；育而充之者，人也。**因形移易，日改月化，无非坤道之代终也。**《列子·周穆篇》严文先生曰：因形移易，谓之化。《庄子·田子方篇》混元曰：消息满虚，一晦一明，日改月化，日有所为，而莫见其功。《易》坤卦文言曰：地道无成，而代有终也。地之承天，其弗成而有终也。岂迫于不得已耶！盖道之所在，万物失之则死，逆之则有生之类，听命于此。故无成而代有终者，以道言之也。**谓之妊，阳既受始，阴壬之也。**壬子谓之妊。《字说》：壬，一阳也，二阴也。阳既受始，阴壬之而谓妊。解曰：壬，阳

---

① 见：原脱，据日抄本补。
② 形：原脱，据嘉靖本补。
③ 地：原脱，据嘉靖本补。

水之壬也。位在亥子之间，阴至亥极矣。阳复受胎，而谓之妊。于壬至子然后生。**谓之胞，巳为正阳，阴包之也。**巳，正阳也，而阴能包之，阴与阳更用事故也。巳者，孟夏之月，于卦为乾，纯阳用事，故《诗》谓之正月。正月者，正阳之月也。阴方用事，而为物之主，则虽正阳，亦在所包而退听焉。**谓之胚，未成器，犹之坯也。**《说文》：瓦未烧者，谓之坯。胚，孕妇一月也。《字说》：坯未成为器，犹坯也。**谓之胎也，既食于母为口以**①**也。**《说文》：胎，妇孕二月也。《字说》：元胎既食于母，为口以焉。**若娠，则以时动也。**《字说》：女娠以时动。**若怀，则以身依之也。**《字说》：心所怀，则身依焉，目隶焉。**天之德，地之气，阴阳之至和，相与流薄于一体。**《灵枢经》曰：天之在我者德，地之在我者气，德流②气薄而生者也。**唯能顺时数，谨人事，勿动而伤，则生育之道得矣。**自一③月积之至于十月所谓时数也。保卫辅翼有其道，防闲忌慎适其宜，所谓人事也。**观四序之运，生、长、收、藏，贷出万物，有仪则咸备。而天地之气，未始或亏者，盖阴阳相养以相济也。**《阳明离合论》曰：天覆地载，万物方生，阳予之正，阴为之主。故生因春，长因夏，收因秋，藏因冬。失常则天地四塞。《庄子·天地篇》曰：留④动而生物，物生成理，谓之形。形体保神各有

---

① 以：原脱，据嘉靖本补。

② 孕元立本……德流：原脱，据正德本补。

③ 一：原脱，据正德本补。

④ 留：滞静，与"动"相对应。阴气静，阳气动，阴阳二气之间的滞留和运动产生万物。一说"留"作"流"。

仪，则谓之性①。昧者曾不知此，乃欲拂自然之理，谬为求息之术。方且推生死于五行，蕲补养于药石，以伪胜真，以人助天，虽或有子，孕而不育，育而不寿者众矣。昔人论年老有子者，男不过尽八八，女不过尽七七。则知气血在人，固自有量，夫岂能逃阴阳之至数哉？《天真论》帝曰：有其年已老而有子者，何也？岐伯曰：此其天寿过度，气脉常通，而肾气有余也。此虽有子，男不过尽八八，女不过尽七七，而天地之精气皆竭矣。注：虽老而生子，子寿亦不能过天癸之数。

凝形殊禀章第六

天地者，形之大也；阴阳者，气之大也。惟形与气相资而立，未始偏废，《庄子·则阳篇》太公调曰：天地者，形之大者也；阴阳者，气之大者也。道者为之公，气以形载，形以气充，惟气与形两者相待，故曰相资而立，未始偏废。男女构精，万物化生，天地阴阳之形气寓焉。《系辞》曰：天地氤氲，万物化醇；男女构精，万物化生。语七八之数。七，少阳也；八，少阴也。相感而流通。故女子二七天癸至，男子二八天癸至，则以阴阳交合而兆始故也。岐伯曰：女子二七而天癸至，任脉通，冲脉盛，月事以时下，故有子。丈夫二八肾气盛，天癸至，精气溢泻，阴阳和，故能有子。《传》曰：女子十四有为人母之道，四十九绝生育之理。男子十六有为人父之道，六十四绝阳

① 性：原漫漶不清，据四库本及《庄子·天地篇》补。

化之理。语九、十之数。九，老阳也；十，老阴也。相包而赋形。故阴穷于十，男能围之；阳穷于九，女能方之。则以阴阳相生而成终故也。《字说》：阴穷于十①，围之者男；阳穷于九，方之者女。九有变也，女方之不足；十无变也，男足以围之。解曰：男有家，所以围阴于外；女有室，所以方阳于内。《易》曰：妇人正吉，从一而终也。夫子制仪，从妇凶也，围圆也，君道也，夫道也。圆则可以制仪而行仁。方也，臣道也，妇道也。方则从一而已。男从围与规，从夫同意，女从仁与臣，从仁同意。元气孕毓，皆始于子。自子推之，男左旋，积岁三十而至巳；女右旋，积岁二十而至巳。巳为正阳，阴实从之。自巳怀妊，男左旋，十月而生于寅；女右旋，十月而生于申。申为三阴，寅为三阳，而生育之时着矣。其禀赋也。体有刚柔，脉有强弱，气有多寡，血有盛衰，皆一定而不易也。《十九难》曰：男生于寅，寅为木，阳也。女子生于申，申为金，阴也。杨氏注云：元气起于子，人之所生也。男从子，左行三十；女从子，右行二十，俱至于巳，为夫妇怀妊也。古者男子三十，女年二十，然后行嫁娶，法于此也。十月而生男从巳左行，至寅为十月，故男行年起于丙②寅。女从巳右行，至申为十月，故女行年起于壬申。以至分野异域，则所产有多寡之宜，吉事有祥，则所梦各应其类。是故荆扬薄壤多女，雍冀厚壤多男，熊罴为男子之祥，蛇虺为女子之祥，是皆理之可推也。周官

---

① 十：原漫漶不清，据四库本补。
② 丙：原漫漶不清，据四库本补。

职方氏，扬州其民，二男五女；荆州①其民，一男二女；雍州其民，三男二女；冀州其民，五男三女。《诗斯②干篇》名③：吉梦维何？维熊维罴，维虺维蛇，大人占④之。维熊维罴，男子之祥；维虺维蛇⑤，女子之祥。**胎化之法**，有所谓转女为男者，亦皆理之自然。如食牡鸡，取阳精之全于天产者；带雄黄，取阳精之全于地产者。《千金方》转女为男，丹参圆。用东门上雄鸡头。又方取雄黄一两，缝囊盛带之。《本草》：丹雄鸡⑥补虚温中，通神杀毒；其肝补肾，其冠血益阳。雄黄，人佩之，鬼神不能近，毒物不能伤。操弓矢，藉⑦斧斤，取刚物之见于人事者，气类潜通，造化密移，必于三月兆形之先，盖方仪则未具，阳可以胜阴，变女为男，理固然也。巢氏论云：妊娠三月，始胎形，像始化，未有定仪，见物而变。欲得男者，操弓矢，射雄鸡。

气质生成章第七

具天地之性，集万物之灵。阴阳平均，气质完备，咸其自尔。然而奇偶异数，有衍有耗，刚柔异用，或强或羸⑧，血荣气卫，不能逃于消息、盈虚之理，则禀质⑨之初，讵可

---

① 荆州：原漫漶不清，据四库本补。
② 诗斯：原漫漶不清，据四库本补。
③ 名：原脱，据四库本补。
④ 占：原漫漶不清，据四库本补。
⑤ 祥维虺维蛇：原漫漶不清，据四库本补。
⑥ 雄鸡：原漫漶不清，据四库本补。
⑦ 藉：原漫漶不清，据四库本补。
⑧ 羸：原漫漶不清，据四库本补。
⑨ 质：原作"贷"，据嘉靖本改。

一概论是！以附赘垂疣、骈拇枝指、侏儒跛躄，形气所赋有如此者。疮疡痈肿，聋盲喑哑，瘦瘠疲癃，气形之病有如此者。然则胚胎造化之始，精移气变之后，保卫辅翼，固有道矣。《孝经》云：天地之性，人为贵。《书·泰誓》曰：唯人，万物之灵。天有五气，各有所凑；地有五味，各有所入。所凑有节适，所入有度量。凡所畏忌，悉知戒慎，资物为养者，理固然也。寝兴以时，出处以节。《六节脏象论》曰：天食人以五气，地食人以五味。王冰云：天以五气食人者，臊气凑肝，焦气凑心，香气凑脾，腥气凑肺，腐气凑肾也。以五味食人者，酸味入肝，苦味入心，甘味入脾，辛味入肺，咸味入肾也。可以高明，可以周密，使雾露风邪，不得投间而入，因时为养者，理宜然也。以至调喜怒，寡嗜欲。《礼记·月令》：仲夏之月，可以居高明，可以处台榭。《脉要精微论》云：冬日在骨，蛰虫周密，君子居室。夏则顺阳在上，故可以高明；冬则顺阳气之伏藏，故可以周密。作劳不妄，而气血从之，皆所以保摄妊娠，使诸邪不得干焉。《天真论》岐伯曰：上古之人，其知道者，不妄作劳，故能形与神俱，而尽终其天年。《通天论》曰：圣人陈阴阳，筋脉和同，骨髓坚固，气血皆从。苟为不然，方授受之时，一失①调养则内不足以为中之守，外不足以为身之强。气形弗充而疾疢因之。《脉要》曰：五脏者，中之守也。得守者生，失守者死。又曰：夫五脏者，身之强也。得强则生，失强则死。若食兔唇缺，食犬无声，食杂鱼面疮癣之属，皆以

---

① 失：原作"夫"，据嘉靖本改。

食物不戒之过也。孙思邈《养胎法》云：妊娠食兔肉，令子缺唇。食犬肉，令子无音声。食干鲤鱼，令子多疮。又①《异法方宜论》云：鱼②者使人热中。注云：鱼发疮。**心气大惊而癫疾。**《奇病论》帝曰：人生而病癫疾者何？岐伯曰：名为胎病，此得之在腹中时，其母有所大惊，气上不下，精气并居，故令子发为癫疾也。**肾气不足而解颅。**巢氏云：解颅③者，其状小儿年大，囟④应合而不合，头缝开解是也，由肾气不成故也。肾主骨髓，而脑为髓海。肾气不成，则脑髓不足，不能结成，故头颅⑤开解。**脾胃不知而羸瘦。**巢氏云：无羸瘦不生肌肤，皆为脾胃不和，不能饮食，故血气衰弱，不能荣于肌肤。凡小儿在胎而遇寒冷或生而挟⑥伏热，皆令儿不能食，故羸瘦也。**心气虚乏而神不足之属，皆以气血不调之过也。诚能食饮知所戒，推而达之，五味无所伤。诚能于气血知所调，推而达之，邪气无所乘，兹乃生育相待而成者。**《病源》云：肺主气，心主血脉，病血气，能荣腑脏，遍循经络，产则血气伤损，脏腑不足。而心统领诸脏，其劳伤不足，则令惊悸恍惚，是心气虚也。**故曰：天不人不因。**《法言》曰：天不人不因，人不天不成。⑦

---

① 又：原漫漶不清，据四库本补。

② 鱼：原脱，据《素问·异法方宜论》补。

③ 颅：原漫漶不清，据四库本补。

④ 囟：原漫漶不清，据四库本补。

⑤ 故头颅：原漫漶不清，据四库本补。

⑥ 挟：原漫漶不清，据四库本补。

⑦ 调推而达之……人不天不成：原脱，据日抄本补。

转女为男法第八①

论曰：阳施阴化，所以有娠。遇三阴所会，多生女子。但怀娠三月，名曰始胎。血脉不流，象形而变。是时男女未定，故令于未满三月间服药方术，转令生男也。其法以斧置妊妇床下，系刃向下，勿令人知。恐不信者，令待鸡抱卵时，依此置窠下，一窠尽出雄鸡。此虽未试，亦不可不知。凡受胎在月，遂物变化。故古人立胎教，能令子生良善、长寿、忠效、仁义、聪明、无疾，盖须十月之内常见好景象，毋近邪僻，真良教也。如有触忤伤胎，治各有法。

又自初觉有娠，取弓弩缚妇人腰下，满百日去之，紫宫玉女秘法也。妊娠三月以前，取雄鸡尾尖上长毛三茎，潜安妇人卧席下，勿令知之，验。

又取夫发及手足甲，潜安卧席下，勿令知之。

又妊娠才满三月，要男者，以雄黄半两衣中带之；要女者，以雌黄带之。

---

① 转女为男法第八：本节原文脱，据日抄本补。

脉例第一

王子享云：若妊娠，其脉三部俱滑大而疾。在左则男。在右则女。

经云：阴搏阳别，谓之有子。搏者，近也。阴脉逼近于下，阳脉别出于上，阴中见阳，乃知阳施阴化，法当有子。又少阴脉动甚者，妊子也。手少阴属心，足少阴属肾。心主血，肾主精，精血交会，投识于其间，则有娠。又三部脉浮沉正等无病者，有妊也。余病如《脉经》说。左手尺部浮洪者，为男胎也；右手尺部浮洪者，为女胎也。两手尺部俱洪者，为两男；俱沉实者，为两女。又云：中指一跳一止者，一月胎；二跳二止者，二月胎也。

诊妇人有妊歌第二

肝为血兮肺为气，血为荣兮气为卫。阴阳配偶不参差，两脏通和皆类例。血衰气旺定无孕，血旺气衰应有体。肝藏血，为荣属阴，肺主气，为卫属阳。阴阳配偶者，是夫妇匹配，偶合构精，乃有子也。有血少气盛，则无娠孕。若血盛气少，则有孕也。**尺微关滑尺带数，流利往来并雀啄。小儿之脉已见形，数月怀躯**①**尤未觉。**尺脉微，关脉滑，尺脉带数及流利、雀啄，皆是经脉闭塞不行成胎。以上之脉，皆是血多气少之脉，是怀小儿之脉，已见形状也。**左疾为男右为女，流利相通速来去。两手关脉大相应，已形亦在前通语。**左手脉疾为怀男，右手脉疾为怀女。及其脉流行滑利相通，疾速来去，是或两手关部脉洪大相应，是其胎已有形状也。**左手带纵两个儿，**纵者，夫行乘妻。水行乘火，金行乘木，即鬼贼脉也，名曰纵。见于左手，则怀两个男儿也。**右手带横一双女。**横者，妻乘夫也。是火行乘水，木行乘金，即所胜脉也，名曰横。见于右手，则怀一双女儿也。**左手脉逆生三男，**逆者，子乘母也。是水行乘金，火行乘木，即已生脉也，名曰逆。见于左手，则怀三个男儿也。**右手脉顺还三女。**顺者，母乘子也。是金行乘水，木行乘火，即生己之脉也，名曰顺。见于右，则怀三个女儿也。**寸关尺部皆相应，一男一女分形证。**寸关尺部脉大小、迟疾相成者，是怀一男一女形证之脉也。谓关前为阳，关后为阴。阴阳脉相应，故怀一男一女也。**有时子死母身存，或即母亡存子命。**此二句之文，无辨子母存亡之法。**往来三部通流利，滑数相参皆替替。阳实阴虚脉得明，遍满胸膛皆逆气。**若寸关尺三部通行流利，皆替替有力而滑数，皆是阳实阴虚之脉。主妊妇逆气遍满胸膛而不顺

① 躯：胎，怀胎。

也。**左手太阳浮大男，**左手寸口为太阳，其脉浮大则是怀男子脉也。**右手太阴沉细女。**右手寸口为太阴，其脉沉细是怀女脉也。**诸阳为男诸阴女，指下分明长记取。**诸阳脉皆为男即浮大、疾数、滑实之类是也，当怀男子。诸阴脉，即沉细之类是也，当怀女子。**三部沉正等无绝，尺内不止真胎妇。**寸关尺三部脉，沉浮正直齐等，举按无绝断及尺内举按不止住者，真的怀胎妇也。**夫乘妻兮纵气雾，**经云：纵者，夫乘妻也。水行乘火，金行乘木即鬼贼脉也。纵气雾，雾者露也，又上下也。谓夫之阳气，乘妻之阴气，二气上下相逐，如雾如露，润泽结子也。**妻乘夫兮横气助。**横者，妻乘夫也。见前注，谓两旁横气相佐助也。**子乘母兮逆气参，**逆者，子乘母也。谓子气犯母气相乘兮，逆行之气相参合也。**母乘子兮顺气护。**是母气乘于子气为顺气，相护卫也。凡胎聚纵、横、逆、顺四气以荣养，方乃成形也。**小儿日足胎成聚，身热脉乱无所苦。**妇人怀小儿五个月，是以数足胎成就而结聚。必母身体壮热，当见脉息躁乱，非病苦之证，谓五月胎已成，受火精以成气，故身热脉乱，是无病也。**汗出不食吐逆时，精神结备其中住。**谓妊胎，受五行精气以成形，禀二经以荣其母。怀娠至五月，其胎虽成，其气未备，故胎气未安，上冲心胸，则汗出不食，吐逆，名曰恶阻，俗呼选饭。唯思酸辛之味，以谓胎气也。**滑疾不散胎三月，**妊娠三月，名始胎。此是未有定仪，心胞脉养之，故脉见滑疾流利，为少气多血。不散为血气盛，则始结为胎。**但疾不散五月母。**其脉但疾数而不散者，是五个月怀胎之母也。**弦紧牢强滑者安，沉细而微归泉路。**孕妇之脉，宜弦紧、牢强、滑利为安吉之脉。若沉细而微，谓脉与形不相应，故云死也。前文虽云太阴沉细，又云诸阴为女，其说似有相违，谓三部脉皆不沉细及微，故不同也。

验胎法第三

妇人经脉不行，已经三月者，欲验有胎。

川芎生，不见火

为细末，空心，浓煎艾汤调下方寸匕。觉腹内微动，则有胎也。

胎杀避忌产前将护法第四

一受孕之后，切宜避忌胎杀所游。如经云：刀犯者，形必伤；泥犯者，窍必塞；打击者，色青黯；系缚者，相拘挛，甚至母殒。验若返掌，断不可忽。

月游胎杀第五

立春在房床，惊蛰在户单扇，清明在门双扇，立夏在灶，芒种在母身，小暑在灶，立秋在碓按京本云在正北方子位，白露在厨厕，寒露在门，立冬在户及厨，大雪在炉及灶，小寒在房及母身。

十干日游胎杀第六

甲己日占门。乙庚日占碓磨。丙辛日占井灶。丁壬日占厨廨。戊癸日占米仓。

十二支日游胎杀第七

子丑日占中堂。寅卯辰酉日占灶。巳午日占门。未申日占篱下。戌亥日占房。

六甲旬游胎杀第八

甲子旬游窗碓。甲戌旬游正厅。甲申旬游中庭。甲午旬游房内。甲辰旬游房中。甲寅旬游□□

太史局日游胎杀第九

每遇癸巳、甲午、乙未、丙申、丁酉、五日在房内北；庚子、辛丑、壬寅三日在房内南；癸卯一日在房内西；甲辰、乙巳、丙午、丁未四日在房内东；六戊六巳日在房内中，余日在外无占。

凡游在房内，不宜于方位上安床帐及扫舍，皆凶。

又有小儿杀及本年三杀，及产母身黄定命，皆不可犯。凡妊娠之后，将此贴于当眼，常照应之。切不可穿凿修掘，移钉系篱壁，重物碾压之类。犯之重则胎死腹中，母亦不利；轻则子受其殃，成人之后必定破形，拳挛、跛缩、喑哑。犯之极验。

食忌论第十

一受孕之后，不可食之物，切宜忌食。非唯有感动胎气之戒，然于物理，亦有厌忌者。设或不能戒忌，非物延月难产，亦能令儿破形母殒，可不戒哉！

食鸡肉、糯米合食，令子生寸白虫。

食羊肝，令子生多厄。

食鲤鱼鲙及鸡子，令儿成疳多疮。

食犬肉，令子无声音。

令兔肉，令子缺唇。盖兔乃不雄而孕，生子则口中吐出，是以忌焉。

鸭子与桑椹同食，令子倒生心寒。

食鳖，令子项短及损胎。

雀肉合豆酱食之，令子面生黯黵黑子。

食豆酱，合藿食之，堕胎。

食冰浆绝产。

食雀肉，令子不耻多淫。

食山羊肉，令子多病。

食子姜，令子多指，生疮。

食螃蟹，令子横生。

食虾蟆、鳝鱼，令儿喑哑。

食驴、骡、马肉，延月难产。

如此之类，无不验者，则知圣人胎教之法，岂非虑有自其然乎！

孕妇药忌歌第十一

蚖斑水蛭地胆虫，乌头附子配天雄。

踯躅野葛螠蛄类，乌啄侧子及虻虫。

牛黄水银并巴豆，大戟蛇蜕及蜈蚣。

牛膝藜芦并薏苡，金石锡粉及雌雄。

牙硝芒硝牡丹桂，蜥蜴飞生及蝱虫。

代赭蚱蝉胡粉麝，芫花薇衔草三棱。

槐子牵牛并皂角，桃仁蛴螬和茅根。

樠①根硇砂与干漆，亭长波流茵草中。

瞿麦藺茹蟹爪甲，蝟皮赤箭赤头红。

马刀石蚕衣鱼等，半夏南星通草同。

干姜蒜鸡及鸡子，驴肉兔肉不须供。

切忌妇人产前忌，此歌宜记在心胸。

---

① 樠：原漫漶不清，据正德本补。

妊娠门　胎教已明，须知妊娠疾病，故以次之。

凡妊娠诸病，但忌毒药，余当对证依法治之。

妊娠随月数服药及将息法第一

《千金》：妊娠一月，名始胚。饮食精熟，酸美受御，宜食大麦，毋食腥辛，是谓才正。

又妊娠一月，足厥阴脉养，不可针灸其经。足厥阴内属于肝，肝主筋及血。一月之内，血行否涩，不为力事，寝心安静，毋令恐畏。

又妊娠一月，阴阳所合为胎。寒多为痛，热多卒惊，举重腰痛，腹满胞急，卒有所下，当预安之。宜服<u>乌雄鸡汤</u>方。

乌雄①鸡一只，治如食法　吴茱萸一升　茯苓　阿胶各二两
生姜　甘草各一两　人参　芍药　白术各三两　麦门冬五合，

---

①　雄：原作"雌"，据方名与正德本改。

去心

上十味细切，以水一斗二升煮鸡取汁六升，去鸡下药，煮取三升，内酒三升，并胶烊尽，取三升。去滓，温服一升，日三服。

又若曾伤一月胎者，当预服补胎方。

北细辛一两　防风二两　乌梅一升　吴茱萸五合　干地黄

白术各一两　大麦五合　生姜四两

上㕮咀，以水七升煮取二升半，去滓，分温三服。若寒多者，倍细辛、茱萸。热多渴者，去细辛、茱萸，加瓜蒌根二两。若有所思，去大麦，加柏子仁三合。一方有人参一两。忌生菜、芜荑、桃李、雀肉等物。

妊娠二月名始膏。毋食辛臊，居必静处。男子勿劳，百节疼痛，是谓胎始结。

又妊娠二月，足少阳脉养，不可针灸其经。足少阳内属于胆，胆主精。二月之时，儿精成于胞里，当谨护，勿①惊动。

又妊娠二月，始阴阳踞经，有寒多坏不成，有热即萎。卒中风寒，有所动摇，心满、脐下悬急，腰背强痛，卒有所下，乍寒乍热。艾汤主之方。

丹参三两　当归　人参　麻黄去节　艾叶　阿胶炙。各二两　甘草一两，炙　大枣十二枚，擘　生姜六两

上九味切，以酒三斗，水一斗，内药煮减半。去滓，内

---

① 勿：原脱，据四库本补。

胶，煎①取三升，分温三服。忌海藻、菘菜。

又若曾伤二月胎者，当预服黄连汤方。

黄连　人参各一两　吴茱萸五合　生地黄五两　生姜三两

上五味切，以醋浆七升，煮取三升，分四服，日三夜一。每十日一作。若颇觉不安，加乌梅一升。加乌梅者，不用浆，直用水耳。忌猪肉、冷水、芜荑。一方加当归半两。

妊娠三月名始胎。当此之时，未有定仪，见物而化。欲生男者，操弓矢；欲生女者，弄珠玑。欲子美好，数视璧玉；欲子贤良，端坐清虚。是谓外象而内②感者也。

又妊娠三月，手心主脉养，不可针灸其经。手心主内属于心，无悲哀，无思虑、惊动。

又妊娠三月为定形。有寒大便青，有热小便难、不赤即黄。卒惊恐、忧愁、瞋恚、喜，顿仆，动于经脉，腹满，绕脐苦痛，腰背痛，卒有所下。雄鸡汤方。

雄鸡一只，治如食法　甘草炙　茯苓　人参　阿胶各二两　黄芩　白术各一两　芍药四两　麦门冬去心，五合　大枣十二枚，擘　生姜一两，切

上咬咀，以水一斗五升，煮鸡减速半，内药煮取一半，入清酒三升，并胶再煎取三升，分三服，一日尽之，当温卧。忌海藻、菘菜、酢物、桃李、雀肉等。一方有当归、川芎二两，无黄芩、生姜。

---

① 胶煎：原漫漶不清，据正德本补。
② 内：原作"外"，据嘉靖本改。

又若曾伤三月胎者，当预服**茯神汤**方。

茯神　丹参　龙骨各一两　阿胶　当归　甘草炙　人参各二两　赤小豆二十一粒　大枣十二枚，擘

上㕮咀，酢浆一斗，煮取三升，分四服。七日后服一剂。腰痛者，加桑寄生二两。《深师方》有薤白二两、麻子一升。忌同前。

妊娠四月，始受水精，以成血脉。其食稻粳，其羹鱼雁，是谓成血气①，以通耳目而行经络。

又妊娠四月，手少阳脉养，不可针灸其经。手少阳内输三焦，四月之时，儿六腑顺成。当静形体，和心志，节饮食。

又妊娠四月为离经，有寒，心下温温欲呕，胸膈满，不欲食。有热，小便难数，数如淋状，脐下苦急。卒中风寒，颈项强痛，寒热，或惊动，身躯、腰、背、腹痛往来有时，胎上迫胸，烦不得安，卒有所下。**菊花汤**方。

菊花如鸡子大，一枚　麦门冬去心，一升　麻黄去节　阿胶炙。各三两　生姜五两　甘草炙　当归　半夏洗。各二两　人参一两半　大枣十四②枚，擘

上细剉，以水八升煮减一半，内清酒三升，并阿胶煎取三升，分三服，温卧。当汗，以粉粉之，护风寒四五日。忌羊肉、海藻、菘菜、饧等。

---

①　气：四库本作"脉"。

②　四：原漫漶不清，据四库本补。

又若曾伤四月胎者，当预服调中汤方。

芍药四两　甘草炙　芎藭　续断各一两　柴胡　白术各三两　乌梅一升　生李根白皮三两　当归一两半　生姜四两　厚朴炙　枳实炙。各二两

上细切，以水一斗煮取三升，分四服，日三夜一。八日再服一剂。一方有半夏二两，忌海藻、菘菜、桃李、雀肉。

妊娠五月始受火精，以成其气。晏起沐浴，浣衣居处，必厚其衣裳。朝吸天光，以避寒殃。其食稻麦，其羹牛羊，和茱萸调以五味，是谓养气，以定五脏。

又妊娠五月，足太阴脉养，不可针灸其经。足太阴内输于脾，五月之时，儿四肢成，无大饥，无甚饱，无食干燥，无自灸热，无大劳倦。

又妊娠五月，毛发初生。有热，苦头眩，心乱呕吐；有寒，苦腹满痛，小便数，卒有恐怖，四肢疼痛；寒热，胎动无常处，腹痛，闷顿欲仆，卒有所下。阿胶汤方。又名旋覆花汤。

阿胶四两，炙　人参一两　麦门冬去心，一升　生姜六两吴茱萸七合　旋覆花　当归　芍药　甘草炙　黄芩各二两

上细切，以水九升①煮取一半，内清酒三升，并胶，微火煎取三升半，分为四服，日三夜一。先食再服便愈，不瘥更服。忌海藻、菘菜。

又若曾伤五月胎者，当预服安中汤方。

甘草炙　芍药各三两　当归　人参　干地黄　芎藭各二两

---

① 升：原作"胜"，据四库本改。

五味子五合　生姜六两　麦门冬去心，一升　大麻仁五合　大
枣三十五枚，擘　黄芩一两

上细末，水七升，清酒五升，煮取三升半，分四服，日
三夜一。七日再服一剂。忌如前。

《小品》疗妊娠五月举动惊愕，胎动不安，下在小腹，
痛引腰胳。小便疼，下血。**安胎当归汤**。

当归　阿胶　芎䓖　人参各一两　枣十二个　艾一虎口

上细切，以酒、水各三升，合煮至三升，去滓，内胶令
烊，分三服。腹中当安，小便缓也。《古今录验》《救急》
同。一方有甘草，无参、枣。

妊娠六月，始受金精以成筋。身欲微劳，无得静处，出
游于野，数观走犬、马，食宜鸷鸟、猛曽之肉，是谓变腠理
纽筋，以养其力，以坚背膂。

又妊娠六月，足阳明脉养，不可针灸其经。足阳明内属
于胃，主其口目。六月之时，儿口目皆成，调五味，食甘
美，无大饱。

又妊娠六月，卒有所动不安，寒热往来，腹内胀满，身体
肿，惊怖，忽有所下，腹痛如欲产，手足烦疼。**麦门冬汤方**。

麦门冬去心，一升　甘草炙　人参各一两　干地黄三两　黄
芩二两　阿胶四两　生姜六两　大枣十五枚，擘

上八味切，以水七升煮减半，内酒二升，并胶，煎取三
升①，分三服。每如人行三四里，中间进糜粥。忌海藻、菘

---

①　升：原漫漶不清，据正德本补。

菜、芜荑。

又若曾伤六月胎者，当预服**柴胡汤**方。

柴胡四两　芍药一方作紫葳　白术　甘草炙。各二两　麦门冬三两去心　苁蓉一两　芎䓖二两　干地黄五两　生姜六两　大枣三十枚，擘

上十味切，以水一斗煮取三升，分四服，日三夜一，中间进糜粥。勿食生冷及坚强之物，七日更服一剂。忌海藻、菘菜、芜荑、桃、李、雀肉等。一方有黄芩二两。

《集验》疗妊娠六七月，胎不安常处。**旋覆花汤**。亦名阻病。

旋覆花一两　厚朴　白术　枳壳　黄芩　茯苓各三两　半夏炒，一方无　芍药　生姜各二两

上细切，以水一斗煮取二升半，先食分五服，日三夜二。忌羊肉、饧、醋、桃李、雀肉。《千金》同。

妊娠七月，始受木精以成骨。劳身摇肢，无使定止，动作屈伸，以运血气。自此后，居处必燥，饮食避寒，常食粳稻，以密腠理，是谓养骨而坚齿。

又妊娠七月，手太阴脉养，不可针灸其经。手太阴内属于肺，肺主毛皮。七月之时，儿毛皮已成。无大言，无号哭，无薄衣，无洗浴，无寒饮。

又妊娠七月，忽惊恐摇动，腹痛卒有所下，手足厥冷，脉若伤寒，烦热腹满，短气，常苦颈项腰背强。**葱白汤**方。

葱白长三四寸，十四枚　半夏洗，切，炒　麦门冬去心。各一

升　生姜八两　甘草炙　当归　黄芪各三两　阿胶四两　人参一两半　黄芩一两　旋覆花一把

上十一味切，以水八升煮，减半，内酒三升，并胶煎取四升，温服一升，日三夜一，温卧当汗出。若不出者，加麻黄二两煮，服如前法。若秋后勿强责汗。忌羊肉、饧、海藻、菘菜等。

杏仁汤　若曾伤七月胎者，当预服。

杏仁去双仁，皮尖，碎　甘草炙　钟乳研　干姜各二两　麦门冬去心　吴茱萸各一升　五味子　粳米各五合　紫苑一两

上九味切，以水八升煮取三升半，分四服，日三夜一，中间进食，七日服一剂。忌海藻、菘菜。

妊娠八月，始受土精以成肤革。和心静息，无使气极，是谓密腠理、光泽颜色。

又妊娠八月，手阳明脉养，不可针灸其经。手阳明内属于大肠，大肠主九窍。八月之时，儿九窍皆成。无食燥物，无辄失食，无忍大起。

芍药汤　又妊娠八月，中风寒有所犯触，身体尽痛，乍寒乍热，胎动不安，常苦头眩痛，绕脐下寒，时时小便，白如米汁，或青或黄，或使寒慄，腰背苦冷痛，而目视茫茫。

芍药四分　人参　当归　甘草炙。各三两　白术一两　厚朴二两，炙　薤白切，一升　生姜切，四两

上八味切，以水五升、酒四升合煮，取三升，分三服，

日再夜一，忌海藻、菘菜、桃李、雀肉等。

葵子汤　若曾伤八月胎者，当预服。

甘草炙　柴胡　白术各三两　厚朴　芍药各二两　葵子二升　生姜六两　大枣二十枚，擘

上八味切，以水九升煮取三升，分三服，日三，一日服一剂。忌海藻、菘菜、桃李、雀肉等。

妊娠九月，始受石精以成皮毛。六腑百节，莫不毕备。饮醴食甘，缓带自时而待之，是谓养毛发、多才力。

又妊娠九月，足少阴脉养，不可针灸其经。足少阴内属于肾，肾主续缕。九月之时，儿脉续缕皆成，无处温冷，毋着炙衣。

半夏汤　又妊娠九月，若卒下痢，腹满悬急，胎上冲，腰背痛，不可转侧，短气。

半夏洗　麦门冬去心。各五合　干姜一两　当归　吴茱萸　阿胶炙。各三两　大枣十二枚，擘

上七味切，以水九升煮取三升，去滓，内白蜜八合，微火上温，分四服，痢即止。忌生血物、饧。

猪肾汤　若曾伤九月胎者，当预服。

猪肾一具　茯苓　桑寄生　干姜　干地黄　芎䓖各三两　白术四两　麦门冬一升，去心　附子中者一枚，炮　大豆三合

上十味切，以水一斗，煮肾令熟，去肾内诸药，煎取三升半，分四服，日三夜一，十日更一剂。忌猪肉、冷水、芜荑、桃李、雀肉、酢物等。

妊娠十月，五脏俱备，六腑齐通，纳天地气于丹田。故使关节、人神皆备。但俟时而生。《集验》《延年》同。

妊娠恶阻方论第二

夫妊娠阻病者，按昝殷《产宝方》谓之子病。《巢氏病源》谓之恶阻。若妇人禀受怯弱，或有风气，或有痰饮，既妊娠便有是病。其状颜色如故，脉息和顺，但觉肢体沉重，头目昏眩，择食，恶闻食气，好食酸咸。甚者或作寒热，心中愦闷，呕吐痰水，胸腑烦满，恍惚不能支持。不拘初娠，但疾苦有轻有重耳。轻者，不服药亦不妨；重者须以药疗之。《千金方》有半夏茯苓汤、茯苓圆二方，专治阻病。然此二药，比来少有服者，以半夏有动胎之性。盖胎初结，虑其易散，此不可不谨也。张仲景《伤寒论》云：妇人伤风，续得寒热，发作有时，此为热入血室。有用黄龙汤者，小柴胡汤去半夏也，此盖为妊妇而设焉。王子亨则有白术散，《局方》则有人参丁香散，用之良验。然三方皆大同而小异。杨振则有人参橘皮汤，齐士明则有醒脾饮子，试之亦效。皆不用半夏动胎等药，服者知之。

白术散 治恶阻吐清水甚害，十余日粥浆不入者。

白术一两 人参半两 丁香二钱半 甘草一钱

上为细末，每服二钱，水一盏，姜五片，煎至七分温服。

人参橘皮汤 治阻病，呕吐痰水。

人参去芦　陈橘皮　白术　麦门冬去心。各一两　甘草三钱

厚朴制　白茯苓去皮。各半两

上为粗末，每服四钱，水一盏半，淡竹茹一块如弹子大，生姜三片，煎至七分，去滓，澄清温服，空心食前。《集验》无茯苓、麦门冬、甘草。

人参丁香散　治妊娠恶阻，胃寒呕逆，翻胃吐食及心腹刺痛。

人参半两　丁香　藿香叶各一分

上为散，每服三钱，水一盏，煎至七分，去滓温服，无时。

又方

人参　丁香　柿蒂各一两　甘草　良姜各半两

上为细末。每服二钱，热汤点下，无时。

醒脾饮子　治妊妇阻病，呕逆不食，甚者中满，口中无味，或作寒热。此出王氏《博济方》。

草豆蔻以湿纸裹，灰火中煨令纸干，取出去皮用　厚朴制。各半两　干姜三分　甘草一两一分

上为细末，每服二大钱，水一大盏，枣二个，生姜三片，煎至八分，去滓呷服。病轻者只一二服便能食。旧有橘红二两，治寒热，疟痢不食。后人去橘皮，以干生姜代干姜，治老人气虚，大便秘，少津液、引饮，有奇效。产科医官齐士明，依旧用干姜，去橘皮，亦名醒脾饮子，治阻病极神验。宣和初在京师校勘。

保生汤　治妇人经候不行，身无病而似病，脉滑大而六部俱匀，乃是孕妇之脉也。精神如故，恶闻食臭，或但嗜一物，或大吐，或时吐清水，此名恶阻。切勿作寒病治之，宜服此药。如觉恶心呕吐，加丁香、生姜煎服。温隐居方。

人参一分　甘草一分　白术　香附子　乌药　橘红各半两

上咬咀，每服三大钱，水一盏半，姜五片，煎至七分，去滓温服，无时。或作末子调服。

《古今录验》疗恶食。

人参四两　厚朴　生姜　枳壳　甘草各二两

上切，以水六升，煮取三升，分三服。

治妊娠阻病，心中愦闷，见食呕吐，恶闻食气，肢节烦疼，身体沉重，多思嗜卧，面黄肌瘦。

人参　陈皮各八分　白茯苓　麦门冬　甘草　生姜各十二分　大枣二十个

上咬咀，以水五升，煎取二升，温分三服。忌菘菜、醋等。

凡妊娠恶食者，以所思食任意食之，必愈。

一方无枣子，有半夏，竹茹，陈皮分两。

二香散　疗妊娠胎气不安，气不升降，饮食不美，呕吐酸水，起坐觉重，宜服之。

香附子一两　藿香叶　甘草各二钱

上为细末，每服二钱，入盐少许，百沸汤点下。

《近效》方疗妊娠恶食，心中烦愦，热闷呕吐。

青竹茹　麦门冬各三两　前胡二两　橘皮一两　芦根一握

上细切，以水一大升煮取半升，去滓，分两服，食前一服。一方无麦门冬，用小麦三合。体热、四肢烦热者，加地骨皮。医人夏候五录方。

李茂翁先生云：若左脉弱而呕，服诸药不止者，当服理血归源药则愈。经云：无阴则呕是也。

治妊娠恶阻，呕吐不止，头痛，全不入食，服诸药无效者，用①此药理血归源则愈。

人参　甘草　川芎　当归　京芍药　丁香各半两　白茯苓　白术　陈皮各一两半　苦梗炒　枳壳去穰，炒。各一分　半夏泡洗七次，切，炒黄，一两

上㕮咀，每服三钱重，生姜五片，枣一枚，煎。

安胎饮　治怀胎三月、四月至九个月，曰恶阻。病者心中愦闷，头重目眩、四肢沉重，懒怠不欲。热作，恶闻食气，欲啖咸酸，多睡少起，呕逆不食。或胎动不安，非时转动，腰腹疼痛。或时下血，及妊娠一切疾病，并皆治之。

甘草　茯苓　当归　熟地黄　川芎　白术　黄芪　白芍药　半夏泡洗七次，切，炒　阿胶切，粉炒　地榆各等分

上㕮咀，每服三钱，水盏半，生姜四片，煎至八分，去滓温服，无时候。

一方无半夏、地榆，有人参、桑寄生。

一方无白术、黄芪、半夏、地榆，有艾叶。只是胶艾汤

---

① 用：原漫漶不清，据正德本补。

加白茯苓。

妊娠痰逆不思食方论第三

夫水饮停积，结聚为痰，人皆有之，少者不能发为害，多则成病，妨害饮食，乃至呕逆，妊娠之病，若呕逆甚者，伤胎也。原疾之由，皆胃气不调，或风冷乘之，冷搏于胃，故成斯病也。亦恶阻之一端。

半夏茯苓汤 治妊娠恶阴，心中愦闷，虚烦吐逆，头目昏眩，四肢怠堕，百节烦疼，痰逆呕吐，嫌闻食气，好啖咸酸，恶寒汗出，羸极黄瘦，多卧多起，不进饮食，妊妇有痰，必生阻病。《千金》以半夏茯苓汤以对之，此思邈处方之妙也。若孕妇羸弱，胎孕不牢，则动必成咎。全在医者相人强弱以投之，又何虑焉？

半夏一两，泡十次，别切，炒令黄　生姜五两　茯苓　熟地黄各三两　橘红　北细辛　人参　芍药　紫苏　川芎各一两　苦梗　甘草各半两

上㕮咀，每服四大钱，水二盏，姜七片，煎至七分，去滓，空心温服。兼服茯苓圆。

《局方》与崔氏无紫苏、细辛，有旋覆花一两。有客热烦渴、口疮，去橘皮、细辛，加前胡、知母各三两。腹冷下痢者，去地黄，加炒桂心二两。胃中虚热，大便秘，小便赤涩，加大黄三两，去地黄加黄芩一两，然半夏虽能动胎，若炒过则无妨。

张氏方半夏茯苓汤

半夏泡洗七次，炒黄 陈皮各二两半 白茯苓二两 缩砂仁一两 甘草四两

上咬咀，每服四钱，水二盏，姜十片，枣一个，乌梅半个，煎至七分，食前温服。

茯苓圆 治妊娠阻病，心中烦闷，头目晕重，憎闻食气，吐逆吐痰，烦闷颠倒，四肢重弱，不自胜持，服之即效。要先服半夏茯苓汤两剂，后服此药。

赤茯苓 人参 桂心 干姜 半夏泡洗七次，炒黄 橘红各一两 白术 葛根 甘草 枳壳各二两

上为细末，炼蜜为圆如梧桐子大，米饮吞下五十圆，日三服。一方有麦门冬。忌海藻、菘菜、羊肉、饧糖、桃李、雀肉、酢等。

《肘后》只五味，云妊娠忌桂。《千金》同。

疗妊娠心胸支满，痰逆，不思饮食。**茯苓散**①。

赤茯苓 前胡 白术 紫苏叶各一两 半夏 麦门冬 人参 大腹皮各半两

上为粗末，每服四钱，水一盏，姜五片，煎至七分，去滓温服。一方无大腹皮、人参，有大腹子、槟榔。

疗妊娠呕吐不食，兼吐痰水。

生芦根十分 橘红四分 生姜六分 槟榔二分

上切，以水二盏，煮取七合，空心热服。

---

① 茯苓散：方名原脱，据目录补。

疗妊娠心膈气滞，呕吐，不下饮食，心神虚烦，四肢少力。

枇杷叶　半夏　麦门冬　人参　甘草各①半两　诃子肉藿香各一两　赤茯苓　枳壳　陈皮各三分

上㕮咀，每服三钱，水一盏，姜三片，枣一个，煎至七分，去滓温服。一方无大枣、诃子。

《集验》疗妇人妊娠恶阻，呕吐不下食。

青竹茹　橘皮各三两　生姜　茯苓各四两　半夏五两

上细切，以水六升，煮取二升半，去滓，分三服。不瘥，频服。忌羊肉、饧、酢等物。

《古今录验》疗妊娠不欲食，或吐，春月所宜服<u>柴胡方</u>。

甘草　柴胡各二两　麻黄一两　食茱萸半两　大枣十二枚

上细切，以水六升，煮取三升，适寒温服一升，日三。疗食噎醋，除热下气，所宜多与上同。但秋、夏去茱萸，加枸杞一升；六月加小麦一升，石膏三两；秋去石膏，加甘草一两；九月去麻黄，加干姜一两；十月加川芎三分。忌海藻、菘菜。

胎动不安方论第四

凡妇人妊娠胎动，不以日月多少而常堕胎者；有虽有胎，而月信虽不多，常来而胎不损。《产宝方》云：妇人妊

---

① 各：原脱，据文义补。

娠，常胎动不安者，由冲、任经虚，胞门、子户受胎不实故也。并有饮酒、房事过度，有所损动不安者。巢氏云：妇人冲任二经，挟风寒而有胎，故不以日月多寡，因误有击触而胎动者；有喜怒不常，气宇不舒，伤于心肝，触动血脉，冲任经虚，乃致胞门不固；或因登高上厕，风攻阴户，入于子宫，如此皆令胎动不安也。曾有以妊妇月信不绝，而胎不损，问产科能宗古者。答曰：妇人血盛气衰，其人必肥。既娠之后，月信常来，而胎不动，若据晚进观之，便以为漏胎。若作漏胎治之，则胎必堕；若不作漏胎治，则其胎未必堕。今推宗古之言，诚有旨也。巢氏云：妇人经闭不利，别无所苦者，是谓有子。以其经血蓄之以养胎，壅之为乳汁也。有子之后。畜以养胎矣，岂可复能散动耶？所以然者，有娠而月信每至，是亦未必因血盛也。若谓妇人荣经有风，则经血喜动，以其风胜则可也。既荣经为风所胜，则所来者非养胎之血。以此辨之，若作漏胎，治之必服保养、补胎之药。且胎不损，强以药滋之，乃所谓实实虚虚也，其胎终堕宜矣。若医者知荣经有风之理，专以一药治风，经信可止，或不服药，胎亦无恙，然而有胎本不固，而因房室不节，先漏而后堕者，须作漏胎治之，此又不可不审也。亦有妇人年方壮岁，听医官言，某药可服致补暖而子，使胞门子户为药所操搏。《巢氏病源》并《产宝方》并谓之胞门、子户，张仲景谓之血室。使新血不滋，旧血不下，设或有子，不以迟晚则必堕。中年之后，气宇渐衰，必有崩中带下之疾；或月信愈期，渐觉黄瘦，腰背不伸，五心①烦热，五劳七伤之疾从此而生，不独胞门、子户风寒而生也。故《千金翼方》有朴硝荡胞汤，正为此疾。今之医者未见有用，亦未见有知之者。又论妊娠胎动，其由有二：一因母病而胎动，但疗母疾，其胎自安。若胎不坚固自动，其母疾唯当安胎，其母自愈。一因劳役气力，或触冒冷热，或饮食不适，或居处失宜，轻者转动不安，重者便致伤堕，当以母形色察之。母面赤舌青者，儿死母活；唇口青，口中沫出者，子母俱死；面青舌赤，口中沫出者，母死子活也。

《集验方》疗妊娠二三月上至八九月，胎动不安，腹痛已有所见方。

艾叶　阿胶　当归　川芎各三两　甘草一两

上细切，以水八升，煮取三升，去滓，内胶令烊。分三服，日三。《千金》、文仲、《备急》同。

《删繁》疗妇人怀妊，胎动不安。**葱豉安胎方**。

香豉一升，熬　葱白一升　阿胶二两，炙

先以水三升煮葱豉，取一升，去滓入胶，再煎令烊服。一日一夜可服三四剂。《经心录》同。

钩藤汤　治妊娠八九月胎动不安，心腹疞痛，面目青，冷汗出，气欲绝，此由劳动用力伤胎宫，宜急治之。

钩藤　当归　茯神　人参各一两　苦梗一两半　桑寄生半两

---

① 心：原漫漶不清，据正德本补。

上为粗末，每服五大钱，水二盏，煎至一盏，去滓温服，无时候。忌猪肉、菘菜。烦热加石膏二两半；临产月加桂心一两。

始妊娠胎动不安。护胎法。

鲤鱼二斤　粳米一升　葱一握　豉　姜

上作臛食之，每月一度。

治妊娠无故胎动不安，腹内绞痛，烦闷。《产宝》同。

当归　桑寄生各四分　川芎三分　豉八合　阿胶二分　葱十四茎

上以水二升，煮取八合，下胶，空腹温分二服。一方无豉，用银器煎。《集验》无寄生、豉，有续断三分，银多少先煎，后入药。

黄芪汤　治胎动不安，腹痛下黄汁。

糯米一合　黄芪　川芎各一两

上细剉，水一大盏煎至一盏三分，温服。

《产宝》方治胎动。

熟艾　阿胶各二两　葱白一升

上以水四升，煮取一升半，分为三服。

安胎铁罩散

白药子一两　白芷半两

上为细末，每服二钱，煎紫苏汤调下。或胎热、心烦闷，入沙糖少许煎。

银苎酒　治妊娠胎动欲堕，腹痛不可忍方。

苎根二两，剉　银五两　清酒一盏

上以水一大盏，煎至一大盏，去滓，分温二服。

治胎动方。《养生必用方》《救急》疗胎动去血，腰腹痛。

阿胶　川芎　当归　青竹茹各二钱

上以水十盏，内银一斤，煮至五盏，去银，入上件药三味，煮至二盏半，去滓，入胶再煎，胶烊，分温三服，空心，自早至暮尽。未效再作。

治妊娠冷热，腹内不调，致胎不安。《产宝方》。

艾叶二两　当归　干姜各三两　川芎四两

上以水四升，煮取二升，分温四服，不过两剂。

寄生汤　治胎气常不安，治五个月以后胎不安。

桑寄生洗，剉　秦艽　阿胶各半两　糯米半两，作粉

上以新汲水三升，先下寄生、秦艽二味，煮至二升，去滓；次入阿胶、糯米再煮，约有一升止。分作三服，空心、食前、日午服之。忌酒、醋三五日。娠妇胎气至五月以后常不安者，服之必效。顷见娠妇好饮酒，食咸酸五辛，胎必动，可不知之？

治胎动不安。

好银煮取水

上着葱白作羹，食之佳。

又方

川芎二两　葱白一升

上以水七升，煮取二升半，分温三服。

顺气饮子 产前服之安胎。

紫苏叶　木香炮　人参　草豆蔻　茯苓各一两　甘草半两

大腹子一两，如气弱者不用

上㕮咀，每服三钱，水一盏，苧根三寸，糯米少许，煎至七分，去滓温服。

疗妊娠后不转动方。

阿胶炙，一两　桑寄生半两

上为末，以酒一升煮五沸，下生鸡卵一枚投酒中，分温二服，空心食前一服。《小品方》无寄生，有艾叶，只用水煎。

文仲安胎寄生汤　疗血流下方。

桑寄生　白术各五分　茯苓四分　甘草十分

上切，以水五升，煮取二升半，分三服。若人壮者，可加芍药八分，足水二升。若胎不安、腹痛，端然有所见，加干姜四分即安。忌海藻、菘菜、酢物、桃李、雀肉等。崔氏、《小品》《经心》同。

治胎动不安。**秦艽汤**。出王氏《指迷方》。

秦艽　阿胶炒　艾叶

上等分，为粗末，每服五钱。水二盏，糯米百粒，煎至一盏，去滓温服。

《小品》疗妊娠重下，痛引腰背。**安胎止痛汤**方。

当归　阿胶炙　干地黄　黄连　芍药各一两　鸡子一枚

秫米一升

上七味，以水七升，搅鸡子令相得，煮秫米令如蟹目沸；去滓，内诸药，煮取三升，分四服。忌芜荑。《经心录》同。

又**胶艾汤** 疗损动，母去血，腹痛方。

胶一斤，炙　艾叶一莒

上二味，以水五升，煮取二升半，分三服。《经心录》同。

妊娠漏胎下血方论第五

夫妊娠漏胎者，谓妊娠数月而经水时下也。此由冲任脉虚，不能约制手太阳、少阴之经血故也。冲任之脉为经络之海，起于胞内。手太阳小肠脉也，手少阴心脉也，是二经为表里，上为乳汁，下为月水。有娠之人，经水所以断者，壅之养胎，蓄之以为乳汁也。冲任气虚则胞内泄，不能制其经血，故月水时下。亦名胞漏，血尽则人毙矣。又有因劳役，喜怒哀乐不节，饮食生冷，触冒风寒，遂致胎动。若母有宿疾，子脏为风冷所乘，气血失度，使胎不安，故令下血也。

妊娠卒然下血方论第六

夫妊娠卒然有损动，或冷热不调和，致伤于胎，故卒痛而下血。若不止之，则堕胎也。

疗妊娠三四个月，腹痛时时下血。

续断八分　艾叶　当归　干地黄各①六两　竹茹　阿胶

鸡苏各四钱

上以水一升，煎取六合，去滓，空心再服。隔日更服。

疗妊娠六七个月，忽胎动下血，腹痛不可忍。

川芎八分　桑寄生四分　当归十二分

上以水一升，煎取八合，下清酒半升再煎，取八合，分三服。如人行五六里再服。

《广济》主安胎。胎病、漏血、腹痛。

当归　川芎　阿胶炙　人参各一两　大枣二十个

上切，以水三升，酒四升，煮取二升半，分三服。五日一剂，频服三四剂。无所忌。

又疗妊娠胎动、腰痛及下血、安胎。

当归　川芎　苧根各三两　鹿角胶　艾叶各二两　葱白一升

上细切，以水一斗，煮取五升，空心热服。正方用银煮水煎药。又见腰痛门。

疗妊娠忽下血，胎上冲心，手足逆冷。用生艾汁二盏，入阿胶、生蜜各二钱，煎至一盏半，稍热服。如无生艾，浓煎熟艾汁。

治妊娠忽然下血，腰痛不可忍。男六德续添。

鹿角剉细　当归剉。各半两

只作一服，以水三盏，煎至一半，空心，食前顿服。不

① 各：原脱，据文义补。

过二服即安。

又方

阿胶一两，炒　艾叶灰半两

上为细末，空心，糯米饮调下二钱。

漏胎下血不止，胞干即死，宜急治之。

生地黄汁一升　酒五合

上同煎三五沸，分三服，以止为度。

崔氏疗妊娠下血不止，血尽子死。

生干地黄为末，酒服方寸匕，日三夜一即愈。不过三服，良[①]。

又疗妊娠漏胞方。一方云及腹内冷者。又见《指迷方》。

生干地黄五两　干姜二两半

上为末，酒服方寸匕，日再。《集验》、文仲、《经心》同。

疗妊娠无故卒然下血不绝方。

阿胶三两，用清酒一升半，煎取一升，顿服。

又方　治妊娠卒然下血，兼治胎衣不下方。

上以铁锤烧令通赤，内酒中如此者三次，候温，饮一盏。

妊娠惊胎及僵仆方论第七

夫妊娠惊胎者，是怀妊月将满，其胎神识已具，或将产

①　良：原漫漶不清，据正德本补。

之时，从高坠下，伤损胞络，致血下胎动，遂上抢心胸，气绝不醒。其母面黄赤热舌青，口无沫出者，儿死母活；唇口俱青、沫出者，子母俱死；面青舌青，沫出，母死子活。若下血不止，胞燥胎枯，令子死矣。

催生神妙佛手散一名芎䓖汤 治妇人妊娠五七月，因事筑磕着胎；或子死腹中，恶露下，疼痛不已，口噤欲绝，用此药探之。若不损则痛止，子母俱安；若胎损，立便遂下。本出文仲、徐王，效神验。《胎动方》云：治血上冲，心腹满闷者，如汤沃雪。《救急》《经心》同。出《外台》。又治产前、产后体热，败血腹痛。

当归六两 川芎四两 张氏方等分。

上为粗末，每服三钱，水一大盏，煎令泣泣欲干，投酒一大盏，止煎一沸，去滓温服。口噤灌之。如人行五里再服，不过三二服便生。一方云：此药治伤胎去血多，崩中去血多，金疮去血多，拔牙去血多。昏晕欲倒者，以水煎服。或先以漏血，腹内疼痛，加芍药、官桂，减半随手效。详见通用方。

治妊娠因坠倒损胎，不转动，腹内疼痛，腰重及子死腹中不出，须臾三服，立下。

川芎一两

为细末，以热酒调服方寸匕，日三四服。

治妊娠因失所动，困绝。《千金方》亦治子烦。

上取竹沥，饮一升立愈。

治妊娠从高坠下，腹痛下血，烦闷。

生地黄　益母草各一两　当归　黄芪各半两

上咬咀，每服四钱，水一盏，姜四片，煎至六分去滓，无时候。

《集验》疗妊娠二三月，上至七八月，顿仆失踞，胎动不安，伤损腰，腹痛欲死。若有所见，及胎奔上抢心、短气，下血不止方。

干地黄　当归　艾叶各二两　阿胶　川芎各三两

上以水七升，煮取二升半，分作三服。腹痛甚加杜仲、五加皮各三两。一方无地黄，有甘草。一方无地黄，却用生姜自然汁一匙，地黄汁半合，马通半合，煎成药去滓，入此再煎三沸，温服。一方有人参、白茯苓，水煎。

竹茹酒　治妊娠误有失坠，损筑胎损疼痛。

青竹茹二合　好酒一升

煮三五沸，分作三服即安。

疗妊娠或因僵仆，胎动不安，脐腹疼痛。秦艽汤。

出产科，方见前。

疗妊娠偶有所伤，胎动不安，疼痛不可忍，兼治崩血，甚效。兼治子冒。又名子痫。

缩砂不以多少，和皮炒，令黑色。一方用仁，熨斗内略炒，为细末，热酒调下二钱。不饮酒者，以米饮调下皆可。觉腹中热则胎已安矣。此方极效。温隐居云：神效不可尽述。仆用有效。

妊娠胎上逼心方论第八

夫妊娠将养得所，则气血调和。故儿在胎则安，当产亦易。若节适失宜，则血气乖理，儿在胎则躯动，至产育亦难。而子上逼于心者，由产难，用气力，胎动气逆，胎上冲逼于心者。凡胎上逼于心则闷绝，胎下乃苏。甚者至死也。

<u>紫苏饮</u>　治妊娠胎气不和，怀胎迫上，胀满疼痛，谓之子悬。兼治临产惊恐气结，连日不下。名七宝散，无芎。

当归三分　甘草一分　大腹皮　人参　川芎　陈橘皮白芍药各半两　紫苏一两

上咬咀，每服半两，水一盏，姜四片，葱白七寸，煎至七分，去滓，空心温服。曾有一妇人，累日产不下，服催生药不验。许学士曰：此必坐草太早，心怀一点惧气，结而不行，然非顺不顺也。《素问》云：恐则气下。盖恐则精却，却则上焦闭，闭则气还，还则下焦胀，气乃不行矣。得此药一服便产。及妇人六七月子悬者，余用此数数有验。不十服，胎便近下。方出《本事》。丁未六月间，罗新恩孺人黄氏有孕七个月，远出而归。忽然胎上冲心而痛，卧坐不安。两医治之无效，遂说胎已死矣。便将萆麻子去皮研烂，加麝香调贴脐中以下之，命在垂垂。召仆诊视，两尺脉沉绝，他脉平和。仆问二医者曰：契兄作何证治之？答曰：死胎也。何以知之？答曰：两尺脉绝，以此知之。仆问之曰：此说出在何经？二曰无答。遂问仆曰：门下作何证治之？仆答曰：此子悬。若是胎死，却有辨处。夫面赤舌青者，子死母活；面青舌青吐沫者，母死子活；唇口俱青者，母子俱死，是其验也。

今面色不赤，舌色不青，其子未死，其证不安，冲心而痛，是胎上逼心，谓之子悬。宜紫苏饮子治，药十服，而胎近下矣。

当归汤　治妊娠胎动，荡心闷绝，烦躁口干，横生倒产，上冲下筑，迷闷，唇口青黑，手足厥冷。产科名保安散。一方无草，有川芎、厚朴。《产宝方》有川芎。

当归　人参各一两半　阿胶一两，炒　甘草二两　连根葱白一握

上细剉，水二升，煎四味至升半，去滓，下葱再煎三合，温服一剂，分为三服。

治胎上逼心，热痛下血。

曲半斤捣碎，和熟水绞取汁三中盏，无时，分温五服。

一方治胎动，腹痛连腰。用麦曲、新汲水调下。一方用神曲。大同小异。

治胎上逼心烦闷方。又治妊娠六七月以后，胎动困笃。葱白二七茎，浓煮汁饮之即安。若胎已死，服之即出，未死即安。未效再服。

治胎不顺，胎上逼心方。

以乌犬血少少饮之，当下。

治妊娠遍身痛，或冲心欲死，不能饮食。

白术五两　黄芩二两　芍药四两

上水六升，煮取二升半，分为三服。缘胎有水致痛，兼易产。

文仲、葛氏疗妊娠卒胎上迫心痛方。

取弩弦急带之，立愈。

妊娠忽然下黄汁如胶或如豆汁胎动腹痛方第九

疗妊娠忽然下黄汁如胶，或如豆汁，胎动腹痛。

粳米五升　黄芪六两

上以水七升，煎取二升，分为四服。

妊娠误服毒药伤动胎气方第十

夺命圆　专治妇人小产，下血至多，子死腹中。其人憎寒，手指、唇口、爪甲青白，面色黄黑。或胎上抢心，则闷绝欲死，冷汗自出，喘满不食；或食毒物；或误服草药，伤动胎气，下血不止。胎尚未损，服之可安；已死，服之可下。此方的系异人传授，至妙。

牡丹皮　白茯苓　桂心　桃仁制　赤芍药

上等分为末，以蜜圆如弹子大，每服一圆，细嚼淡醋汤送下。速进两圆，至胎腐烂腹中，危甚者立可取出。

治妇人服草药堕孕腹痛方。男六德补遗。

白扁豆，生、去皮为细末，米饮调服方寸匕。若修制不及，浓煎服亦可。亦解男子、女子误中砒毒；亦治妇人赤白带下。要炒黄为末，米饮调下。

阿胶散　治妊娠不问月数深浅，或因顿仆，或因毒药，胎动不安，腰痛腹满。或有所下；或胎上抢心，短气力方。

熟地黄二两　白芍药　艾叶　当归　甘草　阿胶　黄芪各一两　一方有川芎

上咬咀，每服半两，水一大盏，姜三片，枣一个，煎至七分，去滓温服，无时。

妊娠心痛方论第十一

夫妊娠心痛者，多是风邪痰饮乘于心之经络，邪气搏于正气，交结而痛也。若伤心正经而痛者，为真心痛。心为帝王之官，统领诸脏，不可受邪。邪若伤之，朝发夕死，夕发朝死；若伤心支别络而痛者，则乍安乍甚，休作有时也。妊娠之人，或有病而痛不已者，气乘胞络，伤损子脏也，则令胎动。凡胎转移，则多不安，不安而动于血者，则血下也。

川芎当归汤①　治妊娠卒心痛、气欲绝。方出《产宝》。

川芎　当归　茯苓　厚朴制。各等分

上水六升，煎取二升，分为二服。忌如前。

《雷公炮炙论》云：心痛欲死，急觅延胡。

白术汤　治妊娠卒心痛，欲死不可忍者。出《古今录验》。

白术二两　赤芍药二两　黄芩一两半

上切，以水六升煮，取二升半，分三服，半日令尽，微下水，令易生。忌桃李、雀肉。

《千金》疗妊娠心痛。

青竹茹一升　羊脂八两　白蜜三两

上三味合煎，每服枣核大三枚，食前顿服，日三服。

---

①　川芎当归汤：方名原脱，据目录补。

又方

青竹茹一升，酒二升，煮取一升半，去滓，分温顿服。

又方

破鸡子一枚，调酒服之。

又方

大麻子三升，研，水八升，煮取五升，分为五服。

又方

橘皮三两　豆豉二两

上为细末，炼蜜圆如梧桐子大，温水下二七圆，无时候。四方出《外台秘要》。

妊娠心腹痛方论第十二

夫妊娠心腹痛者，或由宿有冷疹，或新触风寒，皆由脏虚而致发动也。邪正相击，而并于气，随气上下冲于心，则心痛；下攻于腹，则腹痛，故令心腹痛也。妊娠而痛者，邪正二气交攻于内，若不时差者，其痛冲击胞络，必致动胎，甚则伤堕也。又云：妊娠心腹疼痛，多是风寒湿冷，痰饮与脏气相击，故令腹痛。攻伤不已。则致胎动也。

当归芍药散　治妊娠腹中绞痛，心下急痛，及疗产后血晕，内虚气乏，崩中，久痢，常服通畅血脉，不生痈疥，消痰养胃，明目益津。

白芍药半斤　当归　茯苓　白术各二两　泽泻　川芎各四两。一方川芎只两半

上为细末，每服二钱，食前温酒调服。

《元和纪用经》云：本六气经纬，元能祛风，补劳，养真阳，退邪热，缓中，安和神志，润泽容色，散邪寒、瘟瘴时气。安期先生赐李少君久饵之药，后仲景增减为妇人怀妊腹痛方。本方用芍药四两、泽泻、茯苓、川芎各一两，当归、白术各二两，亦可以蜜圆服。出《三因方》。

治妊娠心腹痛，不可忍方。

盐一斤，烧令赤

上以两指取一撮，酒调服。

疗妊娠先患冷气，忽中心腹痛如刀刺。

川芎　人参　茯苓　吴茱萸　苦梗　当归各三两　厚朴　制　芍药各二两

上㕮咀，以水九升，煎取三升，分三服，气下即安。

疗妊娠患腹痛，并胎动不安。

葱白切，一升　人参　厚朴　阿胶　川芎各二两　当归三两

上㕮咀，以水七升，煎取三升，分作三服。一方有甘草，无厚朴、川芎。

香术散　治妊娠五个月以后，常胸腹间气刺满痛，或肠鸣，以致呕逆减食。此由喜、怒、忧、虑过度，饮食失节之所致。

蔡元度宠人有子，夫人怒欲逐之，遂病。医官王师处此方，三服而愈。后用果验。

广中莪术一两，煨　丁香半两　粉草一分

上为细末，空心，盐汤点服一大钱，觉胸中如物按下

之状。

草豆蔻散 治妊娠心腹常痛，吃食减少，四肢不和，全不入食。

草果仁想是草豆蔻 陈橘皮 干地黄 白术各一两 川芎三分 当归炒 桂心 干姜 木香各半两

上为细末，每服四钱，水一盏，枣二枚，煎至六分，热服。

阿胶散 治妊娠胎动，腹中疠痛，不思饮食。

白茯苓 白术 川芎 阿胶各三分。炒 当归炒 陈皮各一两 甘草一分

上咬咀，每服三钱，水一盏，姜三片，枣一个，煎至七分，去滓温服。

治妊娠四五月，忽心腹绞痛。

大红枣十四枚，烧存性，为末，以童子小便调下。

治妊娠胎动欲落，腹痛不可忍。

上等银一斤 茅根二升，去黑皮

以水九升，煮银，取二升，入清酒一升，同煎茅根，取二升，分为三服，立安。

《古今录验》疗妊娠腹内冷痛，忽胎动。

薤白一升 当归切，四两

上以水五升，煮取二升，作三服。亦将小便服。将去一炊顷出。

《千金》疗妊娠腹中痛方。

生地黄三斤，捣取汁，酒一升合煎，减半，顿服愈。

妊娠中恶方论第十三

夫妊娠人忽然心腹刺痛，闷绝欲死者，谓之中恶。言邪恶之气中胎，伤于人也。所以然者，血气自养，而为精神之主，若气血不和则精神衰弱，故邪毒之气得以中之。妊娠之病，亦致损胎也。

当归散　治妊娠中恶，心腹疼痛。

当归　丁香　川芎各三两　青橘皮二两　吴茱萸半两，去梗，汤泡三次，炒黑

上为细末，无时，温酒调一钱。

又方

生干地黄一两　枳壳　木香各三分

上为细末，每服一钱，酒调下。

又方

苦梗一两，细剉，略炒　姜半两

煎服。

妊娠腰腹及背痛方论第十四

论曰：肾主腰足，因劳伤损动，其经虚则风冷乘之，则腰痛；冷气乘虚入腹，则腹痛，故令腰腹相引而痛。其痛不止，多动胎气。妇人肾以系胞，妊娠而腰痛甚者，则胎堕也。

疗妊娠气壅攻腰，痛不可忍，兼治腹痛。**当归散**①。

当归三两　阿胶　甘草各二两　葱白一升

上细剉，以水七升，煮取三升，去滓，分温五服。

紫酒　治妊娠腰痛如折。

大黑豆二合，炒令香熟，以酒一大盏，煮取七分，去豆，空心顿服。

通气散　治妊娠腰痛，状不可忍。此药神妙。

破故纸不以多少，瓦上炒令香熟，为末；嚼核桃肉半个，空心，温酒调下二钱。

疗妊娠腰背痛，反复不得。

鹿角长六寸，烧令赤，酒中淬，再烧再淬，以角碎为度。取酒饮之。鹿角为末服亦可。

疗妊娠腰疼痛不可忍，或连胯痛。先服此散。

杜仲四两　五加皮　阿胶炙　防风　金毛狗脊　川芎
北细辛　白芍药　萆薢各三两　杏仁八十枚，去皮尖，炒

上㕮咀，以水九升煮取二升，去滓下胶，作三服。

疗妊娠三二月，腰痛不可忍者。次服此圆。

续断　杜仲各十分　芎劳　独活各三两　狗脊　五加皮
萆薢　芍药　薯蓣　诃子肉各八两

上为末，炼蜜圆如梧桐子大，空心，酒下四十圆，日三服。

疗触动胎以致腰痛、背痛。

---

① 当归散：原漫漶不清，据目录补。

杜仲　五加皮　当归　芍药　人参　川芎　萆薢各三两

上细判，以水七升煮取二升半，分温三服。

疗妊娠三二月及七八月，胎动不安，或腰肚痛及血下。

川芎　当归各四两　艾叶　阿胶各二两　甘草一两

上细判，以水五升煮取二升，去滓，分温三服。

大地黄圆　治产前产后腰腹痛，一切血疼。《信效方》治血气虚，四肢不举，骨髓热疼。

熟地黄二两　乌梅肉　当归各一两

上为细末，炼蜜圆如弹子大。每服一圆，白汤嚼下，空心。

《广济》疗妊娠胎动，腰痛及下血，安胎。方见前妊娠卒然下血方论中。

《小品》**苧根汤**　疗损动胎，腹痛，去血，胎动向下方。

生干地黄　苧根各二两　当归　芍药　阿胶　甘草各一两

上细切，以水六升，煮取二升，去滓，内胶煎烊，分温三服。忌海藻、芜荑。

《救急》疗胎动去血，腰腹痛。方见前第四论中。

妊娠小腹痛方论第十五

论曰：妊娠小腹痛者，由胞络宿有风冷，而妊娠血不通，冷血相搏故痛甚，亦令胎动也。

疗妊娠被惊恼，胎向下不安，小腹痛连腰，下血。当归散①。

当归　川芎各八分　阿胶炙　人参各六分　艾叶四分　大
枣二十个　茯苓十分

上细切，以水四升，煮取二升，温分三服②。

妊娠心腹胀满方论第十六③

夫妊娠心腹胀满者，由腹内夙有寒气，致令停饮，妊娠
重因触冷饮发动，与气相干④，故令心腹胀满也。

仓公下气汤　治妊娠心腹胀满，两胁妨闷，不下饮食，
四肢无力。

羌活　赤芍药　甘草　槟榔　青皮　大腹皮　陈皮　赤
茯苓　半夏　桑白皮　桂心各半两　紫苏茎二两

上咬咀，每服三钱重，水一盏，姜五片，枣二个，煎至
七分，去滓温服，无时候。

与《局方》分心气饮大同小异，加灯心煎。

诃黎勒散　疗妊娠心腹胀满，气冲胸膈，烦闷，四肢
少力，不思饮食。

诃黎勒　赤茯苓　前胡各一两　陈皮　大腹皮　桑白皮
各三分　枳壳　川芎　白术各半两

---

① 当归散：方名原脱，据目录补。

② 上细切……温分三服：原脱，据正德本补。

③ 妊娠心腹胀满方论第十六：本段方论原本、四库本均脱，据正德本补。

④ 干：正德本作"平"，据日抄本改。

上为粗末，每服四钱，水一盏半，姜三片，枣二个，煎至七分，去滓温服，无时候。

治妊娠心下急，气满切痛。

赤茯苓六分　桑白皮五分　前胡四分　郁李仁　槟榔各三分

上为细末，以水一升，煮取一半，去滓，夜卧服。

《局方》枳壳散及保气散亦妙。方见十六卷第三论①。

紫苏散亦妙。方见前胎上逼类。

---

①　方见十六卷第三论：八字原脱，据日抄本补。

妊娠数堕胎方论第一

夫阳施阴化，故得有胎。荣卫调和，则经养周足，故胎得安，则能成长。若血气虚损者，子脏为风寒所苦，则血气不足，故不能养胎，所以数堕胎也。其妊娠腰疼者，喜堕胎也。

《千金》疗妊娠二个月数堕胎法：灸膝下一寸，七壮。

又方

赤小豆为末，酒调方寸匕，日二服。亦治妊娠数月，月水尚来。

《删繁方》疗妊娠怀胎数落而不结实，或冷或热，百病之源。

甘草　黄芪　人参　川芎　白术　地黄　吴茱萸各等分。一方有当归、干姜

上为末，空心，温酒调二钱。忌菘菜、桃、李、雀肉、醋物。《经心录》同。

《广济》疗妇人怀妊数伤胎方。

鲤鱼二斤　粳米一升

上二味如法作臛，少着盐，勿着葱、豉、醋，食之甚良。一月中须三遍作效，安稳无忌。《集验》、文仲、《备急》、崔氏、《延年》方同。

《经心录》**紫石英圆**　主风冷在子宫，有子常落。或始为妇，便患心痛，乃成心疾，月水都未曾来，服之肥悦，令人有子方。

紫石英　天门冬去心　五味子各三两　乌头炮　卷柏　乌贼鱼骨　云母烧，研　禹余粮　当归　川椒如常制　桑寄生　石楠叶各一两　泽泻　杜仲　远志去心　苁蓉　桂心　甘草　石斛　人参　辛荑　柏子仁各二两

上为末，炼蜜为圆，如梧桐子大，温酒下二十圆至三四十圆。《千金方》同。

疗妊娠数堕胎。皆因气血虚损，子脏风冷，致胎不坚固，频有所伤。宜服**卷柏圆**。

卷柏　钟乳粉　鹿角胶炒　紫石英飞　阳起石飞　桑螵蛸炒　禹余粮煅、研、飞　熟地黄各一两　桂心　川牛膝　桑寄生　北五味　蛇床子　牡丹皮　杜仲　川芎　当归各三分

上为末，炼蜜圆，如梧桐子大，每服三四十圆，空心，温酒吞下。

妊娠胎不长养方论第二

夫妊娠之人，有宿疴挟疾而后有娠。或有娠时，节适乖

理，致生疾病，并令脏腑衰损，气力虚羸，令胎不长。故须服药，去其疾病，益其气血，以扶养胎也。

《集验》治妇人怀胎不长方。

鲤鱼长一尺者，去肠、肚、鳞。以水渍没，内盐及枣，煮令熟，取汁稍稍饮之。当胎所腹上，当汗出如牛鼻状。虽有所见，胎虽不安者，十余日辄取一作。此令胎长大，甚平安。

《古今录验》疗妊娠养胎。<u>白术散</u>。

白术 川芎各四分 川椒炒出汗，三分 牡蛎煅，二分

上四味为细末，酒调一钱匕，日三夜一。但苦痛，加芍药。心下毒痛，倍加川芎。吐唾不能饮食，加细辛一两，半夏大者二十枚服之。复更以浆水服之。若呕，亦以醋浆水服之。复不解者，小麦汁服之。已后其人若渴者，大麦粥服之。病虽愈，尽服之勿置。裴伏《仲景方》忌雀肉、桃李。

疗妊娠胎不长。宜服安胎和气、思食、利四肢。<u>黄芪散</u>。

黄芪 白术 陈皮 麦门冬 白茯苓 前胡 人参各三分川芎 甘草各半两

上㕮咀，每服三钱，水一盏，姜三片，枣一枚，煎至七分，去滓温服。

疗妊娠胎不长。宜服<u>养胎人参圆</u>。

人参 白茯苓 当归 柴胡 刺蓟 厚朴 桑寄生各一两 枳壳三分 甘草半两

上为细末，炼蜜为圆如梧桐子大，每服二十圆。食前温水吞下。

白术圆　调补冲任，扶养胎气。治妊娠宿有风冷，胎痿不长；或失于将理，伤动胎气，多致损堕妊孕。常服益血，保护胎脏。

白术　川芎　阿胶炒　地黄炒令六分焦　当归去尾，炒。各一两　牡蛎煅为粉，二分　川椒三分，如常制

上为末，炼蜜为圆如梧子大，空心，米饮吞三四十圆。酒、醋汤亦可。

妊娠胎动安不得却须下方论第三妊娠得病，欲去子方附

夫妊娠羸瘦，或挟疾病，脏腑虚损，气血枯竭，既不能养胎，致胎动而不坚固，终不能安者，则可下之，免害妊妇也。

疗胎动安不得，尚在腹，母欲死，须以**牛膝汤**下之。

牛膝去苗，剉，半两　水银二两　朱砂二两半，研

上以水五大盏，煮牛膝，可得一半，去滓，即以蜜和朱砂及水银，研如膏。每服以牛膝汁一小盏调下半匙，顿服。

治妊娠母因疾病胎不能安，可下之。**桂心散**。

桂心　瓜蒌　牛膝　瞿麦各二两　当归一两

上㕮咀，每服四钱，水一盏，煎至七分，空心，去滓服。

又方

瞿麦　桂心各一两　牛膝二两　蟹爪二合

上为细末，空心，温酒调一钱服。

又方

牛膝一握

上细捣，以无灰酒一大盏，煎取七分，温二服。

又方

取七月七日法曲四两，水二大盏，煎取一盏三分，绵滤去滓，分温三服，立下。

《小品》疗妊娠得病，须去胎方。

麦蘖一升为末，和煮二升，服之即下，神效。

文仲疗妊娠得病，欲去胎方。

取鸡子一枚，以三指撮盐置鸡子中，服之立出。与阮河南疗产难同，《千金》《经心录》同。

妊娠堕胎后血下不止方论第四

夫堕胎后，复损于经脉，经脉既虚，故下血不止也。下血多者，便致烦闷，乃至死矣。

治妊娠损动，下血不止，腹痛，宜服此方。

阿胶一两，炒　艾叶半两

上以水一大盏，煎至六分，去滓温服，空心。

治妊娠损动，下血不止。

甘草一两，炙　阿胶二两，炒　鸡子一枚

上细剉，以水二大盏，煮甘草一盏三分，去滓。下鸡子及阿胶，候胶消，搅令停。无时，分温三服。

《广济》疗因损娠，下恶血不止。龙骨散。

龙骨　当归　地黄各八分　艾叶四分，炒　地榆　阿胶

芍药　干姜各六分　蒲黄五分　牛角腮炙焦，十分

上为细末，食前，粥饮调下二钱。

治妊娠堕胎，下血不尽，苦烦满欲极，时发寒热，狂

闷方。

鹿角屑一两，熬

上以水一盏，煎豉一合，取汁六分，分为三服，调鹿角

屑二钱服，日三服，须臾血下。《古今录验》同。

《千金》疗落胎，下血不止方。

上以生地黄汁一小盏，调代赭末一钱，日三服。

治妊娠下血，疼痛不止方。亦治小便不禁。

上以家鸡翎烧灰细研，以温酒调下二钱。如人行五里再

服，以效为度。

《千金》疗妊娠胎堕，下血不止方。

丹参一味十二两

上细切，以酒五升，煮取三升，分三服。

《救急》疗损娠方。

上取朱砂末一钱匕，生鸡子三颗，取白和朱砂顿服。胎

若死，即出；如未死，即安。

妊娠日月未足欲产方第五

《集验》知母圆　治日月未足而痛，如欲产者。兼治产

难及子烦。

知母一味为细末，炼蜜圆如鸡头大，温酒嚼下，日三

服。《千金》、崔氏、《小品》同。一方圆如梧桐子大，粥饮下二十圆。

槐子圆 治妊娠月数未足而似欲产腹痛者。

槐子 蒲黄等分

上为末，蜜圆如梧子大，温酒下二十圆，以痛止为度。

又方

取蒲黄如枣核大，筛过，以井花水调服。

又方

梁上尘 灶突煤

上二味为细末，空心，酒服方寸匕。

断产方论第六

论曰：欲断产者，不易之事。虽曰天地大德曰生，然亦有临产艰难；或生育不已；或不正之属，为尼为娼，不欲受孕而欲断之者，故录验方以备所用。然其方颇众，然多有用水银、虻虫、水蛭之类，孕不复怀，难免受病。此方平和而有异验，列具于后。

《小品方》疗妇人断产验方。《千金翼》《外台秘要》同。

故蚕纸，方圆一尺，烧为末，酒饮调服，终身不复怀孕也。

疗妊娠欲去之，并断产方。

瓜蒌 桂心各二两 豉一升

上三味切，以水四升煮取一升半，分服之。

又方 附子二枚为末，以淳苦酒和涂右足，去之大良。

《千金》断产方。

油煎水银，一日方息。空心，服如枣大一圆，永断不损人。

《广济》落胎方。

瓜蒌根四两　肉桂五两　牛膝三两　瞿麦一两

上切，以水七升煎二升三合，去滓，温分三服。服后如人行五里，又进一服，无忌。

《小品》疗羸人欲去胎方。

粉草　干姜　人参　川芎　生姜　肉桂　蟹爪　黄芩

上八味，等分细切，以水七升，煮取二升，分三服。忌海藻、菘菜、生葱。

《千金》欲去胎。

大曲五升，清酒一斗，煮二沸去滓，分五服。隔宿勿食，旦再服。其子如糜，令母肥盛，无疾苦。千金不传。

妊娠咳嗽方论第七

夫肺感于寒，寒伤于肺，则成咳嗽也。所以然者，肺主气而外合皮毛，毛窍不密，则寒邪乘虚而入，故肺受之也。五脏六腑俱受气于肺，以其时感于寒而为嗽也。秋则肺受之，冬则肾受之，春则肝受之，夏则心受之。其诸脏嗽不已，则传于腑。妊娠病久不已者，则伤胎也。

疗妊娠心膈痰毒壅滞，肺气不顺，咳嗽头疼。款冬花散。

款冬花　麻黄　贝母煨　前胡　桑白皮　紫苑各半两
旋覆花　白术　甘草各一分　石膏一两

上㕮咀，每服四钱，水一盏，姜三片，煎至七分，去滓温服，食后。

治妊娠肺壅咳嗽，喘急不食。桔梗散。

天门冬去心，一两　桑白皮　苦梗　紫苏各半两　赤茯苓一两　麻黄去节，三分　贝母　人参　甘草各半两

上㕮咀，每服四钱，水一盏，姜三片，煎至七分，去滓，不拘时候服。

治妊娠胎气壅滞，咳嗽喘急。马兜铃散。

马兜铃　苦梗　人参　甘草　贝母各半两　陈皮去白　大腹皮　紫苏　桑白皮各一两　五味子七分半

上㕮咀，每服四钱，水一盏，姜三片，煎至七分，去滓，无时温服。

麻黄散　治妊娠外伤风冷，痰逆，咳嗽不食。

麻黄　陈皮　前胡各一两　半夏　人参　白术　枳壳
贝母　甘草各半两

上㕮咀，每服四钱，葱白五寸，姜半分，枣三个，水一盏，煎至六分，去滓温服。

百合散　治妊娠咳嗽，心胸不利，烦闷不食。

川百合　紫菀　麦门冬　苦梗　桑白皮各一两　甘草半两

上㕮咀，每服四钱，水一盏，竹茹一分，煎至六分，去滓，入蜜半匙，更煎三两沸，不拘时温服。

紫菀汤 治妊娠咳嗽不止，胎不安。六方出产科。

甘草 杏仁各一分 紫菀一两 桑白皮一分 苦梗三分

天门冬一两

上㕮咀，每服三钱，水一盏，竹茹一块，煎至七分去滓，入蜜半匙，再煎二沸，温服。

疗妊娠咳嗽方。

以车轴烧赤投酒中，候冷饮之，良。

疗妊娠伤寒，涎多咳嗽。

知母 杏仁 天门冬 桑白皮等分

上㕮咀，每服三钱，水一盏，煎至七分，去滓服。

妊娠喘嗽不止，宜服《局方》华盖散，稳重而有效。

妊娠吐血衄血方论第八

论曰：夫妊娠吐血者，皆由脏腑所伤。为忧、思、惊、怒皆伤脏腑。气逆吐血，吐血而心闷胸满未欲止，心闷甚者死。妊娠病此，多堕胎也。

《局方》必胜散有效，治吐血不止。

马勃方① 马勃，用生布擦为末，浓米饮调下。昌黎先生云：牛溲、马勃、败鼓之皮，俱收并蓄，待用无遗者，医师之良也。

白茅花汤② 治鼻衄，以白茅花浓煎汁服。亦可就第七

---

① 马勃方：方名原脱，据目录补。
② 白茅花汤：方名原脱，据目录补。

卷吐血方中选用。

妊娠子烦方论第九

论曰：妊娠苦烦闷者，以四月受少阴君火气以养精；六月受少阳相火气以养气。若母心惊胆寒，多有烦闷，名曰子烦也。《产宝》云：夫妊娠而子烦者，是肺脏虚而热乘于心，则令心烦也。停痰积饮在心胸之间，或冲于心，亦令烦也。若热而烦者，但热而已；若有痰饮而烦者，呕吐涎沫，恶闻食气，烦躁不安也。大抵妊娠之人，既停痰积饮，又虚热相搏，气郁不舒；或烦躁、或呕吐涎沫，剧则胎动不安，均谓之子烦也。

竹叶汤　治子烦。

防风　黄芩　麦门冬各三两　白茯苓四两

上㕮咀，每服四钱，水一盏，竹叶数片，煎至七分，去滓温服。忌酢物。《外台秘要》有竹沥三合，无竹叶，名竹沥汤。《指迷》同。一方无黄芩，有知母。

又方　时时饮竹沥，随多少。

疗妊娠烦躁，或胎不安。**竹茹汤**。

淡青竹刮茹一两

上以水一大升，煮取四合，徐徐服尽为度。

麦门冬散　治妊娠心烦愦闷，虚躁吐逆，恶闻食气，头眩，四肢沉重，百节疼痛，多卧少起。

麦门冬　子芩　赤茯苓各一两　柴胡　赤芍药　陈皮

人参　苦梗　桑寄生　甘草　旋覆花各半两　生地黄二两

上为粗末，每服四钱，水一盏，姜半分，煎至六分去滓，无时温服。

又方

麦门冬　苧根各二两　黄芩　茯神各一两　甘草炙，一分
犀角屑半两

上㕮咀，每服四钱，水一盏，生地黄一分，淡竹叶二七片，煎至六分，去滓温服。

柴胡散　治妊娠心烦，头目昏重，心胸烦闷，不思饮食或呕吐。

柴胡一两半　赤茯苓　麦门冬各一两　枇杷叶去毛　人参
橘红　甘草各半两

上㕮咀，每服四钱，水一盏，姜三片，煎至七分，去滓温服。

人参散　治妊娠热气乘于心脾，津液枯少，烦躁壅热，口舌干渴。

人参　麦门冬　赤茯苓　地骨皮　家干葛　黄芩　犀角
屑各三分　甘草半两

上㕮咀，每服三钱，水一盏，煎至六分，去滓温服。

治妊娠子烦，口干不得卧。**黄连汤**①。

黄连去须

上为细末，每服一钱，粥饮调下。酒蒸黄连圆亦妙。

————————

①　黄连汤：方名原脱，据目录补。

治妊娠心烦，热不止。

葱白一握　豉二合

上以水二大盏，煎取一盏半，去滓，温分三服。

一母圆　治妊娠因服药致胎气不安。有似虚烦不得卧者，巢氏谓之子烦也。

知母一两，洗，焙

上为细末，以枣肉为圆如弹子大，每服一圆，细嚼，煎人参汤送下。

次见医者，不识此证，作虚烦治之，损动胎气宜矣。有识者，亦见有药也。产科郑宗文得于陈藏器《本草拾遗》中也，用之良验。方出《产乳》。

妊娠烦躁口干方论第十

夫足太阴，脾之经也，其气通于口；手少阴，心之经也，其气通于舌。若妊娠之人，脏腑气虚，荣卫不理，阴阳隔绝，热气乘于心脾，津液枯少，故令心烦而口干也。

愚考此证，与子烦大同小异，其方亦可就子烦中通用。一母圆亦妙。

升麻散　治妊娠壅热，心神烦躁，口干渴逆。

川升麻　黄芩　人参　麦门冬　栀子仁　柴胡　茯神　瓜蒌根　犀角屑各一两　知母　甘草各半两

上㕮咀，每服四钱，水一盏，煎至六分，去滓温服。

知母散　治妊娠烦躁闷乱，口干及胎脏热。

知母　麦门冬　甘草各半两　　黄芪　子芩　赤茯苓各三分

上咬咀，每服四钱，水一盏，煎至七分，去滓，入竹沥一合，更煎二沸，温服。

葛根散　治妇人妊娠数月，胸膈烦躁，唇口干渴，四肢壮热，少食。

葛根不用野葛　黄芩　人参　萎蕤　黄芪　麦门冬　甘草等分，咬咀

上每服四钱，水一盏，竹茹一块如钱大，煎至七分，去滓温服，无时。

人参黄芪散　治妊娠身热，烦躁口干，食少。

人参　黄芪　家葛根　秦艽　麦门冬各一两　　知母三分甘草半两　　赤茯苓一两

上咬咀。每服四钱，水一盏，姜三片，淡竹叶二七片，煎至六分，去滓温服。

妊娠中风方论第一

论曰：夫四时八方之气，为风也。常以冬至之日候之。若从其乡来者，长养万物；若不从其乡来者，名为虚邪，贼害万物，人体虚则中之。若风邪客于皮肤，入于经络，即顽痹不仁。若入于筋脉，挟寒则挛急喎僻；挟温则弛纵。若入脏腑，则恍惚惊悸。凡五脏俞皆在背，脏腑虚，风邪皆从俞而入，随所伤脏腑、经络而为诸病也。妊娠中风，若不早治，则令堕胎也。

治妊娠中风卒倒，心神闷乱，口噤不能言，四肢强急。防风散。

防风　桑寄生　葛根各一两　菊花　防己　北细辛　秦艽　当归　桂心　茯神　甘草　羚羊角各半两

上为粗末，每服四钱，水一盏，姜三片，煎至六分，去滓，入竹沥半合，温服。

治妊娠中风，口噤，语言不得。白术酒。

白术一两半　独活一两　黑豆一合，炒

上细剉，以酒三升，煎取一升半，去滓，温分四服。口噤者，拗口灌之，得汗即愈。

治妊娠中风，口眼不正，手足顽痹。

防风　羌活　防己各一两　麻黄去节，半两　黄松木节一两

桂心　荆芥穗　羚羊角屑　桑寄生　甘草　薏苡仁各半两

上㕮咀，每服三钱，水一盏，生姜半分，煎至六分，去滓温服。

治妊娠因感外风，如中风状，不省人事①。

熟艾三两

上以米醋炒，令极热，乘热以绢帛裹，熨脐下，良久即省。陈总领晔云：余女夫赵汝，盘居天台，亲见王清②叔舍人疗其嫂氏。

妊娠风痉方论第二

论曰：夫妊娠体虚，受风而伤太阳之经络，后复遇风寒相搏。发则口噤背强，名之曰痉又云痓。其候冒闷不识人，须臾自醒，良久复作，谓之风痉③，亦名子痫，亦名子冒。甚则反张。

治妊娠中风，角弓反张，口噤语涩。麻黄散④。

---

① 事：原脱，据正德本补。

② 清：原漫漶不清，据正德本补。

③ 痉：原漫漶不清，据四库本补。

④ 麻黄散：方名原脱，据目录补。

麻黄去节　防①风　独活各一两　羚羊角屑　桂心　升麻

酸枣仁炒　甘草　秦艽各半两　川芎　当归　杏仁制。各三分

上㕮咀，每服四钱，水一盏，姜四片，煎至六分，去

滓，入竹沥半合，温服。

治妊娠中风，腰背强直，时复反张。防风葛根汤②。

防风　葛根　川芎　生干地黄各二两　杏仁制　麻黄去

节。各两半　桂心　独活　甘草　防己各一两

上㕮咀，每服四钱，水一盏，煎至七分，去滓温服。

《小品》疗妊娠忽闷，眼不识人，须臾醒，醒复发。亦

有不醒者，名为痉病。亦名子痫，亦名子冒。葛根汤。若有

竹近可速办者，当先作沥汁，次办汤也；其竹远不可即办

者，当先办汤。此二疗会得其一种。其竹沥偏疗诸痉绝起死

也。非但偏疗妊娠产妇绝死者有效，小儿或痫痓、金疮发

痓，疗之亦验。

作竹沥法见第三卷第一论。

葛根汤　疗妊娠临月，因发风痓，忽闷愦不识人，吐

逆眩倒，小醒复发，名为子痫。

葛根　贝母去心　牡丹皮去心　木防己　防风　当归

川芎　白茯苓　桂心熬　泽泻　甘草各二两　独活　石膏碎

人参各三两

上细切，以水九升，煮取三升，分二服。贝母令人易

---

① 防：原漫漶不清，据正德本补。
② 防风葛根汤：方名原脱，据目录补。

产，若未临月者，升麻代之。忌海藻、菘菜、酢物。其详见第三卷第二论，亦可选方，详而用之。

妊娠腹内有鬼胎方论第三

夫人脏腑调和，则血气充实，风邪鬼魅不能干之。若荣卫虚损，则精神衰弱，妖魅鬼精得入于脏，状如怀娠，故曰鬼胎也。

疗妊娠是鬼胎，致腹中黑血散下，腹痛。<u>雄黄圆</u>。

雄黄细研　鬼臼去毛　莽草　丹砂细研　巴豆去皮、心、油

獭肝炙令黄。各半两　蜥蜴一枚，炙黄　蜈蚣一条，炙微黄

上为细末，蜜圆如梧桐子大，空心，温酒下二圆，日两服，后当利。如不利，加至三圆。初下清水，次下虫如马尾状无数。病极者，下蛇虫；或如段卵鸡子；或如白膏，或如豆汁。其病即除。

疗妇人鬼胎，及血气不可忍方。

斑蝥去头、翼、足，制　延胡索炒。各三枚

上为细末，再研如面，以温酒调下半钱，以胎下为度。

治妇人虚羸，有鬼胎癥块，经候不通。

芫花根三两

上剉，炒令黄色，为细末，每服一钱，桃仁煎汤调下。当下恶物。

妊娠伤寒方论第四

论曰：夫冬时严寒，人体虚，为寒所伤，即成病为伤

寒。轻者渐渐恶寒，翕翕发热，微咳鼻塞，数日乃止；重者头疼体痛，先寒后热，久而不愈则伤胎。凡妊妇伤寒，仲景无治法，用药宜有避忌，不可与寻常妇人一概治之也。

妊妇产前腹痛，及治月事或多或少，或前或后，胎气不安，产后血块不散；或亡血过多；或恶露不下。宜加减四物汤。

当归　川芎　白芍药　熟干地黄一方用生者。各一两

上㕮咀，每服四钱，水一盏半，煎至八分，取六分，清汁热服。日四服，以知为度。

妊孕下血，即入艾六七叶，阿胶末一钱同煎。疾势甚大，散药不及，以四味各半两细剉，以水四盏，煎至二盏半，去滓分四服；食前热服，一日之中令尽，以知为度。平常产乳，服至三腊止；如虚弱，血脏不调，至一月止。

因虚致热，热与血搏，口舌干渴，欲饮水者，加瓜蒌根一两，麦门冬三分。

腹中刺痛，恶物不下，加当归、芍药各一分。

血崩加地黄、蒲黄各一两。

因热生风，加川芎一分，柴胡半两。

身热脉躁，头昏项强，加柴胡、黄芩各半两。

大便秘结，加大黄半两，桃仁一分，炒。

如大便滑泄，加桂心、熟附子各一分。

发寒热，加干姜、牡丹皮、芍药各一分。

呕者，加白术、人参各半两。

腹胀，加厚朴、枳实各一分。

虚烦不得眠，加竹叶、人参各一分。

烦躁大渴，加知母、石膏各半两。

水停心下，微吐逆，加猪苓、茯苓、防己各一分。

虚寒，状类伤寒，加人参、柴胡、防风各三分。

妊妇伤寒、瘟疫时气，先服此以安胎，宜**阿胶汤**。却以治病药相间服。

阿胶　白术　桑寄生　人参　白茯苓

上等分为细末，煮糯米饮调服方寸匕，日三服。

妊妇伤寒，憎寒发热，当发其汗。**葱白汤**。

葱白十茎　生姜二两

上细切，以水二盏，煮取一盏，连服，取汗愈。

妊妇伤寒，头痛壮热，肢节烦疼。宜**前胡汤**。出《广济方》。

石膏十二分　前胡六分　甜竹茹三分。《外台》无　黄芩
大青五分　知母　栀子仁各四分

上㕮咀，每服五钱，水一盏半，葱白三寸，煎至八分，去滓温服。《集验》、文仲、《备急》《救急》同。

妊妇伤寒，或中时行，洒淅作寒，振栗而悸，或加哕者。**苏木汤**。

赤芍药　橘红　黄连　甘草　苏木等分

上㕮咀，每服五钱，水一盏，煎至六分，去滓温服，汗出瘥。若胎不安，兼服阿胶汤。方见前。

妊妇寒热头疼，嘿嘿不欲食，胁下痛，呕逆痰气；及产后伤风，热入胞宫，寒热如疟；并经水适来适断，病后劳复，余热不解。宜服**黄龙汤**。

柴胡去芦，一两　黄芩　人参　甘草各一分半

上咬咀，每服五钱，水一盏半，煎至一中盏，去滓温服。

妊妇伤暑，头痛恶寒，身热躁闷，四肢疼痛，项背拘急，口干燥。宜**柴胡石膏汤**。

柴胡四两　甘草二两　石膏八两

上咬咀，每服二钱，水一盏，姜五片，煎至六分，去滓温服。若气虚体冷，加人参四两。

妊妇伤寒，四日至六日以来，加心腹胀，上气，渴不止，饮食不多，腰疼体重。**枳实散**。

枳实一两，炒　陈皮三分　麦门冬半两

上为细末，每服三钱，水一中盏，生姜半分，葱白七寸，煎至六分，去滓温服。

妊妇伤寒，头目旋疼，壮热心躁。宜**旋覆花汤**。

旋覆花　赤芍药　甘草各半两　前胡　石膏各一两　白术
人参　麻黄去根节　黄芩各三分

上咬咀，每服四钱，水一盏半，姜半分，煎至六分，去滓温服。

麦门冬汤　妊妇伤寒，壮热呕逆，头疼，不思饮食，胎气不安。

人参　石膏各一两　前胡　黄芩各三分　家葛根　麦门冬各半两

上㕮咀，每服五钱，水一盏半，生姜四片，枣二个，淡竹茹一分，煎至八分，去滓温服。

妊妇发斑，变为黑色，尿血。宜**栀子大青汤**。《外台》云：出《救急》方。

升麻　栀子仁各二两　大青　杏仁　黄芩各一两半

上㕮咀，每服五钱，水一盏半，葱白三寸，煎至一盏，去滓温服。

芍药汤　治妊娠伤寒，五个月以前，尝用此方。出《伤寒括要》。

黄芩　当归　芍药各四钱　川芎十六钱　白术八钱

上为细末，温酒调服方寸匕，日二服。产后百病悉皆主之。常服则易产无疾苦。王子亨为产后常服之药。

当归茯苓散　治妇人伤寒，腹中隐痛。

当归　茯苓　白术各二两　白芍药半斤　泽泻　川芎各四两

上为细末，酒服方寸匕，日三。

白术散　治妊妇伤寒，烦热头痛，胎气不安；或时吐逆，不下食。

白术　橘红　麦门冬　人参　前胡　赤茯苓　川芎各一两　甘草　半夏各半两

上㕮咀，每服四钱，水一中盏，姜四片，淡竹茹一分，煎至六分，去滓，无时温服。

柴胡散　治妊娠热病，骨节烦痛，头疼壮热。若不治，热不止则损胎。

柴胡　家葛根　知母　栀子仁　甘草各半两　石膏一两　大青　黄芩　升麻各三分

上㕮咀，每服四钱，水一盏，葱白三寸，煎至六分，去滓，无时热服。

麻黄散　治妊娠五六个月，伤寒头疼，壮热，四肢烦疼。

麻黄　桂心　柴胡　赤芍药各一两　甘草半两

上㕮咀，每服三钱，水一盏，姜三片，煎至六分，去滓，无时温服。

升麻散　治妊娠伤寒，头痛，身体壮热。

川升麻　苍术炒　麦门冬　麻黄各一两　黄芩　大青各半两　石膏二两

上㕮咀，每服四钱，水一盏，姜半分，淡竹叶二七片，煎至六分，去滓，无时温服。

治孕妇伤寒。柴胡散①。

柴胡　前胡　川芎　当归　人参　芍药　粉草　生地黄等分

上为细末，每服二钱，姜三片，枣四个，煎至七分，去滓温服。要出汗，加葱。

《良方》白术散　治妊妇伤寒。

———

① 柴胡散：方名原脱，据正德本补。

白术　黄芩各等分。新瓦上炒令香

上为散，每服三钱，水一中盏，姜三片，枣一枚，煎至七分，温服。但觉头痛发热，便可吃二三服即瘥。唯四肢厥冷、阴证者，未可服。此方本常州一士人卖此药，医皆论斤售去，行医用之如神，无人得此方。予自得此，治疾无有不效者，仍安胎，益母子。

治妊妇伤寒，头疼腹痛。<u>竹叶汤</u>①。

升麻　黄芩各六分　家干葛　大青　石膏　甘草各三分
苦竹叶一握，并细剉

上用水一升半，先煮苦竹叶、干葛，减一半，入诸药再煮至六合，去滓温服。

妊娠时气方论第五

论曰：夫四时之间，忽有非节之气。如春应暖而反寒，夏应热而反冷，秋应凉而反热，冬应寒而反暖，非其节而有其气。而一气之至，无人不伤，长少虽殊，病皆相似者，多挟于表毒也。言其时普行此气，故云此时气也。妊娠遇之重者，致伤胎也。

<u>秦艽散</u>　治妊妇时气，五六日不得汗，口干，多吃冷水，狂语呕逆。

秦艽　柴胡各一两　石膏二两　赤茯苓　前胡　甘草　犀角屑　家葛根　川升麻　黄芩各半两

---

① 竹叶汤：方名原脱，据目录补。

上叹咀，每服四钱，水一盏，姜半分，淡竹茹一分，煎至六分，去滓，无时温服。

葛根饮子 治妊妇时气，烦热口干，头痛。

家干葛 麻黄去节、根。各半两 石膏一两 豉一合 白米半合 栀子仁二七枚 葱白二茎，连根

上细切，以水二大盏，煎至一盏三分，去滓，无时分温三服。汗出为效。

消热饮子 治妊妇时气，六七日热甚，大小便不利，最宜服之。

川芒硝一两，细研 葵子三两，捣

上如前煎服，以利为效。

败毒散，升麻葛根汤皆可用。凡用葛根，宜用家葛晒干。用野葛能动胎气，《养生必用方》言之甚详。

妊娠热病方论第六

论曰：夫冬时严寒，触冒伤之，藏于肌骨，夏至乃发壮热，又为暑病，即热病也。此寒气蕴积，发即为病，若妊娠遇之，多致坠胎也。

经云：热病与中暑相似。但热病者脉盛，中暑者脉虚。

治妊娠热病，壮热头痛，呕吐不止，不食，心胸烦闷。**葱白芦根汤**①。

人参一方无 竹茹 家葛根各一两 芦根二两 麦门冬去

---

① 葱白芦根汤：方名原脱，据目录补。

心，一两半　知母三分

上㕮咀，每服四钱，水一盏，连根葱白三寸，煎至七分，去滓温服。

栀子仁饮子　治妊娠热病，斑出黑色，小便如血，气急欲绝，胎欲落。

栀子仁　升麻　石膏　干地黄各二两　黄芩　大青各一两

上㕮咀，每服半两，葱白七寸，豉四十九粒，水一盏，煎至五分去滓，无时温服。《救急》有杏仁，无地黄、石膏。

大黄饮子　治妊娠热病，六七日热入腹中，大小便秘涩，烦热。

川大黄微炒　石膏各一两　知母　前胡　赤茯苓各三分 栀子仁　甘草　黄芩各半两

上㕮咀，每服半两，水一大盏，生地黄一分，煎至六分，去滓，无时温服。

又方

以伏龙肝细研，无时，水调下一钱。亦可调为泥，涂脐下。

又方

以家葛根煮汁，无时，服一小盏。

妊娠伤寒热病防损胎方论第七

论曰：非节之气，伤于妊妇；热毒之气，侵损胞胎。遂有堕胎漏血，俱害子母之命也。

治妊娠伤寒，骨节疼痛，壮热，不急治则胎落。升麻散①。

葱白切，一升　前胡　家葛根　石膏各十分　青黛六分　升麻八分　栀子仁十二分

上㕮咀，以水七升，煮取二升半，去滓，分温三服。

治妊娠时气，头痛，腰背强，壮热。前胡散②。

升麻　青黛　前胡　栀子仁　黄芩各二两　石膏八分　家葛根三两

上㕮咀，以水五升，煎取二升半，去滓，分为三服。

治妊妇六七个月伤寒，热入腹，大小便秘结不通，蒸热。石膏汤③。

前胡十分　大黄　石膏各二十分　栀子仁十枚　知母　黄芩　茯苓　生姜各八分

上水八升，煎取二升半，后下大黄，更煎三五沸，分作三服。

治妊娠伤寒，若热不止，身上斑出，忽赤忽黑，小便如血，气欲绝，胎欲落。栀子仁饮④。

栀子仁　升麻各四两　青黛二两　石膏八两　葱白切，一升　黄芩三两　生地黄二十分

上㕮咀，以水九升，煎取三升，去滓作三服。忌热物。

---

① 升麻散：方名原脱，据目录补。
② 前胡散：方名原脱，据目录补。
③ 石膏汤：方名原脱，据目录补。
④ 栀子仁饮：方名原脱，据目录补。

治妊娠时气，身大热，令子不落。**护胎方**。

伏龙肝研令极细

上水调，涂脐下二寸，干则易，瘥即止。泔清亦可。

又方

井中泥涂心下，干则易。二方出《本事》，再[1]录有效。

又方

浮萍　川朴硝　蛤粉　蓝根等分　大黄微炒

上为末，水调敷脐上。安胎，解烦热，极妙。

妊娠热病胎死腹中方论第八 郭稽中

论曰：热病，胎死腹中者何？答曰：因母患热病，至六七日以后，脏腑极热，熏煮其胎，是以致死。缘儿死，身冷不能自出，但服黑神散暖其胎，须臾胎即自出。何以知其胎之已死？但看产母舌青者，是其候也。

黑神散又名乌金散。《灵苑方》名肉桂散。

桂心　当归　芍药　甘草炙　干姜炮　生干地黄各一两

黑豆炒，去皮，二两　附子炮，去皮脐，半两

上为细末，每服二钱，空心温酒调下。一方无附子，有蒲[2]黄。

陈无择评曰：夫妊娠谓之重身，二命系焉！将理失宜，皆能损胎，不特病熏煮所致。或因顿仆惊恐，出入触冒，及

---

① 再：原漫漶不清，据正德本补。
② 蒲：原漫漶不清，据四库本补。

素有癥瘕积聚，坏胎最多。其候舌青，即知子死。《养胎论》曰，面青舌赤，母死子生；唇青吐沫，子母俱毙。又有双怀二胎，或一死一活，其候尤难知。自非临歧观变，未易预述，不可不备学也。然以黑神散温胎，未若补助产母，使其气正，免致虚乏、困顿，胎自下矣。催生汤殊胜黑神散。

催生汤 治胎死腹中，或产母气乏委顿，产道干涩。

苍术泔浸洗，炒，二两　　苦梗一两　　陈皮六钱　　白芷　　桂心

甘草各三钱　　川芎钱半　　川乌　　当归　　干姜炮　　厚朴制　　芍药　　茯苓　　半夏汤泡　　附子炮去皮　　南星炮。各二钱　　枳壳四钱，制　　木香一钱　　杏仁去皮尖，炒　　阿胶炒。各一分

上为细末，每服一大钱，温酒调下。觉热闷，加白蜜，新汲水调服。只是五积散无麻黄，有川乌、附子、南星、阿胶、木香、杏仁六味。

鹿角散 治妊娠热病，胎死腹中，下之。

鹿角屑一两

上以水一盏，葱白五茎，豉半合，煎至六分，去滓温服，良效。

又方　取死胎。<u>乌鸡方</u>①。

乌鸡一只，去毛

上细剉，以水三升，煮取二升，去鸡，通手用衣帛蘸摩脐下，胎自出。

---

① 乌鸡方：方名原脱，据目录补。

妊娠疟疾方论第九

论曰：夫妊娠病疟者，由夏伤于暑，客于皮肤，至秋因劳，动血气，腠理虚而风邪乘之。动前暑热，阴阳交争。阳盛则热，阴盛则寒，阴阳相离，寒热俱歇。若邪动气，至交争则发，故疟休作有时。其发寒时节渐晏者，此由风邪客于风府，循膂而下。卫气至一日一夜，常大会于风府，故发日晏。其发日早者，卫气之行风府，日下一节，二十一日下至尾骶，二十二日入脊内，上注于伏卫之脉。其行九日，出缺盆之内，其气既止，故发更早。其间日发者，由风邪内搏五脏，横连募原，其道远，其气深，其行迟，不能日作，故间日搐积乃发也。妊娠而发，则寒热之气相迫，伤于胎，故多损动也。

治妊娠疟疾不瘥。出《集验方》。《千金》《救急》《古今录验》同。

常山　石膏各一两　甘草炙　黄芩各半两　乌梅十四个，炒

上细切，以酒、水各一大盏相和，浸一宿，平旦煎至一盏，去滓，分二服。

《千金》疗妊娠患疟方。

恒山　竹叶各三两　石膏八两，碎　糯米百粒

上切，以水六升，煮取二升半，去滓分三服。第一服，未发前一食久服之；第二服，取临欲发时服；余一服，用涂头额及胸前五心。药滓置头边。当发一日，勿进水及饮食，发过后乃进粥饮。忌生葱、菜。《集验》、文仲、《备急》同。

治妊妇患疟，寒热头痛，心烦。黄芩散[①]。

黄芩　麦门冬去心。各一两　石膏二两　甘草半两　乌梅十四个

上㕮咀，每服四钱，水一盏，煎至六分，去滓温服。

治男子、妇人一切疟疾。或先寒后热，或先热后寒；或寒多热少，或热多寒少。或一日一发，或一日两三发；或连日、或间日发，或三四日一发。不问鬼疟、食疟，不伏水土、山岚瘴气似疟者，并皆治之。七宝散。

常山　厚朴姜制　青皮　陈皮并不去白　甘草　槟榔　草果去皮

上等分，㕮咀，每服半两，于未发，隔夜用水一碗，酒一盏，煎至一大盏，滤出露一宿，却将滓再用酒、水更依前煎一次，去滓；别以碗盛贮，亦露一宿。来日当发之，早烫温，面东先服头药，少歇再服药滓，大有神效。出《杨氏家藏》。

仆尝治一妊妇，六七个月而沾疟疾，先寒后热，六脉浮紧，众医用柴胡、桂枝无效。仆言此疾非常山不愈，众医不肯。因循数日，病甚无计，黾勉听仆治之。遂用七宝散一服愈。黄帝问曰：妇人重身，毒之奈何？岐伯曰：有故无殒。帝曰：愿闻其故，何谓也？岐伯曰：大积大聚，其可犯也，衰其大半而止。岂不以审药之性味，明治疗之方，处以中庸，与疾适好于半而止之，勿过而余，则何疑于攻治哉！

---

① 黄芩散：方名原脱，据目录补。

妊娠霍乱方论第十

此方论专治妊妇霍乱，然亦可就第七卷第二论选方通用也，故不繁引。

论曰：夫阴阳清浊相干，谓之气乱，于肠胃则为霍乱也，但饮食过度，触冒风冷，使阴阳不和，致清浊相干，肠胃虚者受之，故霍乱也。热乱者先吐；或心腹痛则吐痢，并发有头痛、体疼。发热而吐痢者，亦为霍乱。所以然者，挟风而有实故也。风折于气，皮肤致密，故血气不得宣通，故令壮热；风邪乘其经脉，气上冲头则头痛；风气入于肠胃则泄痢；胃逆则呕逆，故为吐痢也。吐痢甚者则多烦，脏腑虚故也。又手逆冷，阳气暴竭，谓之四逆也。妊娠之病，吐痢甚者则伤胎也。

人参散　治妊娠霍乱吐泻，心烦腹痛。

人参去芦①　厚朴姜制　橘红各一两　当归炒　干姜炮　甘草炙。各半两

上为散，每服四钱，水一盏，枣三个，煎至六分，无时温服。

白术散　治妊娠霍乱腹痛，吐逆不止。

白术炒　益智仁　枳壳制　橘红各三分　草豆蔻煨，去皮良姜炒。各半两

上为散，每服三钱，水一盏，姜半分，煎至六分，去滓

---

① 芦：原漫漶不清，据正德本补。

温服，无时。

木瓜煎 治妊娠霍乱吐泻，转筋，入腹则闷绝。

吴茱萸汤炮七次 生姜切。各一分 木瓜切，一两半。一方有茴香一分，甘草一钱，茱萸半两，加柴苏煎

上细到，水二盏，煎一盏二分，去滓，分三服，无时热服。

一方止渴饮。治妊妇霍乱吐泻，心烦，闷乱作渴。

上用糯米一合，泡令净，细研，以水一大盏，研滤取汁，入蜜一合，生姜汁半合相和，渴即顿服，立止。

缩脾饮亦妙。

五苓散《局方》、诃子散、理中圆《局方》、胡椒汤、香薷散，夏月预宣合此，以防霍乱。若有是证，以此药疗之，其效神速，但要极冷服。一方有黄连，无扁豆。以上五方，并见第七卷第二论。

缩脾饮方 解伏热，除烦渴，消暑毒，止吐痢，霍乱之后，服热药太多致烦躁者，宜沉令冰冷，顿服。

草果仁四两 乌梅肉三两 甘草二两半

上㕮咀，每服半两，水一碗，生姜十片，煎至八分，浸以熟水，温、冷任意。

妊娠泄泻方论第一

论曰：凡妊娠泄泻，冷热不同。水泻青白或黄白，或水谷不化，腹痛肠鸣，其脉弱而紧，此内伤冷也，谓之洞泄寒中。若泄注如水，深黄色及有完谷，小便赤，腹胁胀满，烦躁喜饮，时时呕逆；或下利清水，或小便不利，得热则极，脉虚大而数，由乘虚热入于胃。凑渗下焦，津液不分，并于大肠，谓之协热痢。先以五苓散利小便，次以黄连阿胶圆或三黄熟艾汤。凡泄泻色黄而有沫，肠鸣腹胀满，微痛，其脉沉紧而小数，谓之冷热不调，宜戊己圆和之。凡暴下或青或白，水谷或化或不化，腹胁或胀或不胀，或痛或不痛，但餲生熟气，全不思食，其脉内虚外实，右关脉沉紧者，谓之飧泄。先去沉积，宜感应圆，后调和之。

凡治泄，先须理中焦，如理中汤、圆是也。次即分利水谷，如五苓散是也。治中不效，然后断下，即用禹余粮、赤石脂是也。亦可就第八卷第八论选方通用。

厚朴圆 治妊娠洞泄寒中。

干姜 厚朴去粗皮，细剉

上等分，先杵令烂，水拌，同炒令干，再为末，水煮面糊为圆，如梧桐子大。每服五十圆，食前米饮下。

草果散 治妊娠脏器本虚，宿挟风冷，脾胃久弱，脏腑虚滑，脐腹疗痛，日夜无度。

厚朴去粗皮，姜汁浸，炒黄，二两 肉豆蔻一个，面煨 草豆蔻一个，煨

上吹咀，每服三钱，水一盏，姜三片，煎至七分，去滓热服。

三黄熟艾汤方见第八卷第十论。

理中圆、理中汤、五苓散、黄连阿胶圆、戊己圆、感应圆，以上并见《和剂局方》。

妊娠下痢赤白及黄水方论第二

论曰：夫妊娠之人，胞血既闭，脏器不理，脾胃易伤；或恣食腥肥生冷，脾胃停滞，不能克化。冷热相搏，致令心腹搅刺疼痛，脓血赤白杂下，古书所谓滞下是也。原疾之由，皆因冷热不调，大肠虚冷，热气客于肠间。热气乘之则赤，冷气乘之则白。冷热相交，则赤白相杂，而运滞水止，名为滞痢也。其状白脓如涕而有血杂，亦有血少者，如白脓涕而有赤脉如鱼脑，此名鱼脑痢。又有血痢者，热乘血入于大肠，为血痢也。血之随气，外行经络，内通脏腑，常无滞

积。若触冒劳动生热，热乘血散，渗入大肠，肠虚相化，故成血痢也。

疗妊娠患痢脓血，状如鱼脑髓，小腹绞痛难忍。<u>地榆散</u>①。

阿胶炙，二两　地榆　酸石榴皮三两　薤白切，一升　黄连一方是黄蘖皮。各三两，并细切

上用水七升，煎取二升，温分三服。忌生冷肥腻。

疗妊娠白脓痢，腹中冷。<u>赤石脂散</u>②。

干姜四两　赤石脂六两　粳米一升，炒黄

上用水七升煎取二升，温分三服。忌如前。

疗妊娠腹痛，下痢赤白不可忍。<u>熟艾汤</u>③。

黄连一方是白术　石榴皮　当归各三两　阿胶炙，二两　熟艾一两半

上用水六升，煮取二升，温分三服。忌如前。

疗妊娠腹痛，下痢脓血不止。<u>黄连阿胶散</u>④。

黄连八分　厚朴制　阿胶炙　当归各六分　艾叶　黄蘖各四分　干姜五分

上为细末，空心米饮调下方寸匕，日三服。

疗妊娠脐下刺痛，大便白，昼夜三五十行。<u>根黄方</u>⑤。

----

① 地榆散：方名原脱，据目录补。
② 赤石脂散：方名原脱，据目录补。
③ 熟艾汤：方名原脱，据目录补。
④ 黄连阿胶散：方名原脱，据目录补。
⑤ 根黄方：方名原脱，据目录补。

根黄厚者，蜜煮令焦　大蒜煨令熟烂，去皮

上以根黄为末，研蒜作膏为圆如梧桐子大，空心，粥饮下三十圆，日三服妙。

一方不用根黄，用当归，以芍药煎汤吞下。

疗妊娠痢黄水不绝。厚朴散①。

厚朴姜汁炙，三两　黄连二两　肉豆蔻五个，连皮

上用水二升，煮取一升，顿服。忌如前。以上六方，并出《产宝》。

文仲疗妊娠下痢不止方。

黄蘗　干姜　赤石脂各二两　酸石榴皮一枚

上细切，以水八升，煮取二升，分三服。

《古今录验》疗妊娠下痢方。

酸榴皮　黄芩　人参　樗皮各四两　粳米三合

上细切，以水七升，煮取二升，分三服。

疗妊娠挟热下痢，冷热不调。《千金翼》同。

黄连一升　黄蘗一升　栀子仁二十枚

上为末，每服五钱，水二盏，浸三时久，煮十沸顿服。呕者，加橘皮一两，生姜二两。亦治丈夫常痢。

一方　治中暑挟热下痢。无栀子仁，用姜钱、羊脂煎服。

《肘后方》疗妊娠下痢赤白如鱼脑，腹中绞痛。

阿胶炒　黄蘗　地榆　当归各一两　川芎　酸榴皮各三分

---

① 厚朴散：方名原脱，据目录补。

上为细末，葱白，粥饮调二钱。

疗妊娠下痢，腹痛不食。

薤白切，一合　当归炒　地榆各一两　甘草半两　糯米一合

上为散，以水七升，煮取二升，去滓，温分三服。

疗妊娠下利腹痛，小便涩。

糯米一合　当归炒　黄芪各一两

上细节，和停，以水二盏，煮取一盏二分，去滓，温分四服。

治妊娠临产下痢。

上栀子不以多少，烧存性，为细末。每服一大钱，空心熟水调服。甚者，连进四五服即止。

治妊娠脏腑气素弱，频并下痢，时时腹痛，渐觉羸瘦，面色萎黄，不美饮食。

厚朴两半　白术　川芎　白芍药　当归炒　熟地黄各一两
干姜　人参各半两　诃子三分　甘草一分

上咬咀，每服四钱，水一盏，枣三枚，煎至六分，温服。

疗妊娠下痢赤白，绞刺疼痛。出《三因方》。

乌鸡子一枚，就头上开一穴，倾去清，只留黄　黄丹一钱，入鸡子壳内，打令均，以厚纸裹黄泥固济，煨，取干为细末

上每服二钱，米饮调下。一服愈者是男，两服愈者女。

妊娠大小便不通方论第三

论曰：夫妊娠大小便不通者，由脏腑气实而生于热，热

者随停之处，则成病也。若热结于大肠，则大便不通；结于小肠，则小便不通；若大小肠俱为热所结，故烦满而大小便皆不通也。

《小品》疗妊娠子淋，大小便并不利，气急，已服猪苓散不瘥，宜服甘遂散下之。

太山赤皮甘遂二两

上一味为末，以白蜜二合，和服如大豆粒，多觉心下烦，得微下者，日一服，下之后还将猪苓散。不得下，日两服，渐加至半钱，以微利为度。《经心录》同。

猪苓散　疗妊娠小便涩痛，兼疗胎水。

猪苓五两，去皮

上为末，白汤调方寸匕，加至二匕，日三夜二。不瘥，宜转下之，服前药。

《古今录验》疗妊娠得病六七日以上，身热入脏，大小便不利，安胎除热。**葵子汤**。

葵子二升　滑石四两，碎

上以水五升，煮取一升，去滓尽服，须臾当下便愈。

又方

葵子一合　川朴硝二两

上研，每服三钱，水一盏，煎至六分，去滓温服。

治妊娠大小便不通，心腹胀满妨闷，不欲饮食，手足烦热。

槟榔　赤茯苓　大腹皮　木通　郁李仁去皮尖　北五味

各一两　桑寄生　甘草　苦梗各半两

上为粗末，每服三钱，水一盏，煎至六分，温服。

治妊娠大小便不通，热闭心膈，腹胁妨闷，妨害饮食。

大黄　木通　槟榔各一两　枳壳三分　大腹子三枚　诃黎勒四个，去核，半生半煨

上为末，以童便一盏，葱白二寸，同煎至六分，调下二钱。

当归散　治胎前诸疾。或因怒，中气充子脏，或充脬脉，腹急肚胀，腰腹时疼，不思饮食，四肢浮肿，气急时喘，大便忽难，小便急涩，产门忽肿。

当归一两　赤茯苓　枳壳　白芍药　川芎各二两　川白姜炮　木香煨　粉草各五钱

上咬咀，每服三大钱，水一盏半，姜三片，煎至八分，去滓，无时温服。如禀受气弱及南人，枳壳减半；如气实及北人，于内加分量服之。或连日大便秘涩，加蜜同煎。

初虞世治妊娠大便秘涩方。

枳壳三两　防风二两　甘草炙，一两

上为细末，沸汤点服一二钱，空心，日三。

又治虚羸大便秘方。

枳壳制　阿胶炒。等分

上为细末，炼蜜和剂，杵二三千下，圆如梧子大。别研滑石末为衣，温水下二十圆。半日来未通，再服三十圆，止于五十圆。

又方

车前子一两　大黄半两，炒

上为细末，每服三钱，空心，蜜汤调下。

妊娠小便不通方论第四

论曰：夫妊娠小便不通者，由小肠有热，热入于脬，内热结甚者，故令小便不通也。若小便不通，则心胁、小腹气涩而喘急也。陈无择云：凡妊娠胎满逼脬，多致小便不利者。或心肾气不足，不能使脬冷，清浊相干。为诸淋病；或胞系了戾，小便不通，名曰转胞。又胎满尿出不知时，名曰遗尿，治之各有方。

《古今录验》疗妊娠卒不得小便。

杏仁二十个，去皮尖，熬令变色

上一味，捣圆如大豆，灯心煎汤，吞七粒，立得利。

又方　以滑石末水和，泥脐下。

又方　用车前草汁调滑石末，涂脐四畔，方四寸，热即易之。

治妊娠卒然小便不利方。杏仁圆①。

滑石末　杏仁等分

上先捣杏仁令烂，次入滑石末，以软饭捣和为圆如小豆大，每服二十圆，白汤送下。

治妊娠小便不通，脐下妨闷，心神烦乱。

葵子研　榆白皮切。各一两　葱白七茎

---

① 杏仁圆：方名原脱，据目录补。

上以水二大盏，煎取一盏三分，去滓，分三服。

又方　用紫菀去苗为末，井花水调下二钱。一方用紫草。

苦参圆　治妊娠小便难，饮食如故。

当归　贝母去心，炒　苦参各三两　滑石半两

上为末，蜜圆如小豆大，以米饮下二十圆，不拘时。

葵子散　治妊娠小便不利，身重恶寒，起则眩晕及水肿者。王子亨云：妊娠小便不通，特避寒药。又名茯苓汤。《千金翼、要》同。

葵子五两　赤茯苓三两

上二味为末，每服二钱，米饮调下。小水利则愈。

一方无茯苓，有榆白皮一两。

八味圆　治妇人病，饮食如故，烦热不得卧，而反倚息，以胞系了戾不得溺，故致此病，名转胞。但利小便则愈，以此药有茯苓故也。此药虽局中有卖，除非自合方有效。

熟地黄八两　山药　山茱萸去核。各四两　附子炮　桂心各二两　牡丹皮去心　茯苓去皮　泽泻各三两

上为末，蜜圆如梧子大，每服三十圆，空心，温酒下。

妊娠子淋方论第五

论曰：夫淋者，由肾虚膀胱热也。肾虚不能制水，则小便数也。膀胱热，则小便行涩而数不宣。妊娠之人胞系于肾，肾间虚热而成淋，疾甚者心烦闷乱，故谓之子淋也。

《小品》疗妊娠患子淋，宜下**地肤大黄汤**。

川大黄　地肤草各三两　知母　黄芩　猪苓　赤芍药

通草　川升麻　枳实　甘草各二两

上㕮咀，每服四钱，水一盏，煎至七分，去滓温服。

《经心录》疗妊娠患子淋，小便数，出少或热，疼痛及足烦。

地肤草三两

上细切，水四升，煮取二升半，去滓，分三服，日三服。文仲、《小品》同。

疗妊娠患淋，小便涩，不利，小腹、水道热痛。黄芩汤①。

冬葵子一升　芍药二两　黄芩　赤茯苓　车前子各三两

上㕮咀，以水七升，煎至二升，温分三服。

疗妊娠数月，小便淋沥疼痛，心烦闷乱，不思食。

瞿麦穗　赤茯苓　桑白皮　木通　葵子各一两　黄芩

芍药　枳壳　车前子各五钱

上为粗末，每服四钱，水一盏，煎至六分，温服。

疗妊娠子淋，小便涩痛。

冬葵子　滑石　木通各等分

上为末，每服四钱，水一盏，葱白七寸，煎至六分，去滓服。

猪苓散　疗妊娠子淋，小便涩痛。《子母秘录》疗妊娠胎水。方见本卷第三论。

---

① 黄芩汤：方名原脱，据目录补。

妊娠遗尿方论第六

疗妊娠尿不知出时，胎满故也。宜服白薇散。

白薇　芍药各一两

上为细末，温酒调二钱。

又方

白矾　牡蛎等分

上为细末，温酒调二钱。亦可治男子。

又方　用鸡毛灰，末之，酒调方寸匕。亦见第八卷第四论。

妊娠尿血方论第七

论妊娠尿血者，由劳伤经络，有热在内，热乘于血，血得热则流溢，渗入脬，故令尿血也。

《千金》疗妊娠卒下血及子淋方。三方并出《外台》。

葵子一升，研

上以水五升，煮取二升，分温三服。

又方　艾叶酒①

生艾叶一斤，研，冬用茎，干者亦得

上以酒五升，煮取二升，分三服。

又方　地黄酒②

---

① 艾叶酒：方名原脱，据目录补。
② 地黄酒：方名原脱，据目录补。

生地黄一升，切

上以酒四升，煮取二升，分温三服。亦疗落身后血。

续断汤 治妊娠下血及尿血。

当归 生地黄各一两 续断半两 赤芍药一分

上为末，空心，葱白煎汤调下二钱。

疗妊娠尿血。<u>熟地黄汤</u>①。

阿胶 熟地黄

上各等分为细末，空心，粥饮调二钱。

妊娠胎水肿满方论第八 《产乳集》养子论附②

《产宝》论曰：夫妊娠肿满，由脏气本弱，因产重虚，土不克水，血散入四肢，遂致腹胀，手足、面目皆浮肿，小便秘涩。陈无择云：凡妇人宿有风寒、冷湿，妊娠喜脚肿，欲呼为皱脚。亦有通身肿满，心腹急胀，名曰胎水。

论曰：凡妊娠之人，无使气极。若心静气和，则胎气安稳；若中风寒邪气及有所触犯，则随邪而生病也。凡妊娠，经血壅闭以养胎。若忽然虚肿，乃胎中挟水，水血相搏。脾胃恶湿，主身之肌肉。湿渍气弱，则肌肉虚；水气流溢，故令身肿满也。然其由有自，或因泄泻下痢，脏腑虚滑，耗损脾胃；或因寒热疟疾，烦渴引饮太过，湿渍脾胃，皆能使头面或手足浮肿也。然水渍于胞，儿未成形，则胎多损坏。及

---

① 熟地黄汤：方名原脱，据目录补。
② 产乳集养子论附：七字原脱，据目录补。

其临产日脚微肿，乃胞脏水少血多，水出于外，故现微肿，则易生也。宿有寒气，因寒冷所触，故能令腹胀肿满也。

《产乳集·养子论》

妊娠自三月成胎之后，两足自脚面渐肿腿膝以来，行步艰辛，以至喘闷，饮食不美，似水气状。至于脚指间有黄水出者，谓之子气，直至分娩方消。此由妇人素有风气，或冲任经有血风，未可妄投汤药。亦恐大段甚者，虑将产之际费力，有不测之忧，故不可不治于未产之前也。古方论中少有言者。按《名医录》云：宋少主元徽，与徐文伯微行学针法。文伯见一娠妇足肿不能行。少主脉之，此女形也。文伯诊之曰：此男胎也，在左则胎黑色。少主怒欲破之，文伯恻然曰：臣请针之。胎遂堕，男形而色黑。此妊娠足肿之说见于古者。今《巢氏病源》中，但有子烦之论。《千金》并《产宝方》亦略言之。刘禹锡《续传广信方》以谓妊妇有水气而成胎。《太平圣惠》亦言之，皆非也。元丰中，淮南陈景初，名医也。独有方论治此病。方名初谓之香附散，李伯时易名曰天仙藤散也。

天仙藤散方

天仙藤洗，略炒　香附子炒　陈皮　甘草　乌药不须要天台者，但得软白、香而辣者良

上等分，净称为细末。每服三钱。水一大盏，姜三片，木瓜三片，紫苏三叶，同煎至七分，放温澄清，空心食前服，日三服。小便利，气脉通，体轻，肿渐消，更不须多

服。元丰末，王荆公居金陵，举家病，以诗赠景初曰：举族贫兼病，烦君药石功，到家何所寄，一一问征鸿。因此见方，得于李伯时家传方，录于临川张石丞宅。

《产宝》疗妊娠身肿有水气，心腹胀满，小便少。茯苓散①。

茯苓四两　杏仁　槟榔各三两　旋覆花　郁李仁各一两

上为粗末，以水六升，煮取二升，去滓，分温三服。小便通即瘥。

崔氏疗妊娠体肿有水气，心腹急满。

茯苓　白术各四两　旋覆花二两　杏仁　黄芩各三两

上细切，以水七升，煮取二升半，分温三服。忌桃、李、雀肉、酢物。《千金》《救急》《古今录验》《集验》同。

疗妊娠遍身洪肿。

葶苈子十分　白术二十分　茯苓二两　桑白皮二两　郁李仁八分

上为粗末，以水六升，煮取二升，分温三服，小便利即瘥。

又方

泽泻　葶苈各三两　茯苓　枳壳　白术各六两

上细切，以水六升，煮取二升，分温两服，小便利即瘥。

泽泻散　治妊娠气壅，身体腹胁浮肿，喘急，大便不

---

① 茯苓散：方名原脱，据目录补。

通，小便赤涩。

泽泻　桑白皮　木通　枳壳　槟榔　赤茯苓等分

上吹咀，每服四钱，水一盏，姜四片，煎至六分，去滓，食前温服。

防己汤　治妊娠脾虚，通身浮肿，心腹胀满，喘促，小便不利。

防己三分　桑白皮　紫苏茎、叶　赤茯苓各一两　木香一分

上为粗末，每服四钱，水一盏，姜四片，煎至七分，去滓，食前温服。

《千金》**鲤鱼汤**　治妊娠腹大，胎间有水气。

白术五两　茯苓四两　当归　芍药各三两

上细剉，以鲤鱼一头，修事如食法，煮取汁，去鱼不用。每服四钱，入鱼汁一盏半，姜七片，橘皮少许，煎至七分，去滓，空心服。《集验》同。

商陆赤小豆汤　治妊娠手足肿满、挛急。

赤小豆　商陆等分

上吹咀，每服一两，用水一碗，煎至七分，澄清汁服。《集验》《千金方》有泽漆，《产宝方》无泽漆，有桑白皮。

肾着汤　治妊娠腰、脚肿。

茯苓　白术各四两　干姜　甘草各二两　杏仁三两

上吹咀，每服四钱，水一盏半，煎至七分，食前服。

《指迷方》治胎水。**五皮散**，寻常脾虚肿满亦治。

大腹皮　桑白皮　生姜片　茯苓皮　橘皮各等分

上㕮咀，每服半两，水二盏，浓磨木香，水一呷同煎至八分，去滓，空心温服。亦治男子脾虚肿满。

一方无桑白皮，有白术倍之，名白术散。

妊娠腹内钟鸣方第九

治孕妇腹内钟鸣，用鼠窟前后土为细末，研麝香，酒调下二钱，其产立愈。

龚彦德孕痛方第十

治孕痛方，立效。

乌药研，出洪州软白、香辣者良

上用水一盏，牛皮胶一片，同煎至七分，温服。

妊娠不语论第十一

孕妇不语非病也，间有如此者，不须服药。临产月但服保生圆、四物汤之类，产下便语。得亦自然之理，非药之功也。医家不说与人，临月则与寻常之药，产后能语则以为医之功，岂其功也哉！黄帝问曰：人有重身，九月而喑，此为何也？岐伯对曰：胞之络脉绝也。帝曰：何以言之？岐伯曰：胞络者系于肾，少阴之脉贯肾、系舌本，故不能言。帝曰：治之奈何？岐伯曰：无治也，当十月复。

妊娠伤食方论第十二

经云：饮食自倍，肠胃乃伤。又云：阴之所生，本在五味；阴之五宫，伤在五味。若妊子饮食不节，生冷毒物，恣性食啖，致伤脾胃。故妊娠伤食，最难得药，唯此二方最稳捷。

木香圆 治妇人有孕伤食。

木香二钱　三棱　人参　白茯苓各三钱

上为细末，面糊圆如绿豆大，熟水吞三四十圆。

白术散 治妊娠气不调和，饮食易伤。

白术炒　干紫苏各一两　人参　白芷各三分。炒　川芎　诃子皮　青皮各半两　甘草一分

上为末，每服二钱，水一盏，姜三片，煎至七分，温服。

愚详小七香圆，见《局方》。保气散，见十六卷第三论。岂无良效？

妊娠脏躁悲伤方论第十三

许学士云：乡里有一妇人，数欠，无故悲泣不止，或谓之有祟，祈禳请祷备至，终不应。予忽忆有一证云：妇人脏躁，悲伤欲哭，象如神灵，数欠者，大枣汤。予急令治，药尽剂而愈。古人识病制方，种种妙绝，如此试而后知。

大枣汤 治妇人脏躁，悲伤欲哭，象若神灵，数欠者，皆主之。

甘草三两　小麦一升　大枣十枚

上㕮咀，以水六升煮取三升，去滓，分温三服。亦补脾

气。《专治妇人方》名甘草汤。

乡先生程虎卿内人黄氏，妊娠四五个月。遇昼则惨戚，悲伤泪下，数欠，如有所凭。医与巫者兼治，皆无益。仆年十四，正在斋中习业，见说此证，而程省元惶惶无计。仆遂告之管先生伯同，说记忆先人曾说，此一证名曰脏燥悲伤，非大枣汤不愈。虎卿借方看之甚喜，对证笑而治，药一投而愈矣。

坐月门 妊娠疾病既明，须知坐月避忌，故以次之。

《产宝方》周颋序第一

颋闻至灵者人，最重者命。人皆知命之所重，而不知养命之方，天年未终，疾病攻夺。嗟乎！世无良医著述，则急难仓卒寻医，其舛误多矣。医之中惟产难为急，子母性命悬在片时。颋勤志方书，常思救疗，每览名医著述，皆志于心。且夫男女媾精，阴阳分气，就中女弱，疾状颇多。盖其禀柔质，以为人有血脏，而抱育、妊娠之内，导理有常。至于饮食之间，动静之际，尤多制忌以节性情。及乎既产，鲜保安者。盖是损触脏腑，伤动筋骨，将理稍失，疾患便生。更值盲医，取次下药致其所苦，积渐悬危，日复一日，亟至于死，可不痛哉！故《易》曰：天地之大德曰生。则知在天地之间以生育为本，又岂因生产而反危人之命乎？自惟摄理因循，药饵差谬，致其产妇不保安全。且妇人生产方二三次，血气未衰，饮食易进，但能节性，则无病生。纵或偶有微疴，不难医治。至于四五次，追乎七八次，伤败已深，血气衰微，子脏虚弱，秽败内滞，风邪外攻，若有病生，宜须审疗。医若不仔细，疾便危殆，此医杀之理甚明矣。且仕俗之家，妇人产后复乳其子，产既损气已甚，乳又伤血至深，蠹命耗神莫极于此。稍失常理，便合急医，或以家贫，不及厚赂医者，医者怠慢，须臾困笃。吁！人之生产非小事也，而医者图财，侮而致死，此医杀之理又明矣。且夫产前产后，血气未宁，一疾苟生，百疾同作。古人所以著方论于产乳者，正在此也。至若鲤鱼、阿胶能治胎动；芎䓖、当归善疗胎痛。只如胎动、胎痛，非至理也。有因母疾而胎动者，有因胎不坚固而自动者，痛亦如之。此略举大纲，盖须知医者之功也。降及地黄益血，生姜助气，芍药止痛，黄芪补虚，用之得门，其效如圣；用之失理，不如不医，乃知医人不可苟作。颐以此疾，心常思著方以济危急，而学解不博，未能自信。所以偏采产术，志在广行。复见昝殷《产宝》昝子感切。深入医门。乃大中岁相国白敏中伤兹妇人多患产难，询访名医，思救人命，或人举殷。相国迎召问其产乳，殷乃撰方三卷，赍于相国。相国重其简要，命曰《产宝》。此方虽存，得者甚少。颐志在愈疾，常恨不家藏一本，故辄敢序之，盖欲开其众听。凡五十二篇，三百七十一方，兼拾昝氏之遗作小论三篇，次于序末。庶几妊娠之家，自得览斯，为家内明师尔。时丁巳岁秋八月序。

将护孕妇论第二

凡妇人妊娠之后以至临月，脏腑壅塞，关节不利，切不可多睡，须时时行步。不宜食粘硬难化之物，不可多饮酒，不可乱服汤药，亦不可妄行针灸。须宽神，减思虑，不得负重或登高涉险。若偶然胎不安、腰痛者，须服安胎药一二服，得安即止。周颋论曰：生产虽然触秽排比，须要在先入月一日，贴产图并日游胎杀所在，并借地法于妊妇房内北壁上，仍依位设床帐，厚铺茵蓐，周密使无孔窍。夏月亦铺厚荐，用好油单薄席、纱账以备之，常焚香令洁净，备办汤药器物。既觉欲产，不得喧哄，人力杂乱，大小怆惶，惊动产妇。宜预择年高历练生婆一人，并稳当曾经惯妇人一两人扶持，不得挥霍，恐产妇忧惊。又忌闲杂外人，并丧孝、秽触之人看视，切不得惊动伤早。若坐婆拙，不能体候，胎气方转动之际，便为欲生，多端下手，惊动伤早，则横、倒之忧从此而致也。

《产宝方》云：妊娠欲产，腹虽痛而腰不甚痛者，未产也，且令扶行熟忍。如行不得则凭物扶立，行得又行。或衣浆先下，然后作阵腰腹痛，眼中如火生，此是胎离肾经，儿逼产门也。即服催生药一二服，即扶上蓐草，切不可坐草早。务要产妇用力，存养调停，亦令坐婆先说谕之。如觉心中烦闷，可取白蜜一匙，用新汲水调下。或觉饥，即吃软饭或粥少许，亦须预备，勿令饥渴，恐产妇无力困乏也。若不饥渴，亦不须强食。大凡生产自有时候，不可强服催生、滑胎等药；或因坐草早，势不获已则服之。若无事强服，恐变生他疾，又须戒之。

滑胎例第三

凡妊娠已满十月，形体成就，神识咸备，分气趣产。宜服滑胎汤药。

滑胎枳壳散 瘦胎易产。胡阳公主每产累日不下，南山道士进此方。

商州枳壳二两　粉草一两

上为细末，百沸汤点二钱服，空心，日三服。凡怀孕六七个月以上，服之令儿易生。初生胎小微黑，百日以后肉渐变白。此虽孙真人滑胎易产方，然抑阳降气，为众方之冠。此方分两出《必用方》，以此为正。

一方枳壳六两，甘草一两。故加枳壳，减甘草，盖未产人甘草性寒故也。未产前一月，日三服。忌登高厕。

一方有糯米半升，淘洗控干，同炒为末，米饮白汤调下一二钱。

温隐居加当归、木香各等分。

张氏方治妊娠胎肥壅隘，动止艰辛，临月服之，缩胎易产。兼治肠中诸疾，下气宽膈。

枳壳五两　甘草一两半　香附子三两，炒去毛

为末，姜煎汤点亦可。如丈夫、妇人冷气攻刺胁肋疼痛者，用葱白三寸同煎服。

妇人脾寒，血气成块作痛，热酒调服。

大小便不通，白牵牛为末，煎汤调服。

《选奇方》

香附子　枳壳各二两　　甘草半两

内补圆　治妊妇冲任脉虚，补血安胎。

熟地黄二两　当归一两，微炒

上为细末，炼蜜圆如梧子大，温酒下三四十圆。

许学士云：大率妇人妊娠，唯在抑阳助阴。盖抑阳助阴之药甚多，然胎前药唯恶群队，若阴阳交错，别生他病。唯是南山道士枳壳散所以抑阳，四物汤所以助阴故尔。然枳壳散差寒，若单服之恐有胎寒、腹痛之疾，以内补圆佐之，则阳不至强，阴不致弱。阴阳调停，有益胎嗣，此前人未尝论及也。

易产滑胎方　其药性滑利小便。

车前子

上为末，酒调方寸匕服。不能饮者，水调。

诗云：芣苢能令妇人乐有子矣。

陆机注云：治妇人产难，愚详孔子序诗云：乐然而生，易于生育。后人以为注"喜"，误矣。

治产难，**神寝圆**。瘦胎滑利易产，临入月服之，极有神效。知蕲州施少卿方。蕲州徐太丞传。

通明乳香半两，别研　枳壳一两

上为细末，炼蜜圆如梧子大，空心，温酒吞下三十圆，日一服。怀孕九个月以后方可服。

陆氏方名㿗生圆，乳香只一分，酒糊圆。

榆白皮散 治妊娠滑胎易生。

榆白皮 甘草各二两 葵子一两

上为粗末，每服二钱，水一盏，煎至七分，去滓温服。

一方无榆白皮，名葵子散。

主孕九个月，将产消息。

猪肚一全具

依法用葱五味，煮熟食；食如不尽，更食，以尽为度，不得与别人食，无效。

保气散 安胎宽气进食，瘦胎易产。设或居处失宜，偶然顿仆，胎动胎痛，漏胎下血，兼服佛手散见通用方、神寝圆、枳壳散见前，此三药入月内大宜常服。

香附子四两 山药二两 缩砂仁一两 木香四钱 粉草一两一分 益智仁 紫苏叶各半两

上为细末，白汤点二钱服。

月空方位例第四出《太平圣惠》，《外台》同。

正月、三月、五月、七月、九月、十一月，以上在丙壬。二月、四月、六月、八月、十月、十二月，以上在甲庚。

逐月安产藏衣忌向方位第五

凡安产藏衣方位，并于卧阁内分布。《太平圣惠方》云：

凡妊妇初入月，便写产图一本，以朱书某月某日，空贴在某位。如正月在丙壬，可于壬位安产妇床帐，丙位藏衣之类，贴挂在产妇房内北壁上。若值闰月，只看节气用之。又云：每月产图有雷

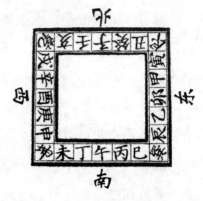

公、招摇、运鬼力士、天狗、轩辕、大时、咸池、吴时、丰隆、白虎、大夫、天候、狂虎，凡十三神，并从月建易其位。所谓月空者，按《内经》云：月廓空无写。王冰注云：论月轮中空日也，即非十三神之数。今《太平圣惠方》以六阳月在丙壬，以六阴月在甲庚。正如《外台》所言，正月在丁壬，至十二月在甲庚之类，其理一也。但《外台》言之详，《圣惠》言之简耳。今人多依《圣惠方》者，特从其简而已。或云凡逐月安产藏衣，并向月德、月空方位。所有十三神杀，并从节气更换。若交次月节便作次月，用书产图者，非也。假如正月十四日立春，若妊妇十三日乳卧，岂可作去年十二月用也。必依月分用之乃是。若依节气更换，则天德、月德所在差矣。然月空与壬谓之中，天空颇相类。议者以为天空者，非十三神之数。盖课中有天乙，贵人其位无可与对者，故此空是谓天空。值此神，百事不宜，止宜安产妇床帐藏衣之类耳。集圣历云：天德正月在丁，二月在坤，三月在壬，四月在辛，五月在乾，六月在甲，七月在癸，八月在艮，九月在丙，十月在乙，十一月在巽，十二月在庚。

又堪兴历有游年白虎杀神，在太岁后一辰。如太岁卯，则白虎在寅。余仿此推之。若产及藏衣犯之，则子母皆不利也。

王子亨云：难产逆生论称犯一切神杀，固有是理。然亦有自然难产，儿自逆生者；及有产肠胃俱下者，产已则复如故。此非疾病所致，气血所主。天下之理，盖有不可穷诘者，亦宜知之。

安产藏衣十三神吉方位

（左侧项目，自右向左：方士吉时／吉力大吴／产鬼公摇辕池隆狗虎候夫虎／衣安运雷招轩咸丰天狂天大白／藏）

正月	二月	三月	四月	五月	六月	七月	八月	九月	十月	十一月	十二月
壬丙艮寅卯辰辰午申酉戌	坤甲乾亥卯子丑未巳酉戌亥	丙壬坤申辰酉戌午子寅亥	甲庚巽巳巳午未丑酉戌午子寅丑	丙壬艮寅午卯辰辰申子丑	庚甲乾亥未子丑未申子卯	丙壬坤申申子酉戌戌子寅卯辰	庚艮巽巳酉午戌丑亥卯辰巳	丙甲艮寅戌卯辰辰子亥卯辰巳	庚甲乾亥亥子丑未丑午巳	壬巽丙坤申子酉戌戌寅午未	庚甲巽巳丑午未丑卯酉亥申酉

推妇人行年法第六

生气方　产妇宜向之坐卧，及产帐向之开门，大吉。

反支月　遇此月即铺灰上，用牛皮或马、驴皮讫。铺草，勿令恶血污地，吉。

祸害月　不得于其上产，又不得向之大小便，避之大吉。

绝命方　不得于其上产，又不得向之大小便，避之大吉。

悬尸日　遇此月产，不得攀绳，宜悬马辔，攀之大吉。

闭肚方　临月至满月，并不得向之大小便，及弃不净之水，谨之吉。

八庄方　产帐不得向之开门，忌之大吉。

岁数	行年	生气方	反支月	祸害方	绝命方	悬尸日	闭肚方	八庄方	产母宜着	宜卧	宜唤
十三岁	庚申	坤	正、七月	离	巽	辰戌日	在正西偏北辛	在正东偏北甲	黄色衣	西南首	西南方黄衣师看产
十四岁	己未	离	二、八月	坤	兑	卯酉日	在正北偏西壬	在正北偏东癸	赤色衣	正南首	正南方赤衣师看产
十五岁	戊午	坎	三、九月	乾	艮	寅申日	在正北偏东癸	在正北偏西壬	黑色衣	正北首	正北方黑衣师看产

岁数	十六岁	十七岁	十八岁	十九岁
行年	丁巳	丙辰	乙卯	甲寅
生气方	震	艮	乾	兑
反支月	四、十月	五、十一月	六、十二月	正、七月
祸害方	艮	震	坎	巽
绝命方	乾	坎	震	离
悬尸日	丑未日	子午日	巳亥日	辰戌日
闭肚方	在正东偏北甲	在正东偏南乙	在正南偏东丙	在正南偏东丙
八庄方	在正西偏北辛	在正西偏南庚	在正南偏西丁	在正南偏西丁
产母宜着	青色衣	黄色衣	黑色衣	白色衣
宜卧	正东首	东北首	西北首	正西首
宜唤	正东方青衣师看产	东北方黄衣师看产	西北方黑衣师看产	正西方白衣师看产

宜唤	东南方黄衣师看产	西南方黄衣师看产	正南方赤衣师看产	正北方黑衣师看产
宜卧	东南首	西南首	正南首	正北首
产母宜着	黄色衣	黄色衣	赤色衣	黑色衣
八庄方	在正东偏南乙	在正东偏北甲	在正北偏东癸	在正北偏东癸
闭肚方	在正西偏南庚	在正西偏北辛	在正北偏西壬	在正北偏西壬
悬尸日	卯酉日	寅申日	丑未日	子午日
绝命方	坤	巽	兑	艮
祸害方	兑	离	坤	乾
反支月	二、八月	三、九月	四、十月	五、十一月
生气方	巽	坤	离	坎
行年	癸丑	壬子	辛亥	庚戌
岁数	二十岁	二十一岁	二十二岁	二十三岁

宜唤	正东方青衣师看产	东北方黄衣师看产	西北方白衣师看	正西方白衣师看产
宜卧	正东首	东北首	西北首	正西首
产母宜着	青色衣	黄色衣	白色衣	白色衣
八庄方	在正西偏北辛	在正西偏南庚	在正南偏西丁	在正南偏东丙
闭肚方	在正东偏北甲	在正东偏南乙	在正南偏东丙	在正南偏西丁
悬尸日	巳亥日	辰戌日	卯酉日	寅申日
绝命方	乾	坎	震	离
祸害方	艮	震	坎	巽
反支月	六、十二月	正、七月	二、八月	三、九月
生气方	震	艮	乾	兑
行年	巳酉	戊申	丁未	丙午
岁数	二十四岁	二十五岁	二十六岁	二十七岁

	二十八岁	二十九岁	三十岁	三十一岁
宜唤	东南方青衣师看产	西南方黄衣师看产	正南方赤衣师看产	正北方黑衣师看产
宜卧	东南首	西南首	正南首	正北首
产母宜着	青色衣	黄色衣	赤色衣	黑色衣
八庄方	在正东偏北乙	在正东偏南甲	在正北偏东癸	在正北偏东癸
闭肚方	在正西偏南庚	在正西偏北辛	在正北偏西壬	在正北偏西壬
悬尸日	丑未日	子午日	巳亥日	辰戌日
绝命方	坤	巽	兑	艮
祸害方	兑	离	坤	乾
反支月	四、十月	五、十一月	六、十二月	正、七月
生气方	巽	坤	离	坎
行年	乙巳	甲辰	癸卯	壬寅
岁数	二十八岁	二十九岁	三十岁	三十一岁

	三十二岁	三十三岁	三十四岁	三十五岁
宜唤	正东方青衣师看产	东北方黄衣师看产	西北方白衣师看产	正西方白衣师看产
宜卧	正东首	东北首	西北首	正西首
产母宜着	青色衣	黄色衣	白色衣	白色衣
八庄方	在正西偏北辛	在正西偏南庚	在正南偏西丁	在正南偏东丙
闭肚方	在正北偏东甲	在正东偏南乙	在正南偏东丙	在正南偏西丁
悬尸日	卯酉日	寅申日	丑未日	子午日
绝命方	乾	坎	震	离
祸害方	艮	震	坎	巽
反支月	二、八月	三、九月	四、十月	五、十一月
生气方	震	艮	乾	兑
行年	辛丑	庚子	己亥	戊戌
岁数	三十二岁	三十三岁	三十四岁	三十五岁

	三十九岁 三十九岁	三十八岁	三十七岁	三十六岁
岁数				
行年	甲午	乙未	丙申	丁酉
生气方	坎	离	坤	巽
反支月	三、九月	二、八月	正、七月	六、十二月
祸害方	乾	坤	离	兑
绝命方	艮	兑	巽	坤
悬尸日	寅申日	卯酉日	辰戌日	巳亥日
闭肚方	在正北偏东癸	在正北偏西壬	在正西偏北辛	在正西偏南庚
八庄方	在正北偏西壬	在正北偏东癸	在正东偏北甲	在正东偏南乙
产母宜着	黑色衣	赤色衣	黄色衣	黄色衣
宜卧	正北首	正南首	西南首	东南首
宜唤	正北方黑衣师看产	正南方赤衣师看产	西南方黄衣师看产	东南方黄衣师看产

岁数	四十岁	四十一岁	四十二岁	四十三岁
行年	癸巳	壬辰	辛卯	庚寅
生气方	震	艮	乾	兑
反支月	四、十月	五、十一月	六、十二月	正、七月
祸害方	艮	震	坎	巽
绝命方	乾	坎	震	离
悬尸日	丑未日	子午日	巳亥日	辰戌日
闭肚方	在正东偏北甲	在正东偏南乙	在正南偏东丙	在正南偏西丁
八庄方	在正西偏北辛	在正西偏南庚	在正南偏西丁	在正南偏东丙
产母宜着	青色衣	黄色衣	黄色衣	白色衣
宜卧	正东首	东北首	西北首	正西首
宜唤	正东方青衣师看产	东北方黄衣师看产	西北方黄衣师看产	正西方白衣师看产

岁数	四十四岁	四十五岁	四十六岁	四十七岁
行年	巳丑	戊子	丁亥	丙戌
生气方	巽	坤	离	坎
反支月	二、八月	三、九月	四、十月	五、十一月
祸害方	兑	离	坤	乾
绝命方	坤	巽	兑	艮
悬尸日	卯酉日	寅申日	丑未日	子午日
闭肚方	在正西偏东庚	在正西偏北辛	在正北偏西壬	在正北偏东癸
八庄方	在正东偏南乙	在正东偏北甲	在正北偏东癸	在正北偏西壬
产母宜着	黄色衣	黄色衣	赤色衣	黑色衣
宜卧	西南首	西南首	正南首	正北首
宜唤	西南方黄衣师看产	西南方黄衣师看产	正南方赤衣师看产	正北方黑衣师看产

岁数	行年	生气方	反支月	祸害方	绝命方	悬尸日	闭肚方	八庄方	产母宜着	宜卧	宜唤
四十八岁	乙酉	震	六、十二月	艮	乾	巳亥日	在正东偏北甲	在正西偏北辛	青色衣	正东首	正东方青衣师看产
四十九岁	甲申	艮	正、七月	震	坎	辰戌日	在正东偏南乙	在正西偏南庚	黄色衣	东北首	东北方黄衣师看产

体玄子借地法第七

东借十步 西借十步 南借十步 北借十步

上借十步 下借十步

壁方之中，四十余步，安产借地。或有秽污，或有东海神王，或有西海神王，或有南海神王，或有北海神王，或有日游将军、白虎夫人，远去十丈，轩辕招摇，举高十丈，天符地轴，入地十丈。令此地空闲，产妇某氏安居无所妨碍，无所畏忌，诸神拥护，百邪速去，急急如律令敕。前项借地法，于入月一日朱书一本，贴于产妇房内北壁上，更不须避忌神杀也。

禁草法第八

铺草及毡褥讫，即咒曰：铁铁汤汤，非公所当。是王一言得之铜，一言得之铁。母子相生俱蔑铁，急急如律令。

禁水法第九

欲产时贮水咒曰：

南无三宝水，水在井中为井水，

水在河中为河水，水在器中为净水，

水在法中为真水，自知非真，莫当真水。

以净持浊	以正治邪	日游月杀	五士将军
青龙白虎	朱雀玄武	招摇天狗	轩辕女娲
天吞地吞	悬尸闭肚	六甲禁讳	十二神王
土符伏神	各安所在	不得动静	不得忌干
若有动静	若有忌干	施以神咒	当摄汝形

阿法尼阿毗罗莫多梨娑地梨婆诃。

入月预备药物第十

保气散　佛手散　枳壳散　神寝圆　榆白皮散　保生圆
催生丹　黑神散　大圣散　花蕊石散　黑龙丹　理中圆
催生符　生地黄　羌活　葵子　黄连　竹茹　乌梅　雌雄石
燕　甘草　海马　马衔铁　枣子　陈皮　姜钱　黑豆　白蜜

无灰酒　童子小便　好醋　白米　煎药炉　铫子　煮粥沙瓶　滤药帛　醋炭盆　小石一二十颗　汤瓶　软硬炭　干柴茅　暖水釜　洗儿肥皂头发　断脐线及剪刀断脐本不用刀，只用帛裹脐下，齿啮断　干蓐草　卧交椅　软厚毡　灯笼　火把　缴巾　油烛　发烛　灯心

催生灵符第十一

书符时，宜以水飞朱砂书之，贴于房内北壁上，遇坐褥之时，扎于针上，就盏内以灯烧之，庶免飞扬，温水调服。

（灵符图）

治产难、横生逆产，胞衣不下灵符。出《圣惠方》，《局方》同。

（灵符图）

不安稳，朱书贴产妇处北壁上。

（灵符图）

觉不安稳，书贴枕上。

（灵符图）

治横生灵符，朱砂书此符，以顺水吞下。

（灵符图）

此四符，入月一日，墨书鞋底上，仍密安产妇席蓐下，

勿令人知。

扁 鳰 鸞

此三符，遇产难以墨书吞之。

䴙 䴕 㲋 圐

治胞衣不出灵符四道，急则以朱砂书符吞下。

产难门　坐月既明，须知产难，故以次之。

产难论第一

夫产难之由有六，所受各异，故治疗之方不同。今具言之，以开世惑。

凡妇人以血为主，惟气顺则血顺，胎气安而后生理和。今富贵之家，往往保惜产母，惟恐运动，故羞出入，专坐卧。曾不思气闭而不舒快，则血凝而不流畅，胎不转动。以致生理失宜，临产必难，甚至闷绝，一也。且如贫者生育，日夕劳苦，血气舒畅，生理甚易，何俟乎药？则孕妇常贵于运动者明矣。

次则妇人妊娠已经六七个月，胎形已具，而世人不知禁忌，恣情交合，嗜欲不节，使败精、瘀血聚于胞中。致令子大母小，临产必难，二也。何以知之？生下孩子头上有白膜一片，滞腻如胶，俗强名曰戴白生；儿身有青有黑，俗强名曰宿痣，此皆是入月交合所致也。如此则不特母病，其子亦浸淫，赤烂疮疡，俗谓之胎蛆，动逾岁月不瘥，可不戒乎！

三则临觉太早，大小挥霍，或信卜筮，或说鬼祟，多方误恐，致令产母心惊神恐，忧恼怖惧，又被闲杂妇人、丧孝秽浊之人冲触。若不预为杜绝，临产必难，三也。何以知之？如偷生之女，不正之属，既无产厄，子母均安，其理可知。

凡临产初，然腹痛或作或止，名曰弄痛。坐婆疏率，不候时至，便令试水；试水频并，胞浆先破，风飐产门，产道干涩。及其儿转，便令坐草，坐草太早，儿转亦难，致令产难，四也。直候痛极，眼中如火，此是儿逼产门，方可坐草，即令易产。如坐草稍久，用力太过，产母困睡，抱腰之人又不稳当，致令坐立倾侧，胎死腹中，其为产难，五也。时当盛暑，宜居深幽房室，日色远处，开启窗户，多贮清水，以防血运、血闷、血溢妄行、血虚发热之证，如冬末春初，天色凝寒，宜密闭产室，窒塞罅隙，内外生火，常令暖气如春，仍下部衣服不可去绵，方免胎寒血结，母致产难，六也。

凡孕妇入月，断不可洗头，方免产难及横生逆产。自明谨论。

杨子建《十产论》第二

凡人生产，先知此十产证候，则生产之妇，永无伤损性命。生产之间，性命最重。幸而孩子易生，人不知福，万一有少艰难，则须臾之间，子母之命悬于丝发。但世人所患者，惟看生产。收生之人，少有精良妙手，缘此而多有倾性命。予因伤痛其事，不为无补。外有盘肠产，仆添方法在后。

一曰正产：

正产者，盖妇人怀胎十月满足，阴阳气足。忽然腰腹作阵疼痛，相次胎气顿陷，至于脐腹疼痛极甚，乃至腰间重痛，谷道挺进，继之浆破血下，儿子遂生，此名正产。

二曰伤产：

伤产者，盖妇人怀胎，忽有七月、八月而产，忽至九月、十月而产；忽有经一年、二年，乃至四年、五年而后产者。今独以十月满足为正产。盖一人之生，阴注阳定，各有时日，不可改移。今有未产一月以前，忽然脐腹疼痛，有如欲产，仍却无事，是名试月，非正产也。但一切产母，未有前面正产证候，即不可令人抱腰，产母亦不可妄乱用力。盖欲产之妇，脐腹疼痛，儿身未顺，收生之人却教产母虚乱用力，儿身才方转动，却被产母用力一逼，遂使儿子错路，忽横忽倒，不能正生，皆缘产母未当用力之所致也，凡产母用力，须待儿子顺身，临逼门户，方始用力一送，令儿下生，此方是产母之用力当也。若未有正产之候而用力伤早，并妄服药饵，令儿下生，譬如揠苗而助之长，非独无益，而又害之，此名伤产。

三曰催产：

催产者，言妇人欲产，浆破血下，脐腹作阵疼痛，其痛极甚，腰重，谷道挺进，已见是正产之候，但儿却未生，即可服药以催之。忽有经及数日，产母困苦，已分明见得是正产之候，但儿子难生，亦可服药以助产母之正气，令儿速得下生，此名催产。

四曰冻产：

冻产者，盖言三冬之月，天气寒冷，产母经血得冷，则凝结而不散。因其血之不散，以至儿子不能生下，此之一弊为害最深，然世人不知觉。若冬月，产妇下部不可脱去绵衣，并不坐卧寒冷之处。当满房着火，令遍房常有暖气，常令产母背身向火，令脐下腿膝间常有暖气。若背上、心前少闻寒冷，须是暖炙绵衣以包之贵。其血得热则流散，使儿子易生，此名冻产。若春秋之间，天地少有阴湿寒冷之气，亦可就房中以微炭火暖之为妙。

五曰热产：

热产者，盖言盛暑之月，欲产之妇当要其温凉得所，不可因热恣意取凉，反有伤损胎气。又生产之处，不可多着人数，切恐人多，热气逼袭产母。盖人之血气，得热则散，热过则损。今当夏暑炎热之盛，而产母气虚，人气一逼，则其血沸溢，而血得热则上蒸，能令产母发热头痛，面赤昏昏如醉，乃至不知人事。世有名血晕者，缘此而成也，此名热产。若值夏月，少有清凉之气，阴雨之变，产母亦不可任意取凉，恐生大病。

六曰横产：

横产者，盖儿子下生，先露其手，忽先露其臀，此因未当用力而产母用力之过也。脐腹疼痛，儿身未顺，则是产母用力一逼，遂致身横而不能生下。不幸而有此证候，当令产母安然仰卧，令看生之人推而入去。凡推儿之法，先推其儿身，令直上，渐渐通手以中指摩其肩，推其上而正之，渐引指攀其耳而正之。须是产母仰卧，然后推儿直上，徐徐正之。候其身正、门路皆顺，煎催生药一盏，令产母吃了，方可令产母用力，令儿下生，此名横产。若看生之人非精良妙手，不可依用此法，恐恣其愚，以伤人命。

七曰倒产：

倒产者，盖因其母胎气不足，关键不牢，用力太早，致令儿子不能回转顺生，便只直下先露其足也。治之之法，当令产母于床上仰卧，令看生之人推其足，入去分毫，不得令产母用力，亦不得惊恐，候儿自顺。若经久不生，却令看生之人轻轻用手内人门中，推其足，令就一畔直上，令儿头一畔渐渐顺下，直待儿子身转，门路正当，然后煎催生药，令产母服一盏后，方始用力一送，令儿生下，此名倒产，若看生之人非精良妙手，不可依用此法，恐恣其愚，以伤人命。

八曰偏产：

偏产者，盖因儿子回转，其身未顺，生路未正，却被产母用力一逼，致令儿头偏拄左腿，忽偏拄右腿，致令儿虽近人门，而不能生下。但云儿已露顶，然不知儿之所露即非顶也，忽左额角，忽右额角而已。谓儿头偏拄一畔，以此不能生。收之之法，当令产母于床上仰卧，令看生之人轻轻推儿近上，以手正其头，令儿头顶端正向人门，然后令产母用力一送，即使儿子生下。若是小儿头之后骨偏拄谷道，即令儿却只露额，当令看生之人，以一件绵衣炙令温暖用裹手，急于谷道外旁，轻轻推儿头令正，即便令产母用力送儿生也，此名偏产。凡于谷道外旁推儿头正，须推其上而正之，仍是小用轻力推些上，儿而正之也。若看生之人非精良妙手，不可依用此法，恐恣其愚，以伤人命。

九曰碍产：

碍产者，盖言儿身已顺，门路俱正，儿子已露正顶而不能生下。盖因儿身回转，肚带攀其肩，以此露正顶而不能生，此名碍产。收之之法，当令产母于床上仰卧，令看生之人轻轻推儿近上，徐徐引手，以中指按儿肩下其肚带也，仍须候儿身正顺，方令产母用力一送，使儿子下生，此名碍产。若看生之人非精良妙手，不可依用此法，恐恣其愚，以伤人命。

十曰坐产：

坐产者，盖言儿子之欲生，当从高处牢系一条毛巾，令产母以手攀之，轻轻屈足坐身，令儿生下，非令产母临生儿时坐着一物，此名坐产。若是产母儿将欲生，却令坐着一物，即抵着儿路，不能生也。

十一曰盘肠产：续添。

赵都运恭人，每临产则子肠先出，然后产子。产子之后，其肠不收，甚以为苦，名曰盘肠产，医不能疗。偶在建昌得一坐婆施之一法而收之。其法：遇产后子肠不收之时，以醋半盏，新汲冷水七分，碗调停，噀产妇面，每噀一缩，三噀收尽。此良法也，后学不可不知。

治推肠生方，又名盘肠产。

上以半夏为末，搐鼻中则肠上矣。

又方　以大纸捻，以麻油润了，点灯吹灭，以烟熏产妇鼻中，肠即上矣。

又方　以篦麻子十四粒，去壳，研如膏，贴产妇头顶中心，肠即上，即拭去。

催生方论第三

五行论命，以年月日时支干所遇，五行所属，相生相值，以推人之贵贱。其间最切要者时也。若林开命书，以年为父母，为己身；月为兄弟、僚友；日为妻妾、上官；时为子孙、帝座，盖人之生也，得其时则终身富贵，失其时则终生贫贱。信乎？人生之时，不可忽也。然则人生之时，其可催乎？殊不知娠有诸生产之难。若临产起坐既久，劳力困乏，须妙药催趁，以救其危。当此之时又何暇论其时耶？又《圣惠方》有推娠妇行年法，若行年有与本命相值所产岁月者，即铺驴、马皮于灰草上，令娠妇临产时践之，手攀鞍辔头则易产。今之医者，便以此等物为产卧所需之物，诚谬论也。其所以然者，谓妊妇行年偶与命相值于所产岁月，虑有诸般艰难之厄，故以此厌禳之，取其快速之意耳。如或不值则无用矣。今录催生数方，皆名医士夫历用良验者，以幸有缘。《产宝方》论曰：夫产难者，内宜用药，外宜用法。盖多门救疗以取其安也。疗产难坐草数日，困乏不能生，此为母先有病，经络俱闭所然。

催生柞木饮子　治产难，或横或倒，死胎烂胀于腹中，此方屡用神妙。

生大柞木枝一大握，长一尺，净洗寸剉　　甘草大者五寸，剉作五段

上用新汲水三升半，同入新沙瓶内，以纸三重紧封之，文武火煎至一升半，令香。觉腹痛便准备候产。妇腰重痛欲坐草时，温温饮一小盏，便觉心下开豁。如觉再渴，又饮一盏，至三四盏，觉下重便生，更无诸苦。切不可坐草早及坐婆乱下手。如催生药只消一服，此方至验，乃上蔡张不愚方也。

催生如神散　疗逆产，横生，瘦胎，兼治产前产后虚损，月脉不调，崩漏。一名催生黑散，一名乌金散，一名二神散。

百草霜　香白芷不见火，为细末

上二味等分研停，每服二大钱，于临产蓐时，以童子小便并少米醋打为膏，沸汤调下。《集验》用酒、童子小便各半盏同煎，才沸即调停，热服。甚者，不过再服。血得黑则止，此药大能固血，免得干生，其妙在此。

催生如圣散　黄蜀葵花，不以多少，焙干为细末，熟汤调下二钱，神妙。或有漏血，胎脏干涩，难产痛剧者，并进三服。良久腹中气宽胎滑，即时产下。如无花时，只用葵子，烂研小半合，以酒调，滤去滓，温过顿服，尤妙。亦治打扑伤损。如胎死不下，煎红花，温酒调下。

用子歌曰：《经验》用子四十九粒。

黄金内子三十粒，细研酒调能备急。

命若悬丝在须臾，即令眷属不悲泣。

曹秀才方：用葵子一味研墨，或研朱砂为衣，每服四十粒，温酒吞下。

催生丹 疗产妇生理不顺，产育艰难，并宜服之。出《圣惠方》，《局方》同。宜天医日合。

十二月兔脑髓去皮膜，研如泥 通明乳香一分，研细 母丁香末，一钱 麝香一字，研细

上四味拌停，以兔脑髓和圆，如鸡头穰大。阴干用油纸密封贴，每服一圆，温水下，即时产。随男左女右，手中握出是验。

又方**乳香方**① 通明乳香一块，如皂子大。

上为末，觉腰痛时用新汲水一小盏，入醋少许同调。扶立令产妇两手捉两石燕，坐婆饲药饮之；先令妊妇念"医灵药圣"三遍，然后服之，仍略扶行数步，须臾坐草便生，更无痛楚，神良。

《经验方》**如神开骨膏** 乳香不以多少，五月五日午时，令一人在壁背捧乳钵在凳上，令一童儿以笔管透壁缝内，逐粒人笔管中过入乳钵内，研令极细。以童儿面北滴水，圆如鸡头大。每服一粒，无灰酒吞下。《海上方》用乳香、朱砂等分为细末，麝香酒调下。

治难产或倒横不顺方。**蛇蜕方**②。

蛇蜕一条，全者 蚕蜕纸一张。一方无

---

① 乳香方：方名原脱，据目录补。
② 蛇蜕方：方名原脱，据目录补。

上入新瓦瓶中，盐泥固济，烧存性为末，煎榆白皮汤调下一钱，三服。觉痛便生。

一方云：临产腰痛，用药三字，麝香一字，温酒调下，名二妙散。

催生万金不传遇仙丹

蓖麻子十四个，去壳　朱砂　雄黄各一钱半　蛇蜕一尺，烧

上为细末，浆水饭和圆如弹子大。临产时，先用椒汤淋溁脐下，次安药一圆于脐中，用蜡纸数重覆药上，以阔帛系之，须臾生下，急取去药，一圆可用三次。

如圣膏　治难产，兼治胞衣不下，兼治死胎。

用蓖麻子七粒，去壳细研成膏。涂脚心，胞衣即下，速洗去。不洗肠出，却用此膏涂顶上，肠自缩入，如圣之妙。

一方男用七粒，女用十四粒。

一方用蓖麻子百粒，雄黄末一钱，同研并用如前法。

寸金散　治产难。

用败兔毫笔烧为灰，细研为末，生藕汁一盏调服，立产。若产妇虚弱及素有冷病，恐藕汁动气，当于银石器内重汤调，温服。

陆氏方云：此难产第一方。

金箔三片　兔毫笔头三个，烧为灰

上二味和停，用蜡为圆如梧子大。作一服，温酒下。

又方

大朱砂随多少，端午日晒至百日，不得着雨。如满百日，取研

如粉

上用腊月兔脑髓和圆，如绿豆大。欲觉产，粥饮下一圆，良久便生。其药男左女右，手中把出。

又方

腊月兔头一枚烧为灰

上为细末，葱白煎汤调二钱，立生。

《指迷方》催生兔血散

腊月兔血蒸饼，切作片子醮之，以纸袋盛挂，当风处阴干为末，煎乳香汤调下二钱。

又方

腊月兔脑髓涂于一张薄纸上，更用一张合榻，以秤锤捶三五十下，每遇难生，看大小书"天生"两字作符，以醋汤调下，极妙。

又方

兔皮和毛烧为灰，末之。以酒调方寸匕，服之即产。衣不下者，服之即下。

治横倒生者，或先手足者。

明阿胶炒，一方用酥　滑石末各一两　葵子二合

上水一盏半，煎至一盏，去滓，分二服。

治难产五六日不得分娩，疲困虚乏者。

光明水胶二两

上用好酒一升半，微火溶胶，入新鸡子一个，盐一钱匕搅温，令产妇坐椅物上伸腰，大口作二次服之。觉小腹重便生。缘坐草早，惊动故也。

救产难经日不生。

云母粉半两

温酒调服，入口当产。不顺者即产，万不失一。陆氏方云是何德扬方，云已救三五千人。却用云母粉澄过研细，取一团如鸡子大，临时以无灰酒调下。

治横逆产理不顺，子死腹中。

伏龙肝细研，每服一钱，酒调服之。以土着儿头上，戴出妙。

《广济》疗难产三日不下方。

吞鸡子黄三枚，并少苦酒服。

《集验》疗横产及胎死腹中。以三姓鸡卵各一枚，三姓盐各一钱，三姓水共一盏相和，煮五七沸，分温二服。令产母东首服之，立出。

疗难产日久，气力乏尽不能生，此是宿疾。

赤小豆二升

以水九升，煮熟取汁，入炙了明黄胶一两同煎，少时一服五合，未效再服，不过三四服即产。

《备急》方疗难产三日不出。

吞槐子十四枚即下。《广济方》有蒲黄一合。《千金》《集验》、崔氏同。

又方　当归为末，酒调方寸匕服。

催生如意散　临产腰疼，方可服之。

人参为末　乳香各一钱　辰砂半钱

上三味一处研，临产之时，急用鸡子清一个调药末，再用生姜自然汁调开冷服。如横生、倒生，即时端顺，子母平善。传于鄂倅施汉卿，屡见功效。

陈氏催生神效七圣散 临产腰疼，方可服之。

延胡索 没药 白矾 白芷 姜黄 当归 桂心等分

上为细末，临产阵痛时，烧铧刃铁犁头是也，令通赤，淬酒，调药三钱，服一二杯立产。此方凤州河池县乔医家货，每服钱引一道。遇一士友杨济伯密得之，屡试屡验。

催生神妙乳珠丹

乳香研细，以猪心血为圆如梧桐子大，以朱砂为衣，日干，每服一粒。如催生，冷酒化下；良久未下，再服一粒。如大段难产时，以莲叶心蒂七个，水二盏，煎至一盏，放温化下一粒。良久未下，亦可再服。此药灵验如神，无有不下者。

如胞浆先破，恶水来多，胎干不得卧时，须先与四物汤及通真圆补养其血气，次更浓煎葱汤，放冷如体，令坐婆洗产户，须是款曲洗，令气上下通畅，仍更用酥调滑石末涂产户里，次服前催生药则万全矣。

如胎死不下者，用黑豆三合，好醋半升，煮令豆烂，取汁一盏放温，化下药一粒，须臾便下矣。万一未下，亦可再服。

如胎下胞衣未下者，服此亦便下也。

若胎横逆不顺，即先服如神散，方见前，再服此药，复以此药催之。合药时，要五月五日午时极妙，或七月七日，三月三日，及月初上辰日合亦得。

《小品》疗逆产方：盐涂儿足底，又可急搔爪之，并以盐摩产妇腹上，即产。

又方　以盐和粉，涂儿两足，下即顺矣。

《集验方》疗逆产：烧钱令赤，纳酒中饮之。

又方　取夫阴毛二七茎烧，以猪膏和圆如豆大。水吞下。儿手即握出，神验。

《删繁》疗产难方：取车轴中膏画腋下及掌心。崔氏、文仲、《小品》《千金》《集验》《备急》同。

疗逆产胞衣不出方：

取灶屋黑尘，研为细末，酒调方寸匕。一方用梁上尘。

张文仲疗横生、逆产，服诸符药不捷者，灸右脚小指尖头三壮，艾炷如小麦大。

《小品》疗横生、倒产、手足先出方：并出《外台》。

用粗针刺儿手足，入二分许，儿得痛惊转即缩，自当回顺。文仲、《备急》《千金》、崔氏、《集验》同。

横生、逆产二条，其理虽别，疗法盖同。可以意量，逐善参用也。

郭稽中产难方论第四

论曰：产难者何？胎侧有成形块为儿枕，子欲生时，枕破与败血裹其子，故难产。但服胜金散，逐其败血即自生。若逆生、横生，并皆治之。

胜金散方

麝香一钱，研　盐豉一两，以旧青布裹了，烧令赤，急以乳钵

研细

上为末，取秤锤烧红，以酒淬之，调下一大钱。

陈无择评曰：产难不只胎侧有儿枕破，与败血裹凝伤其胎息，因缘自有难易。其如横逆，多因坐草太早，努力过多，儿转未逮；或已破水，其血必干，致胎难转。若先露脚谓之逆；先露手谓之横。法当以针刺之。使自缩入，即服神应黑散以固其血，必自转生。《养生方》云：仓皇之间，两命所系，不可不广传，盖赞黑散之功也。或以盐涂儿脚底抓搔之。

神应黑散方见前，即催生如神散。

产难子死腹中方论第五

夫产难子死腹中者，多因惊太早，或触犯禁忌，致令产难。皆因秽沃先下，产时未到，秽露已尽而胎枯燥，故子死腹中。其候产母舌青黑及胎上冷者，子已死也。故产处坐卧须顺①四时方面，并避五行禁忌，若有触犯，多招灾祸也。

治妊娠三五个月，胎死在腹内不出。当归葵子散②。

大腹子　赤芍药　榆白皮各三两　当归一两，炒　滑石末三分　瞿麦　葵子炒　茯苓　粉草　子芩各半两

上为粗末，每服四钱，水一盏，煎至七分去滓，不拘时温服。

————————

① 须顺：原漫漶不清，据正德本补。
② 当归葵子散：方名原脱，据目录补。

疗死胎腹内不出，母已危殆不得已者，立效方。

水银半两　桂末一钱

上只作一服，温酒调下，粥饮亦可。

又方　以利斧煅赤置酒中，待温饮之，其子便下。

治妊娠胎死腹中，候其母面赤舌青者是。宜锡粉圆。出《指迷》。

锡粉　水银各一钱

上同研，不见水银为度，以枣肉和圆如豌豆大，煎瞿麦汤吞下。

《十全博救》疗胎死腹中。

以好辰砂一两，水煮数沸，研令极细，酒调二钱服。

又方　以鸡子黄一枚，用姜汁一合调鸡子黄令均，顿服。分娩后吃芸苔粥良。

赵和叔传下死胎方。

桂心末二钱　麝香当门子一个

上同研，温酒调服，须臾如手推下，比之用水银等药，不损血气。

何氏方无麝香，每用桂末二钱，痛阵密时，用温童子小便调下，名观音救生散。兼治产难及横、倒生。

疗胎死腹中不出，母欲绝。水银方①。

水银二两，顿吞之，儿立出。

又方　用水银如弹子大，以枣肉均研，和如大豆许，水

---

① 水银方：方名原脱，据目录补。

吞下立出。

《救急》治子死腹中。

取夫尿二升，煮令沸饮之。

文仲疗或半生胎不下。或子死腹中，或半着脊及在草不产。血气上荡心，母面无颜色，气欲绝方。

猪脂一升，煎　白蜜一升　淳酒二升

上三味，合煎取二升，分温两服。不能饮，随所能服之。

又疗子死腹中不出。

以牛屎涂母腹上，立出。

崔氏疗胎死。

甘草一尺　蒲黄二合　筒桂四寸　香豉二升　鸡子一枚

上细切，以水六升，煮取三升，顿服。胎胞秽恶尽去，大良。

产经数日不出，或子死腹中，母气欲绝。

瞿麦六两　通草　桂心各三两　牛膝四两　榆白皮一升

上㕮咀，以水九升，煎取三升，去滓，分温三服。

一字神散　治子死胎不下，胞破不生。此方累有效，救人几万数。

鬼臼不拘多少，黄色者。去毛碾为末，以手指捻之如粉极细为度。每服二钱，用无灰酒一盏，同煎至八分，通口服，立生如神。此药不用罗，只碾令极细。

邓知县传方疗死胎不出。

朴硝为末，每用二钱，温童子小便调下。知洪州进贤曾通仕定求云：昔为丰城尉时，有猫孕五子，一子已生，四子死腹中，啼唤欲死。试问医者，令用此药灌之，死子即下，猫得再生。后有一牛亦如此，用此法亦活。医云：本治人方，用以治畜也。后因以救人，无不验。仆为儿时，曾有一亲戚胎死腹中，不下数日，百计已穷，记忆我先人用朴硝半两研细，以童子小便调下，胎即落矣。

治死胎不下，其证指甲青、舌青、胀闷，甚者口中作屎臭。先以平胃散一贴作两服，每服酒、水各一盏，同煎至一盏，却投朴硝半两，研细再煎三五沸倾出，候微温服尽，其胎即化血水而下。

缪宅厥息孺人杜氏，生产数日不下，坐婆、魂童救疗皆无效，召仆诊之。仆曰：产前脉不可考，但当察色而知之，遂揭帐明烛以察之，其面色赤，舌色青，见此色者，知胎已死，母却无忧矣。或问曰：何以知之？予答曰：面赤舌青者，子死母活明矣。供自合至宝丹二粒服之，胎即落矣。以此见古人处方神速。至宝丹方见《和剂方》。

产难生死诀第六

欲产之妇脉离经，《难经》云：一呼三至曰离经，此是阳加于阴二倍。一呼一至亦曰离经，此是阴加于阳四倍也。注云：经者常也，谓脉离常经之处。细而言之，一呼脉再至，一吸脉再至，曰平和之脉。故一呼脉行三寸，一吸脉行三寸，呼吸定息，脉行六寸。一日一夜，一万三千五百息，脉行八百一十丈，乃为一周。复从始之经再行。今一呼脉三至，一吸脉三至，呼吸定息，脉行九寸。一日一夜，脉行通计一千二百一十五丈，过于平脉之数，不在所起之经再起，故曰离经。若一呼一至，脉行寸半；一吸一至，脉行寸半；呼吸定息，脉行三寸。一日一夜通计脉行得四百单五丈，乃为一周，是不及平脉之数。周而复始，亦不在所起之经再起，亦曰离经也。**沉细而滑也同名。**临产之妇，脉见沉细而滑者，乃肾脏本脉之形。然肾系胞胎，见此脉者，亦与离经之脉同名也。**夜半觉痛应分诞，来日日午定知生。**若妊妇夜半时觉得腹痛，定知来日午时当分娩也。《圣惠方》云：夜半子时觉腹痛，来日午时必定生产。谓子午相对，正半日时数也。**身重体热寒又频，舌下之脉黑复青，反舌上冷子当死，腹中须遣母归冥。**凡妊妇身体沉重者，胃气绝也。又体热寒栗频并者，阳气衰，阴气盛也。若舌根下脉见黑青色，及舌反卷上、冰冷不温者，子母俱死之候。**面赤舌青细寻看，母活子死定应难，**凡妊妇面色赤是荣气流通，母活之候；舌上青色，是妊脉络绝，胎死之候。**唇口俱青沫又出，子母俱死总高判，**若妊妇唇口俱青色者，荣卫气绝也。又口中吐出痰沫者，是脾胃之气俱绝，此是子母俱死之候也。**面青舌青沫出频，母死子活定知真，不信若能看应验，寻之贤哲不虚陈。**凡妊娠面与舌皆青色，又频吐痰沫者，是产母荣卫俱绝，胎气冲①上之候。此是子活母死之候，产下子，母必死也。此古贤哲应验之文，不虚妄陈其说也。**新产之脉缓活吉，实大弦急死来亲，**凡妇人新产之后，其脉来缓滑者，为气血通和，是生活安吉之兆也。若见实大弦急之脉则凶，必死之脉。

---

① 冲：原漫漶不清，据正德本补。

若得沉重小者吉，忽若坚牢命不停。若产妇诊得沉重微小者，此是形虚脉虚相应，故云吉兆之脉。忽然诊得坚硬牢实之脉，是脉盛形衰相反，性命不可停留，必死也。**寸口涩疾不调死**，若产后诊得寸口脉涩疾、大小不调匀者，此是血气衰绝之脉，故云死也。**沉细附骨不绝生**。若重手按之乃得，其脉沉细附着于骨，不断绝有力者，此生活之兆也。**审看此候分明记，长须念此向心经**。凡为医者，宜详审脉证分明，记于心胸也。

王子亨云：凡产后诸疾，最忌脉大。

产后门 产难既明，须知产后疾病，故以次之。

产后将护法第一 周颋论并在其中

论曰：凡妇人生产毕，且令饮童子小便一盏，不得便卧，且宜闭目而坐，须臾方可扶上床仰卧，不得侧卧，宜立膝，不可伸足，高倚床头，厚铺茵蓐，遮围四壁，使无孔隙，免被贼风。兼时时令人以物从心擀至脐下，使恶露不滞，如此三日可止。仍不可令多卧，如卧多，看承之人宜频唤醒。旧说产妇分娩了，三日方可上床。若三日上床，则必就地睡卧，又岂可令产妇近地气乎？

才生产毕，不得问是男是女，且先研醋墨三分服之。一法云不可服醋墨，有伤肺经成咳嗽之戒，诚过虑也。然醋墨本破凝结之血，然不可用太酽之醋，仍不可太多，即不至伤肺。然所在皆同，亦有不吃者。更产后三日内，令产妇尝闻醋炭气，或烧干漆烟。若无干漆，以破旧漆器烧之，以防血逆、血迷、血运不省之患。夏月宜于房门外烧砖，以醋沃之置于房中。夏月房中不须着大火及煮粥，煎药之类。分娩之后，须臾且食白粥一味，不可令太饱，频少与之为妙，逐日渐增之。煮粥时须是煮得如法，不用经宿者，又不可令温冷不调，恐留滞成疾，仍时与童子小便一盏饮之。亦须先备小便，若遇夏月以薄荷养之。新产后不问腹痛不痛，有病无病，以童子小便，以酒和半盏温服，五七服妙，一腊七日也。之后，方可少进醇酒并些小盐味。

一法才产不得与酒，缘酒引血迸入四肢，兼产母脏腑方虚，不禁平声。酒力，热酒入腹，必致昏闷。七日后少进些酒，不可多饮。如未出月，间欲酒吃或服药者，可用净黑豆一升，炒令烟出，以无灰酒五升浇淋之，仍入好羌活一两，洗净拍破，同浸尤妙。当用此酒下药，或时时饮少许，可以避风邪、养气血、下恶露、行乳脉也。如产妇素不善饮酒，或夏月之间，亦不须强饮。一腊之后，恐吃物无味，可烂煮羊肉或雌鸡汁，略用滋味作粥饮之。或吃烂煮猪蹄肉，忌母猪及白脚猪肉，不可过多。今江浙间产妇多吃熟鸡子，亦补益，亦风俗也。三月之后方可少食温面。食面早，成肿疾。凡吃物过多，恐成积滞。若未满月，不宜多语、喜笑、惊恐、忧惶、哭泣、思虑、恚怒、强起离床行动、久坐；或作针钱、用力工巧、恣食生冷、黏硬果菜、肥腻鱼肉之物；及不避风寒、脱衣洗浴或冷水洗濯。当时虽未觉大损，满月之后即成蓐劳。手脚及腰腿酸重冷痛，骨髓间飕飕如冷风吹，继有名医亦不能疗。大都产妇将息，须是满百日方可平复。大慎！触犯此，多致身体强直如角弓反张，名曰蓐风，遂致不救。

又不得夜间独处，缘去血心虚，恐有惊悸，切宜谨之。所有血衣洗濯，不得于日中晒曝，免致邪祟侵伤。又不得濯足，恐血气攻下；又不得刮舌、伤心。刷齿及就下低头，皆成血逆、血运，此产家谨护之常法也。满月之后，尤忌任意饮食、触冒风寒、恣意喜怒、梳头用力、高声、作劳工巧、房欲，详见产后通用方第一。及上高厕便溺之类。如此节养，摄至百晬，始得血气调和，脏腑平复，自然安贴。设不依此，即致产后余疾矣。小可虚羸，失于将补，便成大患，终身悔而不及。或有诸疾，不论巨细，后并有方药医疗；不得信庸医妄投药饵。经云：妇人非止临产须忧，产后大须将理，慎不得恃身体和平取次为之。乃纵心恣意，无所不为。若有触伤，便难整理。犯时微若秋毫，感病重如山岳。知命者可不谨之！

产后调理法第二

若产后将息如法，四肢安和无诸疾苦，亦须先服黑神散四服；亦略备补益圆散之类，不可过多。又恐因药致疾，不可不戒。如四物汤、四顺理中圆、内补当归圆、当归建中汤。或产妇血盛，初经生产觉气闷不安者，调七宝散，在十九卷第二论中。服之，若宁贴不须服。若三日后觉壮热头痛、胸膈气刺者，不可便作伤寒、作风治之，此是乳脉将行，宜服玉露散一二服。如无此证不须服。若因床帐太暖，或产妇气盛，或素多喜怒，觉目眩晕如在舟车，精神郁冒者，此是血晕，即须服血晕药一二服止，方见第五论。仍须看承之人照管问当也。或觉粥食不美，虚困，即服四顺理中圆一二服。若不如此，不须服。若于两三日间，觉腹中时时撮痛者，此为儿枕作痛，必须服治儿枕药一二服，方见第二十卷。若大便秘或小便涩，切不可服通利药，以其无津液故也。若投通利之药，则滑泄不禁，不可治也，切须戒之！若秘甚，必欲通利，方可服和缓药即通。方见二十三卷第二论。

产后通用方论第三

《千金》云：凡产后满百日乃可会合，不尔，至死虚羸，百病滋长，慎之。

凡妇人患风气，脐下虚冷，莫不由此早行房故也。

凡产后七日内恶血未尽，不可服汤，候脐下块散，乃进羊肉汤。有痛甚切者，不在此例。候两三日消息，可服泽兰圆，比至满月，丸药尽为佳。不尔，虚损不可平复也。全极消瘦不可救者，服五石泽兰圆补之。服法必七日外，不得早服也。

凡妇人因暑月产乳，取凉太多向风冷，腹中积聚，百病竟起，迄至于死，百方疗不能瘥，桃仁煎主之，出蓐后服之。妇人纵令无病，每致秋冬须服一二剂，以至年内常将服之佳。

黑神散 治妇人产后恶露不尽，胞衣不下，攻冲心胸痞满；或脐腹坚胀撮痛，及血晕，神昏眼黑，口噤，产后瘀血诸疾，并皆治之。

熟干地黄　蒲黄炒　当归　干姜炮　桂心　芍药　甘草

各四两　黑豆炒，去皮，半升

上为细末，每服二钱，酒半盏，童子小便半盏，同煎调服。

乌金散　治产后十八疾方论。方与《局方》黑神散同。有人选集为歌诀十八首，言语鄙俚，故不录。

一曰产后因热病，胎死腹中者何？但服乌金散。

二曰产难者何？但服乌金散。

三曰产后胞衣不下者何？但服乌金散。

四曰产后血晕者何？但服乌金散。

五曰产后口干心闷者何？但服乌金散。

六曰产后乍寒乍热者何？但服乌金散。

七曰产后虚肿者何？但服乌金散兼朱砂圆。

八曰乍见鬼神者何？但服乌金散。

九曰产后月内不语者何？但服乌金散。

十曰产后腹内疼痛兼泻者何？但服乌金散，兼用止泻调气药。

十一曰产后遍身疼痛者何？但服乌金散。

十二曰产后血崩者何？但服乌金散。

十三曰产后血气不通，咳嗽者何？但服乌金散。

十四曰产后乍寒乍热，心痛，月候不来者何？但服乌金散。

十五曰产后腹胀满，呕逆不定者何？宜服乌金散，次服朱砂圆三二日，炒生姜，醋汤下七圆。

十六曰产后口鼻黑气及鼻衄者何？论同此证，不可治。

十七曰产后喉中气喘急者何？论同十，死不治。

十八曰产后中风者何？但服乌金散。

以上论与郭稽中二十一论问答同，故不详录。

<u>桃仁煎</u>　疗万病，妇人产后百病诸气方。

桃仁一千二百枚，去皮尖及双仁，熬令黄色

上一味捣令极细，熟，以上等酒一斗五升，研三四遍，如作麦粥法，以极细为佳。纳小长项瓷瓶中密塞，以面封之。纳汤中煮一复时，不停火，亦勿令火猛，使瓶口常出在汤上，勿令没之，熟讫出。温酒服一合，日再服。丈夫亦可服。

《千金》增损泽兰圆　疗产后百病，理血气，补虚劳。

泽兰　甘草　当归　川芎各七分　附子炮　干姜　白术　白芷　桂心　北细辛各四分　北防风　人参　牛膝各五分　柏子仁　熟地黄　石斛各六分　厚朴　藁本　芜荑各二分　麦门冬去心，八分

上二十味为末，炼蜜圆如梧桐子大，温酒下二十圆。

产后醋墨方①

松烟墨不拘多少，用炭火煅通红，以米醋淬之，再煅再淬，如此七度。研令极细，用绢罗过，才产了，吃醋墨二钱，用童子小便调下。

<u>四味汤</u>　疗产后一切诸疾。才分娩吃一服尤妙。

当归心膈烦加半钱　延胡索气闷喘急加半钱　血竭恶露不快加

---

① 方：原脱，据目录补。

半钱　没药心腹撮痛加半钱。各等分

上为细末，每服各抄半钱，用童子小便一盏，煎至六分，通口服。

玉露散　治产后乳脉行，身体壮热疼痛，头目昏痛，大便涩滞，悉能治之。凉膈、压热、下乳。

人参　白茯苓　甘草各半两　苦梗炒　川芎　白芷各一两
当归一分　芍药三分

上为细末，每服二平钱，水一盏，煎至七分，温服。如烦热甚，大便秘者，加大黄二钱半。

地黄煎　治产后诸疾。

生地黄汁　生姜汁各一升　藕汁半升　大麻仁三两，去壳为末

上和停，以银器内慢火熬成膏，温酒调半匙服。更以北术煎膏半盏，入之尤佳。

《产宝方》无麻仁，用白蜜。治产后虚悸、盗汗、呕吐。

理中圆　治新产血气俱伤，五脏暴虚，肢体羸瘦，乏气多汗，才产直至百晬日常服。壮气补虚，和养脏气，蠲除余疾，消谷嗜食。

甘草二两。一方三两　白术　人参　干姜各一两

上为细末，炼蜜为圆如梧桐子大。温米饮下三十圆，空心服。才产了，以童子小便打开点服，七日内，日三服。

《产乳方》云：此乃大理中圆加甘草两倍耳，然其功比之四味等分大，故不同。盖取甘味以缓其中，而通行经络之

功最胜者也。此产妇月内不可缺者，出月不须服矣。

古方中有妇人补益之药，如大泽兰圆、小白薇圆、熟干地黄圆、大圣散之类，其药味稍众。而中下之家、村落之地卒何以致？且药肆中少有真者，不若以四顺理中圆易之，较其功比泽兰圆之类主治颇多也。

<u>黑龙丹</u> 治产后一切血疾，产难，胎衣不下，危急恶疾垂死者。但灌药得下，无不全活，神验不可言。

当归　五灵脂　川芎　良姜　熟地黄各一两

上细剉，以沙合盛，赤石脂泯缝，纸筋、盐泥固济，炭火十斤，煅令通赤，去火候冷，取开看成黑槽色，取出细研，却入后药。

百草霜五两　硫黄　乳香各一钱半　花蕊石　琥珀各一钱重

上五味并细研，与前五味再研，如法修制，和匀，以米醋煮面糊圆如弹子大。每服一圆。炭火烧令通赤，投于生姜自然汁，与童子小便入酒，漉出控干①研细，只用此酒调下。

茂恂，熙宁初从事濮上幕府，郡之蓐医胡者为予言，数政之前，有朱汴水部施黑龙丹。凡产后诸病危甚垂死者无不愈，郡中及村落人赖以全活者甚众。汴受代归，妇人数千号泣遮道送行。尚有一二粒未之施也。先人自三峰谪官淮阳，家嫂马氏蓐中大病，医者康从变投丹立愈，访之乃得于汴也。且言每鬻一粒，辄受千钱，必其获厚利，不欲求之。后起守汝海，从变饯别一驿，临行出此方为献，每以救人，

---

① 控干：二字原脱，据正德本补。四库本作"晒干"。

无不验者。庐道原侍郎再帅泾原，时姨母妊娠，至临潼就蓐。后数日，有盗夜入其室，惊怖成疾，众医不能治。乃以忙弟尝遗此药，服之遂安。家人金华君在秦生文度，数日苦头痛，未止又心痛。痛发两股，上下走注，疾势甚恶，昏躁烦愦，目视灯如金色，匀饮不下，服药甚众无效。忙弟曰：黑龙丹可服。初以半粒投之即能饮粥，而他药入辄吐出不受。觉痛稍缓又投半粒，又得安眠。自中夜服药至五鼓，下恶物数升，头痛顿减。又至食时复下数升，涣然醒愈。盖败血所致，其效如此。建中靖国元年五月二十日，郭茂恂记。

　　仲氏嫂金华君，在秦产七日而不食，始言头痛。头痛而心痛作，既而目睛痛如割，如是者更作更止，相去才瞬息间。每头痛甚欲取大石压，食久渐定。心痛作则以十指抓壁、血流掌；痛定，目复痛，又以两手自剜取之，如是者十日不已。国医二三辈，郡官中有善医者亦数人，相顾无以为计。且言其药犯芎，可以愈头痛；犯姜黄可以治心痛。率皆悠悠不根之言，竟不知病本所起。张益困顿，医益术殚。予度疾势危矣，非神丹不可愈。方治药而张召予。夫妇付以诸子，与仲氏别惨，恒不复言。予瞑目戒张曰：弟安心养疾。亟出召伯氏曰：事急矣，进此丹可乎？仲氏尚迟迟以两旬不食，恐不胜任。黄昏进半粒，疾少间；中夜再服药下，瞑目，寝如平昔；平旦一行三升许，如蝗虫子，三疾减半；已刻又行如前，则顿愈矣。遣荆钗辈视之，奄殆无气，午后体方凉，气方属，乃微言索饮，自此遂平复。大抵产者，以去败恶为先，血滞不快乃至是尔。后生夫妇不习此理，老媪、庸医不能中病，所以疾苦之人，十死八九。大数虽定，岂得无夭？不遇良医，终抱遗恨！今以施人，俾终天年，非祈于报者，所冀救疾苦，养性命尔。崇宁元年五月五日，郭忱序。

疗产后气血俱虚，慎无大补，恐增客热，别致他病，常令恶露快利为佳。当归散。

当归　芍药　川芎　黄芩各一两　白术半两

上为细末，温童子小便或酒调下二钱。出《指迷方》，又出《伤寒括要》。

周颋传授济急方四道

颋尝见人传《经效》诸方，自曾修合，实有大功，遂编于卷末，普用传授，以济急难。

治产后血晕、血气及滞血不散，便成癥瘕，兼泻，面色黄肿，呕吐恶心，头痛目眩，口吐清水，四肢萎弱，五脏虚怯，常日睡多，吃食减少，渐觉羸瘦，年久变为劳疾。如此所患，偏宜服胜金圆。

泽兰叶四两　芍药　芜荑仁　甘草　当归　芎劳各六分
干姜　桂心各三分半　石膏　桔梗　细辛　厚朴　吴茱萸
柏子仁　防风　乌头炮　白薇　枳壳　南椒　石额　蒲黄
石斛　茯苓各三分　白术　白芷　人参　青木香　藁本各一分

上拣择上等州土，如法修制，为末，炼蜜圆如弹子大。有所患，热酒研一圆，入口便愈。大忌腥腻、热面、豉汁、生葱、冷水、果子等。若死胎不下，胎衣在腹，并以炒盐酒研服。未效再服。

治产后诸疾，圣散子。方与《局方》大圣泽兰散同，但无地黄、阿胶、桔梗，故不录。

神效产后一切疾。**黑散子**。

鲤鱼皮三两，烧灰　芍药　蒲黄各二两　当归　没药　桂心

好墨　卷柏　青木香　麝香各一两　丈夫发灰　锴墨各半两

上为细末，以新瓷器盛，密封勿令走气，每产后以好酒调下一钱匕。如血晕冲心，下血不尽，脐下搅刺疼痛不可忍，块血癥疾甚者，日加两服，不拘时候。忌冷物、果子、粘食。

保生圆，方与《局方》同。却无麻仁，有川椒，故不复录。

朱砂圆　治产后虚中有积，结成诸疾。

黑附子　桂心　白姜各半两　巴豆一钱，醋浸，煮去皮，研

上为细末，入巴豆研停，醋煮面糊圆如麻子大。每服三圆至五圆，冷水下服之，取泻为度。

姜粉散　才产，服此荡尽儿枕，除百病。

当归　人参　木香　黄芪　川芎　甘草　茯苓　芍药

桂心　知母　大黄炒　草豆蔻　白术　诃子　良姜　青皮

熟地黄少许　附子重半两一个

上除地黄、附子外，各等分，焙干，生姜一斤，研取自然汁于碗中，停留食久，倾去清汁，取下面粉脚，摊在荷叶上，入焙笼焙干，捣罗为末。才产后，用药三钱，水一盏，

姜三片，枣一个，煎至七分，热服。服后产母自然睡着，半日以来，睡觉再服，全除腹痛，每日只三服，至九日不可服，肚中冷也。

地黄酒 治产后病。未产一月先酿，产讫可服。

地黄汁　好曲　好净秫米各二升

上先以黄汁渍曲令发，准家法酿之，至熟，封七日，取清者服。常令酒气相接，勿令绝。忌蒜、生冷、鲊滑、鸡、猪肉、一切毒物。妇人皆可服之。但夏三个月不可合，春秋宜合。以地黄汁并滓，内米中饮，合用之。若作一硕，十硕准此，一升为率。先服当归汤，后服此妙。

地黄圆 治产后腹痛，眼见黑花。或发狂如见鬼状。或胎衣不下，失音不语，心胸胀满，水谷不化，口干烦渴，寒热往来，口内生疮，咽喉肿痛，心中忪悸，夜不得睡。产后中风，角弓反张，面赤，牙关紧急，或崩中如豚肝，脐腹疠痛，烦躁恍惚，四肢肿满，及受胎不稳，唇口、指甲青黑。一方地黄减半，当归一两，延胡索、琥珀各一两，名琥珀地黄圆，治状同。

生地黄研，取汁留滓　生姜各二斤。研，取汁留滓　蒲黄　当归各四两

上于银石器内，用慢火取地黄汁炒生姜滓，以生姜汁炒地黄滓，各令干。四味同焙干为细末，醋煮面糊圆如弹子大。每服一圆，食前用当归酒化下，神妙。

琥珀散 治产后一切危困之疾。

　　琥珀　朱砂　麝香　香墨醋炙　白僵蚕　当归各一分　鲤鱼鳞炒焦　桂心　百草霜　白附子　梁上尘炒令烟出，筛，过秤。各半两

　　上为细末，炒生姜，热酒调下二钱。产后一切病，服之奇效。

　　治产后诸疾。如产卧毕，切须用童子小便调黑神散数服，除百病。如无小便，用白汤亦可。

　　或产劳力过度，或下血颇多，或微热，恶露来迟。大当归方[1]。

　　马尾大当归洗，一两半

　　上在未产前修制为末，如遇产有疾、无疾，若产了，但用童子小便调服，令产服月后并无他证，果有神效。

　　疗产后虽甚通利，唯觉心腹满闷，胁胀咳嗽，不能食，大便不通，眼涩，行坐心腹时痛。许仁则秘方三道。

　　白术　当归　桑白皮　大黄各三两　细辛　桂心各二两生姜四两

　　上㕮咀，用水二升，煎取一升，分温三服。如人行七八里久，再服此汤，当得利，利又不宜过多。所利者，为不获已而微利之，其不然，未合令利。即初产后觉身皆虚，尚藉药食补之，岂宜取利？此缘病热既要不利，苟以当涂服汤得通，气息安帖。利既未止，即便须急取三匙醋饭吃即止。止后但须适寒温将息后取瘥复。饭食之节，量其所宜。如利不

---

　　①　大当归方：方名原脱，据目录补。

减，宜依后方服之。产后不宜轻易便投大黄，如不得已，后人更斟酌强弱而用之，方得稳当。

当归十分　白术八分　甘草七分　细辛四分　桂心　人参
生姜各三分　桑白皮六分

上为末，炼蜜圆如梧桐子大，空心，温酒下三十圆。

产后血气不通，当时不甚觉，如在产出血少，皆成癥结，心便疼硬，乍寒乍热，饮食不进，不生肌肉，心腹有时刺痛，口干粘，手足沉重，有此状者，宜此药。

当归　芍药　甘草　牛膝　鬼箭羽　人参各五分　牡丹皮　虎杖　白术各六分　大黄八分　干地黄七分　朴硝十分
乌梅肉炒　白薇　桂心各四分　水蛭炒　蒲黄各三分　虻虫十四枚，制

上为末，炼蜜圆如梧桐子大，空心，酒下二十圆，日两服。《外台》有赤石脂十分。许公在西京，为女秘妙，不传此方于人。后仁则女婿寻得，依状相传，万不失一。余散归本门。

产科序论陈无择

世传产书甚多，《千金》《外台》、会王《产宝》、马氏、王氏、崔氏皆有产书。巢安世有《卫生宝集》《子母秘录》等。备则备矣，但仓卒之间，未易历试。惟李师圣序郭稽中《产科经验保庆集》二十一篇，凡十八方，用之颇效。但其间序论未为至当，始用料理，简辨于诸方之下，以备识之者，非敢好辩也。愚详产后要病，无出于郭稽中二十一论一十八方，有益于世多矣。予家三世用之，未有不效。虽陈无择所评或是或否，亦不可不详而究之。且如产后眩晕以牡丹散，然其中

有大黄、芒硝，况新产后气血大虚，岂宜轻服？又云去血过多而晕者，或有之；若言痰晕者，十无一二。又如产后热闷，气上转为脚气，不应用小续命汤。仆以《百问》中方加减而用之，此活法也。故孟子云：尽信书则不如无书。此之谓也。

胞衣不出方论第四

夫有产儿出，胞衣不落者，世谓之息胞。由产初时用力，此产儿出而体已疲惫，不能更用力产胞；经停之间，而外冷气乘之，则血道涩，故胞衣不出，须急以方药救治，不妨害于儿。所奈者，胞系连儿脐，胞不出即不得以时断脐、浴洗，冷气伤儿则成病也。旧法胞衣不出恐损儿者，依法截脐而已。产处须顺四时方面，并避五行禁忌者，若有触犯，多令产妇难产。虽腹痛者，未产也；欲腹痛连腰痛甚者，即产也。所以然者，肾候于腰，胞系肾故也。诊其脉，转急如切绳无殊者，即产也。郭稽中论曰：胎衣不下者何？答曰：母生子讫，流血入衣中，衣为血所胀，是故不得下。治之稍缓，胀满腹中，以次上冲心胸，疼痛喘急者，但服夺命丹以逐去衣中之血，血散胀消，胎衣自下，而无所患。更有牛膝汤等用之甚效，录以附之。

夺命丹

附子半两，炮　牡丹皮一两　干膝一分，碎之，炒令烟尽

上为细末，以酽醋一升，大黄末一两，同熬成膏，和药圆如梧桐子大。温酒吞五七圆，不拘时。

《必效方》**牛膝汤**　治胎衣不出，脐腹坚胀急痛即杀

人，服此药胞即烂，下死胎。

牛膝　瞿麦各四两　当归三两　通草六两　滑石八两　葵子五两

上细切，以水九升，煮取三升，分三服。若衣不下，腹满即杀人。推其源，皆是胞衣有血奔心，是以不出也。或坐婆生疏，断带收儿，其衣失于系住，则带缩入腹中，便不得出。宜服此药，衣即烂出也。《广济》《集验》《千金》、崔氏同。

花蕊石散　治产后气欲绝，缘败血不尽，血迷，血晕，恶血奔心，胎死腹中，胎衣不下至死者。但心头暖，急以童子小便调一钱，取下恶物如猪肝，终身无血风、血气疾。膈上有血，化为黄水即吐出，或小便中出也。若先下胎衣，则泛泛之药不能达；若先治血闷，则寻常之药无此功，无如此药有两全之效也。

花蕊石一斤　上色硫黄四两

上二味相拌令均，先用纸和胶泥固瓦罐子一个，内可容药。候泥干入药在内，密泥封口了。焙笼内，焙令透热，便安在四方砖上，砖上书八卦五行字；用炭一秤，笼叠周匝，自巳、午时从下生火，令渐渐上彻，有坠下火，放夹火上，直至经宿，火冷炭消尽，又放经宿，罐冷定，取出细研，以绢罗至细，瓷合内盛，依法用之。此药便是疗金疮花蕊石散。寻常人自宜时时收蓄，以防急难。至妙。

牛膝散　治妊娠五六月堕胎，胞衣不出。

牛膝　川芎　朴硝　蒲黄各三分　桂心半两　当归一两半

上为粗末，每服四钱，水一盏，姜三片，生地黄一分，煎至六分去滓，温温频服。

若胞衣不出，若腹胀则杀人。

黑豆一合，炒令熟

上入醋一盏，煎三五沸，去豆，分为三服。酒煮亦可。

《必效方》疗胞衣不出方。

服蒲黄，如枣大。《集验》《千金》、崔氏同。

又方　以生地黄汁一升，苦酒三合，暖服之。

《救急》一方。见子死腹中论中。

又方　以水噀产妇面，神验。

《延年》方。以洗儿水，令产母饮半盏，其衣便下，勿令产妇知。

又方

牛膝一两　葵子一合

上捣碎，以水一盏半煎至一盏，去滓，分二服。

《广济》疗胞衣不出方。

上以末灶突中土三指撮，以水服之。《集验》《千金》《备急》、文仲同。

又方　灶下土一大寸，研碎，用好醋调令相合，纳脐中，续煎生甘草汤三四合服。

又方　以醋汤饮之出。

又方　鸡子一枚，苦酒一合，和饮之，立出。

一方　用萆麻子，名如圣膏。见产难门。

《延年》方疗胞衣不出，腹胀则伤人。

吞鸡子黄三个，仍解发刺喉中，令呕即出。若困极，以水煮蝼蛄一枚，二十沸，灌入口中，汁下即出。崔氏同。

《救急》方用赤小豆，男用七粒，女用十四粒，东流顺水吞下。

《产乳》疗产后恶血冲心，或胞衣不下，腹中血块等疾。《备急》同。

上大黄一两为末，以好醋半升熬成膏，以药末搜膏为圆如梧桐子大。温醋汤吞五圆，良久取下恶物。不可多服。

疗胞衣不下：

瓜蒌实一个取子，研令细

上酒与童子小便各半盏，煎至七分，去滓温服。如无实，根亦得。

又方　红花一两，酒煮浓汁服。

又方　以鹿角镑屑三分为末，煮葱白汤调下。

凡欲产时，必先脱常所着衣以笼灶，胞衣自下，仍易产，神验。

《广济方》云：取夫单衣盖井上，立出。《千金》《集验》《救急》、崔氏、《小品》同。

治胞衣不下诀

妇人百病，莫甚于生产；产科之难，临产莫甚于催生；既产莫甚于胞衣不下。惟有花蕊石散一件，最为紧要。如黑神散、琥珀散诸方之类，虽皆有验，然乡居或远于药局，仓卒之间，无法可施。今采得胡氏《宝庆方》一妙法云：若产讫胞衣不下，停待稍久，非待产母疲倦，又且血流入胞中，为血所胀，上冲心胸，喘急疼痛，必致危笃。若有此证，宜急断脐带，以少物系坠。以物系坠之时，切宜用心。先系，然后截断。不尔，则胞上掩心而死。使其子血脉不潮入胞中，则胞衣自当萎缩而下，纵淹延数日亦不害人。只要产母心怀安泰，终自下矣，累试有验。不可轻信坐婆，妄用手法，多有因此而亡，深可浩叹。所以胡氏重引，亲见其说为据。

产后血晕方论第五

论曰：产后血晕者，由败血流入肝经，眼见黑花，头目旋晕，不能起坐。甚致昏闷不省人事，谓之血晕。细酒调黑神散最佳。庸医或作暗风、中风治之。凡晕，血热乘虚，逆上凑心，故昏迷不省，气闭欲绝是也。然其由有三：有用心使力过多而晕者；有下血多而晕者；有下血少而晕者。其晕虽同，其治特异，当详审之。下血多而晕者，但昏闷烦乱而已，当以补血清心药治之；下血少而晕者，乃恶露不下，上抢于心，心下满急，神昏口噤，绝不知人，当以破血行血药治之。古法有云：产妇才分娩了，预烧秤锤或江中黄石子，硬炭烧令通赤，置器中，急于床前以醋沃之，得醋气可除血晕。产后一腊，不妨时作为妙。崔氏云：凡晕者，皆是虚热，血气奔迸，腹中空所致。欲分娩者，第一须先取酽醋以涂口鼻，仍置醋于旁，使闻其气，兼细细饮之，此为上法。如觉晕即以醋噀面，苏来即饮醋，仍少与解。一云仍少以水解之。一法烧干漆，令烟浓熏产母面即醒。如无干漆，以旧破漆器，以猛火烧熏之亦妙。

郭稽中论曰：产后血晕者何？答曰：产后气血暴虚，未得安静，血随气上，迷乱心神，故眼前生花。极甚者，令人闷绝不知人，口噤，神昏气冷，医者不识，呼为暗风。若作此治之，病必难愈，但服清魂散即省。

清魂散方

泽兰叶　人参各一分　荆芥一两　川芎半两

上为末，用温酒、热汤各半盏，调一钱急灌之，下咽即开眼，气定即醒。

一方有甘草二钱。

若去血过多而晕者，当服芎劳汤、方见第二卷通用门、当归芍药汤。方见十二卷第十二论。

《广济》治产后血晕，心闷不识人，神言鬼语，气急欲绝。

芍药　甘草各一两　丹参四分，并㕮咀　生地黄汁一升　生姜汁　白蜜各一合

上水二升，先煎前三味，取八合。下地黄、生姜汁、蜜，分为两服。

又方

荷叶二枚，炙　真蒲黄一两　甘草二两　生地黄汁半升　白蜜一匙

上切细，以水三升煮取一升，去滓，入蒲黄、蜜、地黄汁，暖服立愈。

疗产后血晕心闷。

蒲黄四分　紫葛　芍药八分　红花十二分

上㕮咀，以水二升煎至七合，入生地黄汁二合，更煎三五沸，每服三合。

产后血晕，心闷乱，恍惚如见鬼。

生益母草汁三合，根亦可　生地黄汁二合　童子小便一合

鸡子清三枚

上煎三四沸后，入鸡子清搅停，作一服。

产后血晕，狂语不识人，狂乱。

童子小便五合　生地黄汁一合　赤马通七枚　红雪八分

上以上二味，浸赤马通，绞去滓。下红雪，温为两服。

独行散　治产后血晕，昏迷不醒，冲心闷绝。《卫生方》名立应散。

五灵脂半生半炒，二两

上为末，温酒调下二钱。口噤者，拗开口灌之，入喉即愈。一方加荆芥，等分为末，童便调下。

又方　治产后血晕。

上神曲为末，熟水调二钱。

疗产后血晕，狂言，烦渴不止。

生香附子去毛

上为末，每服二钱，水一盏，姜三片，枣一个，煎至七分，温服。

治产后血晕危困。国医以此方献禁中，用之大效，厚获赏赉，时庚寅岁也。

生地黄汁一大盏　当归一分，剉　赤芍药一分，剉

上水煎三五沸，温服。如觉烦热去当归，入童子小便半盏妙。

张氏方治产后血晕，全不省人事，极危殆者。

用韭菜切，入在一有嘴瓷瓶内，煎热醋沃之，便密缚瓶口，以瓶嘴向产妇鼻孔，令醋气透入，须先扶病人起。恶血冲心，故有此证。韭能去心之滞血，加以醋气运达之，用无不效。

《近效方》疗血晕绝不识人，烦闷，言语错乱，恶血不尽，腹中绞痛，胎死腹中。红蓝花酒。

红花一两

上为末，分二服。每服酒二盏，童子小便二盏，煮取盏半，候冷分为二服，留滓再并煎。一方无童便。

崔氏疗产乳晕绝方：

以洗儿水饮三合良；或以恶血服少许良。

又方　半夏洗，不以多少

上为末，圆如大豆，内鼻中即省，亦疗五绝。《指迷》、文仲同。

又方　生赤小豆捣为末，取东流水和服方寸匕，不瘥再服。《救急》同。

夺命散　治产后血晕，血入心经，语言颠倒，健忘失志及产后百病。

没药　血竭等分

上细研为末，才产下，便用童子小便与细酒各半盏，煎一二沸，调下二钱，良久再服。其恶血自循下行，更不冲上，免生百疾。《专治妇人方》只用白汤调。

五羊洪运使上天下锡。子舍孺人，产后语言颠倒，谵语不已，如有神灵，服诸药无效。召予诊之，六脉和平，仆以此药两服而愈。

产后癫狂方论第六

疗产后因惊，败血冲心，昏闷发狂，如有鬼祟，宜用《局方》大圣泽兰散。除是自合者，方有效。加好辰砂，研令极细，每服加一字许，煎酸枣仁汤调下，一服可安。

何氏方。疗产后因败血及邪气入心，如见祟物。癫狂方。

用大辰砂一二钱重，研令极细，用饮儿乳汁三四茶脚许调。仍掘紫项活地龙一条入药，候地龙滚三滚，取出地龙不用，不令带药出，但欲得地龙身上涎耳。却入无灰酒，与前乳汁相合七八分盏，重汤温。遇疾作，分三二服。

余家荆布，方产一日，忽见鬼物，言语颠倒。遂取自合苏合香圆一钱重，以童子小便调服即醒，神思如故。

产后狂言谵语如有神灵方论第七

夫产后言语颠倒，或狂言谵语如见鬼神者，其源不一，须仔细辨证，用药。治疗产后惊风、言语乱道，如见鬼神、精神不定者，研好朱砂酒调。下龙虎丹，见《局方》，三圆作一服，兼琥珀地黄圆服之。

一则因产后心虚，败血停积，上干于心而狂言独语者，当在第十九卷第一论求之。

二则产后脏虚，心中惊悸，志意不安，言语错乱，不自觉知，神思不安者，当在第十九卷第二论求之。

三则宿有风毒，因产心虚气弱，腰背强直，或歌哭嗔笑，言语乱道，当作风痉治疗，当在十九卷第三论求之。

四则产后心虚中风，心神恍惚，言语错乱。当在十九卷第四论求之。

五则产后多因败血迷乱心经而癫狂，言语错乱无常，或晕闷者，当于本卷第五六论求之。

六则因产后感冒风寒，恶露斩然不行，憎寒发热如疟，昼日明了，暮则谵语，如见鬼状，当作热入血室治之。宜琥珀地黄圆及四物汤，只用生干地黄加北柴胡等分煎服。如不退者，以小柴胡汤加生干地黄如黄芩分两，煎服愈。虽然以上诸证，大抵胎前、产后之疾，自有专门一定之法，毫发不同。如产后首当逐败生新，然后仔细详辨疾证，不可妄立名色，自立新意，妄自加减方药。大宜对证，依古法施治，未有不安者也。

琥珀地黄圆、方见十九卷第二论。四物汤、方见二卷第五通用方。小柴胡汤。方见六卷第五论。

治产后败血冲心，发热，狂言奔走，脉虚大者。男六德续添。

干荷叶　生地黄干　牡丹皮等分，不以多少

上三味浓煎汤，调生蒲黄二钱匕，一服即定。

产后不语方论第八

论曰：产后不语者何？答曰：人心有七孔三毛，产后虚弱，多致停积败血，闭于心窍，神志不能明了，又心气通于舌，心气闭塞则舌亦强矣，故令不语。如此但服七珍散。

人参　石菖蒲　生干地黄　川芎各一两　细辛一钱　防风　辰砂别研。各半两

上为细末。每服一钱，薄荷汤调下，不拘时。

胡氏孤凤散　治产后闭目不语。

白矾研细

上每服一钱，以熟水调下。

产后乍见鬼神方论第一

论曰：产后乍见鬼神者何？答曰：心主身之血脉，因产伤耗血脉，心气虚则败血停积，上干于心。心不受触，遂致心中烦燥，卧起不安，乍见鬼神，言语颠错。医人不识，呼为风邪，如此治之，必不得愈，但服调经散，每服加龙脑一捻，得睡即安。

调经散方

没药　琥珀并细研　桂心各一钱　芍药　当归各一分　麝香研　细辛各半钱

上为末，每服半钱，生姜汁、温酒各少许调服。

柏子仁散　治产后狂言乱语，皆由内虚、败血挟邪气攻心。

柏子仁　远志去心　人参　桑寄生　防风　琥珀别研　当归炒　生地黄焙　甘草等分

上为粗末，先用白羊心一个切片，以水一大盏半，先煮至九分。去羊心，入药末五钱，煎至六分，去滓，无时服。

茯神散 治产后血邪，心神恍惚，言语失度，睡卧不安。

茯神一两，去皮　人参　龙齿研　琥珀研　赤芍药　黄芪

牛膝各三分　生地黄一两半　桂心半两

上为末，每服三钱，水一盏，煎至七分，不拘时，去滓温服。

产后脏虚心神惊悸方论第二

夫产后脏虚，心神惊悸者，由体虚心气不足，心之经为风邪所乘也，或恐惧忧迫，令心气受于风邪，风邪搏于心则惊不自安。若惊不已则悸动不安，其状目睛不转而有能呼，诊其脉动而弱者，惊悸也，动则为惊，弱则为悸矣。

《产乳》**七宝散** 疗初产后，服之调和血气，补虚安神，压惊悸。

辰砂研　桂心　当归　川芎　人参　白茯苓　羚羊角烧存性。以上各二钱　干姜一钱。产科各等分

上为粗末。每服一钱，用羌活豆淋酒调下，将护产妇用之。如不饮酒，用清米饮调下。如觉心烦热闷，以麦门冬去心，煎水调下。若心下烦闷而痛，用童子小便调下。若觉心胸烦热，即减姜、桂，冷即加之。腹痛加当归；心闷加羚羊角；心虚气怯加桂心；不下食或恶心加人参；虚颤加茯苓。以意斟酌，日二夜一服。

治产后脏虚，心中惊悸，志意不安，言语错乱，不自觉知。

茯神　远志　人参　麦门冬　甘草　生地黄　当归　龙齿　桂心　白芍药　羚羊角等分

上为粗末，每服三钱，水一盏，姜三片，枣一个，煎至六分，去滓温服，无时候。

治产后心虚惊悸，神思不安。

龙齿　黄芪　白薇　生地黄各一两　人参　茯神　远志　羌活各三分　甘草　桂心　防风各半两　一方无黄芪，有荆芥与银。

上为粗末，每服三钱，水一盏，姜三片，枣一个，煎至六分，去滓，无时服。

治产后脏腑虚，心忪惊悸，言语错乱。

麦门冬去心　人参各八钱　牛黄研　白薇各二钱　茯神　独活　远志　生地黄　朱砂飞　防风　天竺黄　甘草　龙齿研。各四钱　龙脑　麝香并细研。各一钱

上为末，用薄荷酒调下二钱。

疗血虚多惊，及产后败血诸疾。

辰砂　琥珀　没药并细研　当归为末。等分

上为细末，每服二钱，空心，日午临卧白汤调服。

产后惊风，乱道言语，如见鬼状，精神不定者，研好朱砂酒调下局方龙虎丹，三圆作一服，兼琥珀地黄圆服之。

琥珀地黄圆方

南番琥珀别研　延胡索糯米同炒赤，去米　当归各一两　蒲

黄四两，炒香　生地黄研裂汁，留滓　生姜各二斤。洗，研裂汁，留滓，以生姜汁于银石器内炒地黄滓，以地黄汁炒生姜滓，各至干甚为末则止

上为末，炼蜜圆如弹大，食前当归汤化一圆服。

产后心惊中风方论第三

论曰：产后心闷气绝，眼张口噤，遍身强直，腰背反偃，状如痫疾，心忪惊悸，言语错乱，皆是宿有风毒，因产心气虚弱，发成风痓。

疗产后心气虚损，卒惊狂语，或歌哭嗔笑，性气不定。

上等银一斤　桂心　甘草各六分　细辛四分　人参　生姜　远志　茯神各八分　生地黄二十分　龙骨三分　枣子一个

上咬咀，以水八升，煮银至一升半，入药煎至一升，分作三服，温进。

疗产后多虚赢弱，若大汗，利，皆至于死，此重虚故也。若患中风，语谬，昏闷不知人者。

人参　茯苓　羌活　桂心　大枣　远志各十分　竹沥一升

上用水六升，煮取三升，下竹沥，更煎取二升，温分三服。

疗产后心惊、中风。

防风　当归　茯苓　防己　麻黄各八分　秦艽　人参　川芎　独活　白鲜皮　甘草　白薇各六分　石膏十二分　竹沥二升

上水七升，先煮麻黄，掠去沫，下诸药；入竹沥，煎取

二升半，去滓，温分三服。忌菘菜、猪肉、生冷。

疗产后狂语，志意不定，精神昏乱，心气虚，风邪所致。茯苓散。

茯苓一方使茯神　生地黄十二分　远志　白薇　龙齿各十分　防风　人参　独活各八分，同为末

上以银一大斤，水一斗五升，煎取七升，下诸药。煎取三升，温分三服，忌如前。一方治产后风邪所干，心神恍惚，志意不定。加荆芥八分，甘草五分。

疗产后心虚，怔悸不定，乱语错误，精神恍惚不主，当由心虚所致。

人参　甘草　芍药　当归　生姜各八分　远志　茯苓各十分　桂心六分　麦门冬　大枣各十二分

上为散，以水八升，煮取三升，去滓，温分三服。

产后中风恍惚方论第四

夫产后中风恍惚者，由心主血，血气通于荣卫、脏腑，遍循经络。产则血气俱伤，腑脏皆虚，心不能统于诸脏，荣卫不足，即为风邪所乘，则令心神恍惚不定也。

《千金》疗产后暴苦心悸不定，言语错乱，恍惚，皆因心虚所致。

茯苓三两　芍药二两　甘草　桂心　当归各一两　生姜六分　麦门冬一升　大枣三十枚

上为散，水三升，煎取一升，去滓，分作两服，食后。

《经效》疗产后心虚怔悸，志意不定，烦躁恍惚。

茯神　当归　黄芩　麦门冬去心　甘草　人参　芍药
酸枣仁　白鲜皮各三两　大枣七个

上为粗末，水二升，煮取七合，去滓温服。

疗产后中风，恍惚，语涩，四肢不利。**天麻圆**。

天麻　朱砂　防风　羌活各一两　僵蚕三分，炒　干蝎炒
白附子炮裂　五灵脂各半两　雄雀粪炒　牛黄各一分

上为末，糯米软饭为圆如梧桐子大，以薄荷酒研十五圆
服之。

产后所下过多虚极生风方论第五

论曰：产后所下过多，虚极生风者何？答曰：妇人以荣
血为主，因产血下太多，气无所主，唇清肉冷，汗出，目眩
神昏，命在须臾，此但虚极生风也。如此则急服济危上丹，
若以风药治之则误矣。

济危上丹方

乳香研　五灵脂　硫黄　玄精石同研极细　阿胶　卷柏生
桑寄生　陈皮各等分

上将上四味研停，于银石器内微火炒，勿焦了，再研极
细，复入余药为末。用生地黄汁和圆如梧桐子大。每服二十
圆，食前温酒或当归酒送下。

产后虚汗不止方论第六

夫虚汗不止者，由阴气虚而阳气加之，里虚表实，阳气

独发于外，故汗出也。血为阴，产则伤血，是为阴气虚也；气为阳，其气实者，阳加于阴，故令汗出。而阴气虚弱不复者，则汗出不止也。凡产后血气皆虚，故多汗也。因之遇风则变为痉。纵不成痉，则虚乏短气，身体柴瘦，唇口干燥，久则经水断绝，由津液竭故也。亦可就第三卷第六论中求之。

治产后虚汗不止。**麻黄根散**。

当归　黄芪　麻黄根　牡蛎煅为粉　人参　粉草各等分

上㕮咀，每服四钱，水一盏，煎至七分，去滓温服。

又方　当归　黄芪各一两　麻黄根二两

《千金》疗产后风，虚汗出不止，小便难，四肢微急，难以屈伸。

甘草炙，一两　附子半个，炮，去皮脐　桂心　芍药各一两半

上㕮咀，每服三钱，水一盏，生姜四片，枣一枚，煎至七分，去滓，空心温服。忌猪肉、冷水、生葱等物。

《经效》疗产后汗出不止。

黄芪十二分　白术　牡蛎　茯苓　防风　麦门冬去心　生地黄各八分　大枣七个

上㕮咀，水二升，煎取七合，去滓，空心，分温二服。

又疗产后血气暴虚，汗出。

淡竹叶煎汤三合，微温服之，须臾再服。

又方　马齿苋研取汁三大合。如无，干者亦可。

上煮一沸，投蜜一匙令停，顿服。

止汗散　治产后盗汗不止，应多汗者皆可服。

牡蛎煅，研细　小麦麸炒令黄色，碾为细末

上等分研细，煮生猪肉汁①调下二钱，无时候。

人参汤　治产后诸虚不足，发热盗汗。二方出胡氏。

人参　当归等分

上为末，以猪腰子一只去脂膜，切小片子，以水三升，糯米半合，葱白两条。煮米熟，取清汁一盏，入药二钱，煎至八分，温服，不拘时候。

产后冒闷汗出不识人方论第七

凡产后忽冒闷汗出，不识人者，暴虚故也。破鸡子三枚，吞之便醒。若未醒，可与童子小便一升，甚验。丈夫小便亦得，切不得用病人者。

又若久不识人，或时复发者，此为有风。因产血气暴虚，风行脉中故也。若产后去血多者，又增此疾，与鸡子不醒者，可急作竹沥汁一服五合；须臾不定，再与五合。频与三五服瘥。

产后汗出多而变痓方论第八中风口噤、角弓反张附

论曰：产后汗出多而变痓者何？答曰：产后血虚，肉理不密，故多汗，因遇风邪搏之则变痓。痓者，口噤不开，背强而直，如发痫状，摇头马鸣，身反折，须臾十发，气息如绝。宜速斡口灌小续命汤，稍缓即汗出。如两手拭不及者，

①　汁：原漫漶不清，据正德本补。

不可治也。

小续命汤 治中风及刚柔二痓。及脚气痹弱，不能转侧，兼治小儿惊风。

麻黄制，可去，加葛 桂心 甘草各半两 防风三钱三分 芍药 白术 人参 川芎 附子 防己 黄芩各一分

上㕮咀，每服五钱，水一盏半，煎至一盏，去滓，取八分清汁。入生姜汁，再煎一二沸，温服，日三服，夜二服。若柔痓自汗者，去麻黄；夏间及病有热者，去附子，减桂一半；冬及初春去黄芩。第三卷虽有，然其中有杏仁，无白术。虽然陈无择评曰：产后汗出多变痓，亦令服续命汤，此又难信。既汗多，如何更服麻黄、官桂、防己、黄芩辈？不若大豆紫汤为佳。太医局方大圣散亦良药也。愚观朱奉议云：凡刚柔二痓，小续命汤并可加减与之。若柔痓自汗者，有去麻黄加葛根之说，朱奉议必有所据。虽大豆紫汤，大圣散良，亦不可偏见曲说，有妨古人之意。

大豆紫汤 治中风头眩。恶风自汗，吐冷水及产后百病。或中风痱、痓、背强口噤，直视烦热，脉紧大者不治。《小品方》主产后中风困笃，背强口噤，或但烦躁，或头身皆重。或身重痒剧。呕吐直视者。《指迷方》名独活汤。

川独活两半 大豆半升 酒三升

上先以酒浸独活，煎一二沸，别炒大豆极焦，烟出急投酒中密封，候冷去豆。每服一二合许，得少汗则愈，日十服。此药能去风消血结，如妊娠折伤，胎死腹中，服此得

痓。凡产后口噤，腰背强直，角弓反张，皆名曰痉，又名曰痓。古人察有汗、无汗，以分刚柔、阴阳而治。今《产宝》诸书有中风口噤一门，又有角弓反张一门，其实一也。如憎寒发热有类伤寒，皆不论及，岂可只以一二药治之？愚今取《百问》中方论，已详备前篇。见三卷第二论，庶几览者，如指诸掌。

中风口噤角弓反张方论附

凡产后中风口噤，是其血气虚而风入于颔、颊夹口之筋也。手三阳之筋，结入于颔，产则劳损腑脏，伤于筋脉。风若乘之。其三阳之筋脉则偏搏之。筋得风冷则急，故令口噤也。若角弓反张者，是体虚受风，风入于诸阳之经也。人阴阳经络周环于身，风邪乘虚入于诸阳之经，则腰背反折、挛急，如角弓之状也。

疗产后中风口噤，牙关紧急，手足瘛疭如角弓状。愈风散。亦治血晕，四肢强直，不省人事。或筑心眼倒，吐泻欲死。出华佗方。《百问》《经验》《产宝》、陈氏、《本事》同。

荆芥略焙为末

上每服三钱，豆淋酒调下。用童子小便亦可，其效如神。口噤者灌，齿龈噤者吹鼻中皆效。

一方用古老钱煎汤调服，名一捻金散。

一方云用举卿、古拜二味，盖切脚隐语以秘方也。此药委有奇效神圣之功。大抵产室，但无风为佳，不可衣被帐褥太暖，暖即汗出则腠理开，易于中风便昏冒。《指迷方》但为粗末，浓煎服。许学士云：记有一妇人，产后护密阁内，更生火，睡久及醒则昏昏如醉，不省人事，其家惊惶。医用此药，佐以交加散。祝云：服之即睡，睡中必以左手搔头，觉必醒矣。果如其言。

交加散，方见第二卷第五论。又名交解散。见产后虚烦。

《专治妇人方》治产后中风，不省人事，口吐涎，手足瘛疭。荆芥散[①]。

当归　荆芥穗等分

上为细末，每服二钱，水一盏，酒少许，煎至七分灌之。如牙关紧急，用匙斡微微灌下，但下咽即有生理，不问多少便服。不可以药味寻常忽之。屡用救人有效。

《小品》疗产后中风，虚人不可服他药者，一物独活汤主之，及一物白鲜汤主之，亦可与独活合煮之。

川独活三两，细切

上水三升，煮取一升分服。耐酒者，亦可酒水煮。

一方用白鲜皮，亦依此法。

产后中风痉，口噤面青，手足急强者。

以竹沥二升，分为五服，温温频服大效。

治产后中风口噤，四肢顽痹不仁，身体如角弓反张。羌活酒。

羌活　防风各三两　黑豆一升，炒令烟出

上细剉，以好酒一斗于瓶中搅动、密封，经半日许，又

---

①　荆芥散：方名原脱，据目录补。

于锅中重汤煮瓶至半日，候瓶冷取出。每服暖一中盏饮之。日可三四服，度之当汗出即瘥。

治产后中风，身如角弓反张，口噤不语方。

川乌五两，剉如豆大

上取黑豆半升，同炒半黑，以酒三升泻于铫内急搅，以绢滤取酒，微温服一小盏，取汗。若口不开者，拗开口灌之，未效加乌鸡粪一合炒，内酒中服之，以瘥为度。

《宝方》疗产后腹中坚硬，两胁膈胀，手足冷，心中烦热欲饮水，干呕；关节劳瘀、中风之疾。

羚羊角二分　防风十二分　羌活　苦梗　败酱各八分　桂心　柴胡　大黄浸过。各六分

上水二升，煎取八合，空心两服，服了吐，即良久更服了吃地黄酒，用地黄切一升，炒令黑，瓷瓶中下热酒三升，密封口，煮令减半，任意服之。

《千金》鸡屎醴　疗产后中风及男子诸风，并产后百疾神效方。又治产后中风，口噤拘急，困笃，腰背强直，时时反折。

乌鸡屎三升　大豆二升

上先炒豆令声绝，次炒鸡屎令黄。以酒一升先淋鸡屎，取汁淋大豆。每服一升，重者，凡四五服之极妙。

深师疗产后中风口噤，不任大小。

独活八分　干葛六分　甘草二分　生姜五分

上㕮咀，以水二升，煮取一大升，分为两服。

张文仲疗产后中风、风痉，遍身冷直，口噤不识人方。

白术四两，细切

上以酒三升，煮取一升，顿服效。

《经效》疗产后中风，腰背强直，时时反张，名曰风痉。

防风　葛根　川芎　地黄各八分　麻黄去节　甘草　桂心

川独活　防己各六两　杏仁五个，去皮尖，炒

上细切，以水八升，煮麻黄去沫，后下诸药，煎取三升，分温三服。有汗者不可服。

治产后中风，口噤，溃闷不能言，身体强直。

羌活　防风　秦艽　桂心　粉草　葛根各三分　生姜八分

附子一个，炮　杏仁八十枚，去皮尖　麻黄十分，去节

上㕮咀，水九升，煮麻黄去沫，后下诸药，煮取二升，分为三服。有汗者不可服。

产后中风方论第九

论曰：产后中风，由产伤动血气，劳损脏腑未平复，起早劳动，气虚而风邪气乘虚伤之，故中风。风邪冷气客于皮肤经络，但疼痹、羸乏不任，少气。若筋脉挟寒，则挛急喎僻；挟湿则缓弱。若入诸脏，恍惚惊悸，随其所伤脏腑、经络而生病焉。

郭稽中产后中风方论

论曰：产后中风者何？答曰：产后五七日内强力下床；或一月之内伤于房室；或怀忧怒，扰荡冲和；或因着艾，伤动脏腑。得病之初，眼涩口噤，肌肉瞤搐，渐至腰脊筋急强

直者，不可治。此乃人作，非偶尔中风所得也。

陈无择评曰：问产后中风，风是外邪，血虚则或有中之者，直答以人作，不可治。问答不相顾解，如何开示后人？立论之难有如此者。若是中风，当以脉辨，看在何脏，依经调之。强力下床、月内房室、忧怒、着灸，非中风类；蓐劳、性气、火邪，治各有法。非产后病，不暇繁引，学者识之。

《经效》疗产后风虚，头目痛，语言时僻。

防风　干葛　茯苓各八分　麦门冬去心，八分　芍药　黄芩各六分　犀角四分　甘草三分

上㕮咀，以水二升，煎取七合，分为二服。

疗产后中风，心忪悸，志意不定，恍惚，语言错乱方。

人参六分　羚羊角屑　麦门冬　茯神各八分　黄芩　白鲜皮　甘草各四两　石膏十二分　淡竹沥两大合

上㕮咀，水二大升，煎至七合，下竹沥，分三服。

疗产后中风，身背拘急如束，并渴。

川芎　羌活　羚羊角屑　酸枣仁　芍药各四两　桑白皮六分　防风五分

上㕮咀，水四升，煎取二升，分温三服。

疗产后中风，四肢拘束，筋节掣痛，不得转侧，如角弓反张。

麻黄八分，去根节　生姜　桂心　白术各四分　防风　芍药各六分　川芎五分　竹沥二合

上细剉，以水三升，先煮麻黄掠去沫，下诸药煎取七

合，下竹沥再煎三沸，分三服，取微汗为度。

治产后纳凉太过中风者，或成喘急，唇青鼻黑。男六德续添。

以《局方》小续命汤连进三服，即愈。

疗产后中风烦渴。

红花子五合，炒微热，研碎

上以水一升，煎取七合，每一匙头，徐徐呷。

治产后中风，半身，手足不遂，言语謇涩，恍惚多忘，精神不定。

川独活　当归　芍药　防风　川芎　玄参各二分　桂心
分半

上细剉，以水八升，煮取二升半，分为三服。觉效又更作一剂，渐瘥，须适寒温将息。如不瘥，即以此方作圆。每服二十圆，有热加干葛五两；有冷加白术五两；有气加生姜六分；手足不稳加牛膝五分、萆薢三两、黄芪四两；腹痛加当归、芍药各三分；不食加人参二分、玄参四分。

产后中风筋脉四肢挛急方论第十

夫产后中风、筋脉挛急者，是气血不足，脏腑俱虚，日月未满而起早劳役，动伤腑脏，虚损未复，为风邪冷气初客于皮肤经络，则令人顽痹不仁，羸乏少气；风气入于筋脉，挟寒则挛急也。

治产后中风，四肢筋脉挛急疼痛，背项强直。

防风一两　赤芍药　桂心各半两　羚羊角屑　川芎　羌活

当归　酸枣仁　牛蒡子炒。各三分

上㕮咀，每服四钱，水一盏，煎至六分，去滓温服。

疗产后中风，睡卧不安，筋脉四肢挛急或强直。**独活酒。**

独活　天麻　防风各一两　桂心　当归　荆芥　川芎　蔓荆子各半两　麻黄去节　附子炮　羚羊角屑　赤芍药各三分

上㕮咀，每服四钱，水、酒各半盏，煎至六分，去滓温服。有汗者莫服。

疗产后中风，四肢筋脉挛急疼痛。

羌活　天麻　酸枣仁　川牛膝　防风　当归　薏苡仁　柏子仁　鹿角胶炒，各一两　蔓荆子　桂心各半两　羚羊角屑　附子炮　川芎各三分　麝香一分，研

上为细末，无时，以豆淋酒调二钱服。

治产后中风，四肢筋挛急疼痛，心神烦闷，背项强直。

羌活　防风　附子炮，去皮　羚羊角屑　麻黄去节。各一两　地黄　桂心各三分　酸枣仁炒　黄芪　当归　川牛膝　川芎　萆薢各半两

上为细末，炼蜜圆如梧桐子大。每服三十丸，温酒吞下。

产后热闷气上转为脚气方论第十一

论曰：产后热闷、气上，转为脚气者何？答曰：产卧血虚生热，复因春夏取凉过多，地之蒸湿，因足履之，所以着

为脚气。其状热闷掣疭、惊悸心烦、呕吐气上，皆其候也。可服小续命汤，方见本卷第八论，两三剂必愈。若医者误以逐败血药攻之，则血去而疾益增矣。

陈无择评曰：脚气固是常病，未闻产后能转为者。往往读《千金》见产妇多有此疾之语，便出是证，文辞害意，概可见矣。设是热闷气上，如何便服续命汤？此药本主少阳经中风，非均治诸经脚气，要须依脚气方论、阴阳经络调之。此涉专门，未易轻论。既非产后要病，更不繁引。

陈无择虽有此评，然小续命汤加减与之，用无不效。故《百问》云：寒中三阳，所患必冷，小续命汤主之。加生姜汁最快。暑中三阴，所患必热，小续命汤，去附子，减桂心一半。大烦躁者，紫雪最良。仆取《百问》中加减法，庶使后人均得治疗。如无紫雪，用真薄荷煎，冷水嚼下。

产后遍身疼痛方论第一

论曰：产后遍身疼痛者何？答曰：产后百节开张，血脉流散，遇气弱则经络、肉分之间血多流滞，累日不散，则骨节不利，筋脉急引。故腰背不得转侧，手足不能动摇，身热头痛也。若医以为伤寒治之，则汗出而筋脉动惕，手足厥冷，变生他病。但服趁痛散除之。

趁痛散方

牛膝半两　甘草　薤白各一分　当归　桂心　白术　黄芪　独活　生姜各半两

上㕮咀，每服半两，水三盏，煎至盏半，去滓，食前服。陈无择评曰：趁痛散不特治产后气弱血滞，兼能治太阳经感风头痛，腰背痛，自汗发热。若其感寒伤食，忧恐惊怒，皆致身疼发热、头痛，况有蓐劳诸证尤甚，趁痛散皆不能疗。不若五积散入醋煎，用却不妨。五积散方见《和剂局》。

产后腰痛方论第二

论曰：肾主腰脚。产后腰痛者，为女人肾位系于胞，产则劳伤肾气，损动胞络。虚未平复而风冷客之，冷气乘腰，故令腰痛也。若寒冷邪气连滞背脊，则痛久未已。后忽有娠，必致损动。盖胞络属肾，肾主腰故也。

疗产后风冷，腰痛不可转。

独活 川芎 芍药 桂心 续断 生姜 桑寄生各六分 当归 防风各八分

上㕮咀，以水三升，煮取一升，去滓，空心分二服。

《广济》疗产后虚冷，血气流入腰腿，痛不可转。

败酱 当归各八分 川芎 芍药 桂心各六分

上㕮咀，水二升，煮取八合，空心分温二服。并忌葱。

《救急》疗妇人产后余血不尽，血流入腰脚，疼痛，胸满气急，两胁痛方。

生姜一斤 淡竹叶一升，切

上二味，以水二升，煮取一升，去滓分温二服。

《千金》疗产后中风，腰背强痛，中风烦热，苦渴，头身皆重。此因风冷所致及伤寒。<u>大豆酒</u>方。

大豆五升，炒令烟出

以酒一升投之，密盖令温，去豆服一升，日夜数服。卧取微汗，避风。亦有加羌活者，亦难。

《广济》疗产后三日患腰疼，腹中余血未尽，并手脚疼，不下食。生地黄汤方。

生地黄汁—升　芍药　甘草各二两　丹参四两　蜜—合
生姜汁半合

上切，以水三升，煮取一升，去滓；内地黄汁、蜜、姜
汁，微火煎一二沸，一服三合，日二夜三。利一二行，中间
进食，与药更进服。

陈氏如神汤亦效。方见第四卷七论中。

上生料五积散加桃仁煎亦妙。此药逐败血、去风湿。

产后恶露方行，忽然渐少，断绝不来，腰中重痛，下注
两股，痛如锥刀，刺痛入骨中。此由血滞于经络。不即通
之，有大痛处必作痈疽。宜桃仁汤。恐作痈者，预服五香连
翘汤。

桃仁汤方

桃仁去皮尖　苏木　生地黄各半两　虻虫去足、翅、炒　水
蛭炒。各三十个

上为粗末，每服三钱，水一盏，煎至六分，去滓温服。
无时候。恶露下，即住服。

五香连翘汤方一方有大黄一两

木香　沉香　丁香　乳香　麝香　升麻　独活　桑寄生
连翘　木通各二两

上为粗散，每服五钱，水二盏，煎至一盏，入竹沥少
许，搅停去滓，温服。

产后恶露不绝方论第三

夫产后恶露不绝者，由产后伤于经血，虚损不足。或分解之时，恶血不尽，在于腹中，而脏腑挟于宿冷，致气血不调，故令恶露淋沥不绝也。

《广济》疗妇人产后恶血不绝，崩血不可禁，腹中绞痛，气息急；疗蓐中三十六疾。

乱发烧，一两　阿胶二两　代赭　干姜各三两　马蹄一个，烧　干地黄四两　牛角䚡五两，酥灸

上为细末，炼蜜圆如梧桐子大，空心米饮下三四十圆，日二服。

文仲、葛氏疗恶露不绝方。

上以锯截桑木，取屑五指撮，酒服，日三，瘥。

疗产后泄血不止，无禁度；及治腹痛、胸膈闷。

姜①黄末，酒服方寸匕，日三四服。胡氏方云：姜黄治恶露不止。

疗产后血不止，虚羸迨死；亦治血气。三方并出《产宝》。

蒲黄二两

水二升煎取八合，顿服。

独圣汤　疗产后亡血过多，心腹彻痛，然后血下，久而不止。亦治赤白带下，年深诸药不能疗者，良验。此京师

① 姜：原作"干"，据正德本改。

祝景助教方。

贯众状如刺猬者一个，全用，不剉断，只揉去毛、花萼用之

上用好醋醮湿，慢火炙令香熟，候冷，为细末，用米饮调下二钱，空心食前服。

疗产后七八日，恶露不止。

败酱 当归各六分 芍药 续断各八分 川芎 竹茹各四分 生地黄炒干，十二分

上细剉，以水二升，煮取八合，空心顿服。

治产后虚羸，脐腹冷痛，淋露不止，或恶物不下方。《养生必用》。

当归 白芍药 甘草 干姜 桂心 熟地黄 蒲黄各半两 黑豆一两，炒

上为细末，温酒调下二钱，食前服，米饮亦可。似黑神散。

治产后恶露淋沥不绝，心闷短气，四肢乏弱，不思饮食，头目昏重，五心烦热，面黄体瘦。牡蛎散。

牡蛎 川芎 熟地黄 白茯苓 龙骨各一两 续断 当归炒 艾叶酒炒 人参 五味子 地榆各半两 甘草一分

上为末，每服二钱，水一中盏，生姜三片，枣一枚，煎至六分，去滓，食前服。

产后恶露不下方论第四

夫恶露不下者，由产后脏腑劳伤，气血虚损。或胞络挟于宿冷；或产后当风取凉，风冷乘虚而搏于血，血则壅滞不

宣。积蓄在内，故令恶露不下也。

疗产后三四日恶露不下，呕逆壮热。**芍药汤**①。

芍药十分　知母八分　生姜　当归　蒲黄各四分　红花二分　荷叶中心蒂七个　生地黄汁二合

上细切，以水二升，煎至七合，去滓；下蒲黄，煎四沸，分温，空心三服。

治产后恶血冲心，胎衣不下，腹中血块等。**备急丹**。出《产乳》。

上以锦纹大黄一两，杵为细末，用酽醋半升，同熬成膏，圆如梧桐子大。患者用醋七分盏，化五圆至七圆服之。须臾血下即愈。亦治坠马内损，恶血不出，神效。

此药难用，大段虚弱不可服。仍调药，醋不宜太酸，便损肺脏，全在医者斟酌。

疗产后恶露不下，腹中疼痛，心神烦闷。**荷叶散**。

干荷叶二两　鬼箭羽　桃仁　刘寄奴　蒲黄各一两

上为粗末，每服三大钱，以童子小便一大盏，姜钱三片，生地黄一分，捶碎同煎至六分，去滓，无时热服。

《广济》疗产后恶露不多下方。

川牛膝　大黄各八分　牡丹皮　当归各六分　芍药　蒲黄　桂心各四分

上为末，以生地黄汁调，酒服方寸匕，日二服，血下愈。

---

① 芍药汤：方名原脱，据目录补。

生料五积散。《局方》治产后恶露不快，腹中疼痛，或腹有块及发寒热，并加醋少许煎，通口服。亦能疗血崩。见《易简方》，不得重录。

产后恶露方行而忽然断绝，骤作寒热，脐腹百脉皆痛，如以锥刺非常。此由冷热不调，或思虑动作，气所壅遏，血蓄经络。宜没药圆。

当归一两　桂心　芍药各半两　　桃仁去皮尖，炒，碎研　没药研。各一分　　虻虫去足、翅，炒　水蛭炒。各三十个

上为末，醋糊圆如豌豆大，醋汤下三圆。

产后余血上抢心痛方论第五

论曰：夫产后血上抢心，由产后气虚挟宿冷，冷搏于血，则凝结不消。气逆上者，则血随上冲击而心痛也。凡产后余血不尽，得冷则留结，与气相搏则痛、困重，遇寒结血尤甚，则变成血瘕，亦令月水否涩不通也。

论曰：产后心痛者何？答曰：心者血之主。人有伏宿寒，因产大虚，寒搏于血，血凝不得消散，其气遂上冲击于心之络脉，故心痛。但以大岩蜜汤治之，寒去则血脉温而经络通，心痛自止。若误以为所伤治之，则虚极，寒益甚矣。心络寒甚，传心之正经，则变为真心痛，朝发夕死，夕发朝死。药不可轻用如此。

大岩蜜汤方

生干地黄　当归　独活　吴茱萸　芍药　干姜　甘草

桂心 小草各一两 细辛半两

上为散，每服半两，水三盏煎至一盏，去滓，稍热服。

评曰：产后心痛，虽非产蓐常疾，痛或有九痛，未必便是血痛。设是岩蜜汤，岂可用熟地黄？熟地黄泥血安能去痛？此方本出《千金》，用生干地黄耳。茱萸一升合准，五两干姜，三两细辛，治陈寒在下焦。方本一两，却减半两，制奇制偶，量病浅深，自有品数，不可妄意加减。然以岩蜜汤治血痛，不若失笑散用之有效。

失笑散 治心腹痛欲死，百药不效，服此顿愈。与第八论紫金圆大同小异。见本卷八论。

五灵脂 蒲黄等分

上为末，先用酽醋调二钱熬膏，入水一盏，煎至七分，食煎热服，是验。

《经心录》**蜀椒汤** 疗产后心痛，此大寒所为方。

蜀椒二合 芍药三两 半夏 当归 桂心 人参 甘草 茯苓各二两 生姜汁五合 蜜一升

上切，以水九升，煮椒令沸，下诸药，煮取二升半，去滓；下姜汁、蜜等，更煎取三升。一服五合至六合。《千金》同。

产后恶露不尽腹痛方论第六

论曰：产后恶露不尽，腹痛者何？答曰：产后恶血虽常通行，或因外感五邪，内伤七气，致令斩然而止；余血停积，壅滞不行，所下不尽，故令腹痛。《产宝》云：皆因妊娠当风取凉，则胞络有冷，至于产时，其血必少。或新产时而取风凉，皆令风冷搏于血，血则壅滞不得宣通，蓄积在内，有时恶露不尽，故令腹痛。

温隐居**泽兰汤**　疗产后恶露不尽，腹痛往来兼胸满少气。

泽兰熬　生干地黄　当归各三分　芍药　生姜各十分　甘草六分　大枣十四个

上细切，以水九升，煮取三升，分为三服。欲死，涂身得瘥。

《救急》疗恶露不尽，腹胀痛。

取乱发如鸡子大，灰汁洗尽，净烧为末，酒调服二钱。

又疗产后血不尽，血痛闷方。

取荷叶烧作灰，暖水和服。煮取汁亦良。

又方　以铁秤锤一枚，烧赤投酒五升中；用此酒煮当归三两，取二升，去滓，分温再服。《千金》同。一方无当归。

疗产后下血不尽，腹内坚痛不可忍。

当归　芍药　桂心各三两　桃仁一百二十枚，制

上细切，以水六升，煮取二升，分温二服。如未瘥，加大黄三两。

疗产后血结，下不尽，腹中绞痛不止。

大黄别浸　生干地黄　当归各十分　川芎　芍药　桂心各八分　甘草　黄芩各六分　桃仁四十九粒，制

上细切，以水七升，煮取二升半，下大黄，更煎三沸，分温三服。

疗产后血下不尽，腹中痛无计。

青木香　当归　牛膝　川芎　黄芪　芍药各八分　大黄
十三分，浸　芒硝十二分

上细切，以水七升，煮取二升，入大黄更煎三沸，分
三服。

疗产后恶露不尽，结聚，小腹疼痛。

当归三分　香附子一两　琥珀　没药　青皮　赤芍药
木香　桂心各半两

上为细末，以豆淋酒调下一钱。

《产宝》疗产后余血作疼痛兼块者。

桂心　姜黄等分

上为细末，酒服方寸匕。血下尽，妙。

地黄散　治产后恶物不尽，腹内疼痛，产后常服甚妙。

生干地黄　当归并略炒。各一两　生姜细切如蝇头大，新瓦炒
令焦黑，半两

上为细末，炒姜，酒调一大钱服。

卷荷散　治产后血上冲心，血刺，血晕，血气腹痛，
恶露不快。

初出卷荷　红花　当归各一两　蒲黄纸炒　牡丹皮各半两

上为细末，每服二平钱。空心，温酒调下。一腊内只使
童子小便调。如才产后便服此药，即诸疾不生。出《妇人
方》。

芸苔散　疗产后恶露不下，血结不散，冲心刺痛。将
来才冒寒踏冷，其血必往来心腹间，刺痛，有不可忍，谓之

血母块。但产后心腹诸疾，并宜服之。出《产乳》。

芸苔子纸炒　当归　桂心　赤芍药各等分

上为细末，温酒调服二平钱。赶下恶物，产后三日不可无此。

产后儿枕心腹刺痛方论第七

夫儿枕者，由母胎中宿有血块，因产时其血破散与儿俱下，则无患也。若产妇脏腑风冷，使血凝滞，在于小腹不有流通，则令结聚疼痛，名曰儿枕也。

《产宝》论产后心腹痛者，由产后气血俱虚，遇风寒乘之，与血气相搏，随气上冲于心，或下攻于腹，故令心腹痛。若久痛不止，则变成疝瘕也。

延胡索散　治产后儿枕腹痛，得效。出《经验妇人方》。

延胡索　当归各一两　真琥珀　蒲黄各一分。炒　赤芍药半两　桂心三分　红蓝花二钱

上为细末，以童子小便合细酒，温温调三钱，食前服。

治产后儿枕，亦治赤白痢。

丁香三钱　罂粟壳去瓤，蜜炙　香白芷各半两　百草霜六钱重

上为细末，每服二钱，童子小便调下。如痢疾，米饮调下。

产后儿枕，痛不可忍。

五灵脂，慢火熬为细末。每服二钱，温酒调下。

天仙藤散　治产后腹痛不止，及一切血气腹痛。出《经

验妇人方》。

天仙藤五两，炒焦，为细末。每服二钱，产后腹痛，用炒生姜，小便和细酒调下；常患血气，用温酒调服效。

产后腹中有块，上下时动，痛发不可忍。此由妊娠聚血，产后气羸，恶露未尽，新血与故血相搏而痛，俗谓之儿枕。乃血瘕也。宜<u>蒲黄散</u>。

真蒲黄，研，饮调服二钱。如燥渴者，新水调。

黑神散 疗产后血块，痛经，脉行后腹疼，并经脉不调。

熟地黄一斤 陈生姜半斤

上拌，同炒干为末。每服二钱，产前乌梅汤调下。常服，酒调；经脉不通，乌梅、荆芥酒调下。

疗新产后腹痛，恶血不尽行，黑神散。方见《局方》。

疗新产后七八日腹痛、两胁痛。

当归 刘寄奴 苦梗各十二分 延胡索别为末 桂心 陈皮各四分 茯苓 芍药各八分

上㕮咀，以水二升，煮取八合，调延胡索末，空心服。

疗先患冷气，因产后发腹痛。

川芎 桂心 当归 吴茱萸 茯苓 芍药 甘草各六分 桃仁十分

上㕮咀，水七升煮取二升，去滓，分三服。

《千金》疗产后腹痛。<u>桃仁芍药汤</u>。

桃仁半升 芍药 当归 川芎 干漆碎，熬 桂心 甘草

各二两

上细切，以水八升，煮取二升半，去滓，分三服。

《广济》疗腹中绞痛不可忍。

当归　白芍药　川芎　干姜

上等分为末，每服二钱，温酒调下。一方加延胡索，妙。

《必效方》疗产后腹痛方。

羌活四两，切

以酒二升，煮取一升，分服。

《千金》治产后余疾，腹中绞痛，不下食，瘦乏方。

当归　黄芪　芍药各六分　干地黄　白术各八分　桂心　甘草各四分　枣十四个

上㕮咀，水二升，煮取八合，去滓，空心作两大服，忌生葱。

《千金》茱萸酒　治心腹内外痛

吴茱萸一升　酒三升

煮取一升，空心分二服。

《圣惠》疗同前。

生地黄汁　藕汁　童子小便各三合

上同煎三二沸，分温三服。

姜黄散　治产后腹疼。

没药一分　川姜黄末三分

上以水、童子小便各一盏，入药煎至一盏半，分作三服，通口服。约行五七里，再进一服即止，不过三服便安。

疗血气痛欲死。

槐鸡半两为末，酒浓煎顿服，立愈。

独圣散 疗产后腹痛。

当归为末，每服二钱，水一盏，煎至七分，温服。

又《局方》当归散，亦治产后腹痛。不录。

《外台》疗新产后腹中如弦常坚，绞痛无聊方。

白蜜一升 当归一两

上当归为末，入蜜中煎融二沸，适寒温，顿服。

产后小腹疼痛方论第八

夫产后小腹痛者，此由产时恶露下少，胞络之间有余血与气相击搏，令小腹痛也。因重遇于冷，则血结变成血瘕，亦令月水不利也。

延胡索散 治产后脐下痛。

延胡索 桂心各半两 当归一两

上为细末，热酒调下二钱。

治产后脐下疼痛不止。**香桂散**。

川芎 当归各一分 桂心半两

上为细末，分为三服，每服酒一盏，煎三五沸，更入小便少许，煎至七分温服。甚者不过再服，即瘥。出《博济》。

又方

釜底墨醋炒令干 延胡索 刘寄奴 桂心 莪茼子

上等分为末，热酒调下二钱。

紫金圆　治产后恶露不快，腰痛，小腹如刺，时作寒热，头痛，不思饮食。亦治久有瘀血，月水不调，黄瘦不思饮食，并能治之。亦可疗心痛。与失笑散同。出《产乳》。

五灵脂水淘去石，焙干、称，炒为末　真蒲黄

上以好米醋调五灵脂末，慢火熬成膏子，次以蒲黄末搜和圆如樱桃大。每服一圆，水与童子小便各半盏，煎至七分，令药化，温服之。少顷再一服，恶露即下。久有瘀血成块，月信不利者，并用酒磨下。

产后六七日，忽然脐腹痛，皆由呼吸之间，冷气乘虚而入。宜服当归建中汤和四顺理中圆，共研，再圆作小圆，饭饮吞下，极妙。

产后寒疝方论第九

王子亨云：产后脐腹大痛，由呼吸冷气乘虚入客于血，宜《局方》当归建中汤。

羊肉汤　疗虚及产妇腹中痛，虚眩不能支持，两胁当脐急痛，气上冲，前后相引痛，治之如神。

精羊肉四两　当归　川芎各半两　生姜一两

上细切，以水十盏煎至三盏，掠去沫，去滓分四服，空心，热服一日。来日再作，两日滓合为一日煎，当一剂服。

《千金》当归汤　治妇人寒疝，虚劳不足。若产后腹中绞痛，其方无川芎，有芍药。

陈无择云：仲景羊肉汤治寒疝。

上用生姜羊肉汤服之，无不验。有一人产当寒月，寒气入产门，脐下胀满，手不得犯，此寒疝也。医将治之以抵当汤，谓有瘀血。或曰：非其治也！可服仲景羊肉汤，少减水，二服遂愈。

《外台》疗产后内虚，寒气入腹，腹中绞痛，下赤白痢，谵语见鬼。羊肉汤。

肥羊肉一斤　当归　甘草　芍药各一分。《产宝》各一两

上㕮咀，以水一斗先煮羊肉，取七升。入药更煮取二升，去滓分服。

《产宝》疗产后心腹切痛，不能饮食，乏气，忽然往来寒热。

当归　川芎　黄芩　人参　甘草　芍药　防风　生姜各三分　大黄二分，宜相人强弱，方可投之　桃仁八十个

上水七升，煮取二升；下大黄，更煎三沸，分作三服。

《千金》羊肉汤无大黄、人参、桃仁，有羊肉煮汁煎药。崔氏同。

产后两胁胀满气痛方论第十

论曰：产后两胁胀满疼痛，由膀胱宿有停水，因产后恶露下不尽，水壅痞与气相搏，积在膀胱，故令胁肋胀满。气与水相激，故令痛也。

《经效》疗产后血气，胁肋胀痛。

当归十二分　芍药　苦梗　槟榔　枳壳各八分　桂心　青木香　柴胡各六分

上咬咀，以水二升，煎取八合，去滓；空心，分温二服。

疗产后恶露不下，血气壅瘩，胀痛不下食。

苏木　紫葛各十二分　芍药　当归各八分　桂心　蒲黄各六分　生地黄汁三合

上咬咀，以水二升，煎取七合，下蒲黄，分两服。

当归散　治产后腹痛，腹胁胀满。

当归　干姜等分

上为末，每服三钱，水一盏，煎八分，入盐、醋少许，食前热服。《选奇方》用酒煎。

《经效》理血气，烦闷，胁肋胀满及痛。

芍药八分　蒲黄　延胡索各四分　当归六分　荷叶蒂三枚，炙

上水二升，煎取七合，后入蒲黄，空心，分作两服。

《广济》疗产后腹痛、气胀，胁下闷，不下食，兼微利。

茯苓　人参　当归　甘草各六分　生姜　陈皮各四分　厚朴八分

上咬咀，以水二升，煎取八合，去滓，分温服。

产后积聚瘕块方论第十一

夫积者，阴气也，五脏所生。聚者，阳气也，六腑所成。皆由饮食不节，寒热不调，致五脏之气积，六腑之气聚。积者，痛不离其部；聚者，其痛无有常处。所以然者，积为阴气，阴性沉伏，故痛不离其邪。聚为阳气，阳性浮

动，故痛无常处。产后血气伤于脏腑，脏腑虚弱，为风冷所乘，搏于脏腑，与血气相结，故成积聚癥块也。

治产后余血不散，结成癥块疼痛，宜服桃仁散。

桃仁　当归　鬼箭羽　大黄　鳖甲各一两　赤芍药　延胡索　琥珀各三分　川芎　桂心各半两

上为粗末，每服三大钱，水一盏，姜三片，煎至七分，去滓温服。

治产后积血不散，积聚成块。或时寒热，不思饮食。荆三棱散。

荆三棱　熟地黄　鳖甲各一两　桂心　当归　川芎　牡丹皮　刘寄奴　赤芍药各半两　大黄炒　桃仁　牛膝各三分

上为粗末，每服三钱，水一大盏，姜三片，煎至七分，去滓温服。

桂心圆　治产后血气不散，积聚成块，上攻心腹，或成寒热，四肢羸瘦，烦疼，不思饮食。

青皮　干漆炒烟尽。各三分　没药　槟榔　当归　桂心　赤芍药　牡丹皮各半两　大黄炒　桃仁　鳖甲　厚朴　三棱　延胡索各一两

上为细末，炼蜜圆如梧桐子①大，温酒下三十圆。

产后血瘕方论第十二

夫新产后有血与气相搏而痛者，谓之瘕。瘕之言假也，

---

① 子：原脱，据四库本补。

谓其痛，浮假无定处也。此由夙有风冷血气不治，至产血下则少，故致此病也。不急治，则多成积结，妨害月水，轻则否涩，重则不通也。

治产后恶露不尽，结成血瘕，乍寒乍热，心腹胀痛，不欲饮食，四肢羸瘦，或时口干。<u>鳖甲圆</u>。

当归　木香　赤芍药各半两　鳖甲一两　大黄一两，炒

牛膝　白术　水蛭制　虻虫制。各一分　牡丹皮　桂心各三分

鬼箭羽半两

上为细末，炼蜜圆如梧桐子大。桃仁汤吞下二十圆，食前服。更宜加减，不可连并服。

治产后血气不调，腹中生瘕，结而不散。生地黄煎圆，一名万病圆。方见第一卷第七论。

《产宝》疗血瘕，痛无定处。

童便三升　生地黄汁　生藕汁各一升　生姜汁三升

上先煎前三味，约三分减二，次下姜汁，慢火煎如稀饧。每取一合，暖酒调下。

疗血瘕痛，脐下胀，不下食。

当归八分　桂心　芍药　麒麟竭　蒲黄各六分　延胡索四分

上为细末，空心，温酒调二钱匕。

《千金》疗血瘕。

生干地黄一两　乌贼骨二两

上为细末，空心，温酒调二钱匕服。

<u>凌霄花散</u>　治血瘕，血块及产后秽露不尽，儿枕急

痛，应干积聚疼痛，渐成劳瘦，悉皆治之。

凌霄花一分　牡丹皮　山栀子仁　赤芍药　紫河车　血竭　没药　硇砂　地骨皮　五加皮　甘草各二两　红娘子十一个　桃仁　红花　桂心　延胡索　当归各一两

上为细末，温酒调一钱服。

葛氏方疗腹中瘀痛。

桂心为末，温酒调二钱。

产后血瘕腹痛及喉痹热塞，今人呼血瘕为儿枕，产后即起，痛不可忍。

铁秤锤煅令通赤，淬酒中，候温饮之。用斧亦得。

治产后血海气虚，腹脏疼痛，心胸注闷，每遇红脉行，或多或少及有块积者。**蓬莪术散**。出《博济》。

莪术　桃仁去皮尖，麸炒　大黄湿纸煨　当归炒。各一两桂心　川芎　木香　牡丹皮　延胡索炒　赤芍药各半两

上为细末，温酒调一钱，空心，临卧服。

产后余血奔心烦闷方论第十三虚烦当附于此

论曰：余血奔心，盖是分解了不便与童子小便并擦心下，及卧太速，兼食不相宜之物所致，但能依方疗之，无不痊可。

疗产后余血不尽奔冲心，烦闷，腹痛。

川芎　生干地黄　枳壳　芍药等分

上为末，酒服方寸匕，日二服。

《广济》疗血气烦闷方。

生藕汁饮二升甚效，竹沥亦得。《千金》同。

《集验》疗产后血气烦方。《千金》同。

生地黄汁　清酒各一升

上相和，煎一沸，分为两服。

疗产后七日内，宿血不散，时时冲心迷闷。

荷叶六分　延胡索八分　地黄汁二合

上水二升，煮二味，取八合，下延胡索，空心三服。忌肉食一日。

疗产后余血攻心，或下血不止，心闷面青，冷气欲绝。

羊血一盏，顿服。如不定，更服立效。

《经效》疗产后气虚，冷搏于血，血气结滞，上冲心腹胀满。

当归　桂心　川芎　吴茱萸　橘皮　生姜各二两　芍药三两

上㕮咀，以水三升，煮取一升，去滓，空心服。

治产后余血奔心。

上用陈白梅捶碎，浓煎汤吃。

治产后恶血冲心，时发躁。金黄散。出《博济》。

延胡索一两　蒲黄半两　桂心一分

上为细末，乌梅煎汤，冷调下一钱。

治产后心胸烦躁，恶血不快。没药圆。《博济》。

没药研　蛮姜　延胡索　干漆炒　当归　桂心　牛膝牡丹皮　干姜等分

上为细末，醋煮，面糊圆如梧桐子大。煎曲汤下十圆至十五圆。

产后虚烦方第十四

薤白汤 治产后胸中烦热、逆气方。

薤白 半夏 甘草 人参各二两 瓜蒌根三两 麦门冬半升

上六味㕮咀，以水一斗三升，煮取四升，去滓，分五服，日三夜二。热甚，即加知母一两。

竹根汤 治产后虚烦方。

甘竹根细切，一斗五升，水二斗，煮取七升，去滓，内小麦二升，大枣二十枚，复煮麦熟三四沸。内甘草一两，麦门冬一升，汤成去滓，服五合，不瘥更服，取瘥。短气亦服之。

人参当归汤 治产后烦闷不安方。

人参 当归 麦门冬 桂心 干地黄各一两 大枣二十枚 粳米一升 淡竹叶三升 芍药四两

上九味，㕮咀，以水一斗二升，先煮竹叶及米，取八升，去滓。内药煮取三升，去滓分三服。若烦闷不安者，当取豉一升，以水三升，煮取一升尽服之。甚良。

甘竹茹汤 治产后内虚，烦热短气方。

甘竹茹一升 人参 茯苓 甘草各一两 黄芩三两

上五味㕮咀，以水六升煮二升，去滓，分三服，日三。

《千金》疗妇人产后短气欲绝，心中烦闷不解，必效方。

竹叶切　麦门冬　小麦各一升　甘草一两　生姜二两　大枣十四个

上六味细切，以水一斗，煮竹叶、小麦，取八升去滓；内余药，煮取三升，去滓温服。若虚悸，加人参二两。少气力，加粳米五合。

一方用竹皮。若胸中气逆，加半夏二两。忌如常法。与竹根汤、淡竹茹汤大同小异。

赤小豆散　治产后烦闷，不能食，虚满方。

赤小豆三七枚，烧作末，以冷水和，顿服之。

治产后烦闷。**蒲黄散**。

蒲黄以东流水和，服方寸匕，极良。

寻常治诸虚烦热者，以竹叶石膏汤、温胆汤。殊不知产后与寻常不同，如石膏等药，不宜轻用，用之必死。

产后口干痞闷方论第一

论曰：产后口干痞闷者何？答曰：产后荣卫大虚，血气未定，食面太早，胃不能消化，面毒结聚于胃脘，上熏胸中，是以口干燥渴，心下痞闷。医者不识，认为胸膈壅滞，以药下之，万不得一，但服见现圆则愈。

见现圆方

姜黄　三棱　荜澄茄　陈皮　良姜　人参　莪术<small>等分</small>

上为细末，用萝卜浸，煮烂研细，将汁煮面糊圆，如梧桐子大。用萝卜汤下三十圆。

评曰：产后口干痞闷，未必只因食面，或产母内积忧烦，外伤燥热，饮食甘辛，使口干痞闷，当随其所因调之可也。烦心，宜四物汤去地黄，加人参乌梅煎。若外伤燥热，看属何经，当随经为治，难以备举。饮食所伤，见现圆却能作效。

四物汤方见本卷第二论。

产后血渴方第二

《产宝》疗产后大渴不止。

芦根切，一升　瓜蒌　人参　甘草　茯苓各三两　大枣二十枚　麦门冬生，四两

上以水九升，煮取三升，分三服，顿服，四剂即瘥。忌菘菜。

《杨氏家藏方》黄芩散　治产后血渴，饮水不止。

黄芩　麦门冬等分

上咬咀。每服三钱，水盏半，煎至八分，去滓温服。无时。

《集验》疗产后血渴。瓜蒌根汤。

瓜蒌根四两　麦门冬　人参各三两　生干地黄　甘草各二两　土瓜根五两　大枣二十枚

上咬咀，以水八升，煮取二升半，分三服。《产宝》无地黄、麦门冬，有牡蛎粉，等分。

《千金》疗产后虚渴，少气力。竹叶汤。

竹叶三升　甘草　人参　茯苓各一两　小麦五合　生姜半夏各三两　麦门冬五两　大枣十五枚

上咬咀，以水九升，先煮竹叶、小麦、生姜、枣，取七升，去滓；内药再煎取二升，去滓。一服五合，日三夜一。

《博济》疗产后血渴不止。延胡散。

延胡索　郁金　干葛　桂心　青皮　枳壳制。等分

上并以好醋浸一宿，焙干，杵为细末。每服一钱，冷橘皮汤调下，不过三服瘥。

产后乍寒乍热方论第三产后疟疾附

论曰：产后乍寒乍热者何？答曰：阴阳不和，败血不散，能令乍寒乍热。产后血气虚损，阴阳不和，阴胜则乍寒，阳胜则乍热，阴阳相乘，则或寒或热。若因产劳伤脏腑，血弱不得宣越，故令败血不散。入于肺则热，入于脾则寒。医人若误作疟疾治之则谬矣。阴阳不和。宜增损四物汤。败血不散，宜夺命丹。又问二者何以别之？有时刺痛者，败血也；但寒热无他证者，阴阳不和也。增损四物汤不一，皆随病加减。

增损四物汤方

人参　当归　芍药　川芎　干姜各一两　甘草四钱重

上㕮咀，每服四钱，水一盏，姜钱三片，煎至七分，去滓热服，无时候。

评曰：乍寒乍热，荣卫不和，难以轻议。若其败血不散，岂止入脾、肺二脏耶？大抵一阴闭一阳，即作寒热。阴胜故寒，阳胜故热。只可云：败血循经流入，闭诸阴则寒，闭诸阳则热。血气与卫气解则休，遇再会而复作。大调经散、五积散入醋煎佳。

大调经散 治产后血虚，恶露未消，气为败浊凝滞，荣卫不①调，阴阳相乘，憎寒发热，或自汗，或肿满，皆气血未平之所②为也。

大豆一两半，炒去皮 茯神一两 真琥珀一钱重

上为细末，浓煎乌豆紫苏汤调下。

五积散方见《局方》。

《产宝》疗产后恶寒壮热，一夜三五度，发恶语，口中生疮，时时干呕，困乏闷绝。

人参 独活 白鲜皮 葛根 防风 青竹茹 远志各六分 茯神八分 白蔹十分 玄参十二分 竹沥二升半

上银一斤，水一斗五升，煎取七升，下诸药重煎，取三升，分温三服。忌鱼、酒、面等物。

产后乍寒乍热，心痛，月候不来如何？答曰：败血冲心，痛绕脐腹，面色无采，纵然得效，暂时安痊，不过三两日又发。服《局方》黑神散大效。

知母汤 治产后乍寒乍热，通身温壮，胸心烦闷方。

知母三两 芍药 黄芩各二两 桂心 甘草各一两

上五味㕮咀，以水五升煮取二升半，分三服。一方不用桂心，加生地黄。

产后方论附

评曰：郭稽中云：产后乍寒乍热者，多是败血为害，或

---

① 不：原脱，据正德本补。
② 所：原脱，据正德本补。

阴阳不和所作。若作疟疾治之误矣。如陈无择评曰：只可云败血循经流入，闭诸阳则热，闭诸阴则寒。血气与卫气解则休，亦未尽善，亦有产后病疟而作寒热。有一日一发，或一日二三发，或间日一发，或三两日一发。或先寒后热，或先热后寒，或寒多热少，或热多寒少，或但寒但热者。亦有产前病疟，而产后未愈者，最难用药。如柴胡、常山、信砒等，断不可用。今有《经效》草果饮子、生熟饮子，用之有效，谩备检阅。如《易简方》四兽饮亦可用。男六德补遗。

治妇人产后疟疾，寒热相半者，或多热者。宜草果饮子。

半夏炮　赤茯苓　甘草炙　草果炮去皮　川芎　陈皮　白芷各二钱　青皮去白　良姜　紫苏各一钱　干葛四钱

上㕮咀，每服三钱重，水一大盏，姜三片，枣二个，同煎至七分，去滓。当发日，侵早连进三服，无有不安。

生熟饮子　治产后疟疾多寒者。

肉豆蔻　草果仁　厚朴生，去粗皮　半夏　陈皮　甘草大枣去核　生姜

上八味等分，细剉和匀，一半生，一半用湿皮纸裹煨，令香熟，去纸，与一半生者和匀。每服称五钱重，水二盏，煎至七分，食前一服，食后一服。

产后蓐劳方论第四

夫产后蓐劳者，此由生产日浅，血气虚弱，饮食未平复，不满日月，气血虚羸，将养失所，而风冷客之。风冷搏

于血气，则不能温于肌肤，使人虚乏劳倦，乍卧乍起，颜容憔悴，食饮不消。风冷邪气而感于肺，肺感微寒，故咳嗽口干，遂觉头昏，百节疼痛。荣卫受于风邪，流注脏腑，须臾频发，时有盗汗，寒热如疟，背膊烦闷，四肢不举，沉重着床，此则蓐劳之候也。

又论曰：妇人因产理不顺，疲极筋力，忧劳心虑，致令虚羸喘乏，寒热如疟，头痛自汗，肢体倦怠，咳嗽痰逆，腹中绞刺，名曰蓐劳。

石子汤　疗产后虚羸喘乏，乍寒乍热如疟，四肢疼痛，面色萎黄，名为蓐劳。

猪肾一双，去脂膜，四破　香豉一方无此，有知母　葱白　粳米　当归　芍药各二两

上㕮咀，分为两剂，用水三升，煮取一小碗，去滓，分三服。《广济方》无芍药，有人参。

许仁则疗产后日浅，久坐、视、听、言语多。或运用气力，遂觉头膊、肢节、皮肉痛，乍寒乍热，此为蓐劳。

猪肾一双，去脂膜，四破　当归　芍药　生姜各二两　葱白切　桂心各一两

上水八升，煮肾取六升，下药，煎取二升，分温为二服。

胡氏方人参鳖甲散　治妇人产后蓐劳，皆由在产内未满百日，体中虚损，血气尚弱，失于将理。或劳动作伤，致成蓐劳。其状虚羸，乍起乍卧，饮食不消，时有咳嗽，头目

昏痛，发歇无常，夜有盗汗，寒热如疟，背膊拘急，沉困在床，服此大效。

人参　桂心　当归　桑寄生　白茯苓　白芍药　桃仁　熟地黄　甘草　麦门冬各半两　续断一分　牛膝三分　鳖甲炙　黄芪各一两

上为细末，每服先以猪肾一对，去筋膜。以水两大盏，生姜半分，枣三个，煎至一盏，去猪肾、姜、枣，然后入药末二钱，入葱三寸，乌梅一个，荆芥五穗，煎至七分，去滓，空心，晚食前温服。此药神妙。

老孙太保增损柴胡汤　治产后虚羸，发寒热，饮食少，腹胀方。出《养生必用》。

北柴胡　人参　甘草　半夏　陈皮　川芎　白芍药各等分

上㕮咀，每服三钱，水一大盏，姜五片，枣二枚，煎七分，去滓。食后温服，日二服。

治产后蓐劳，皆由体虚，气力未复，劳动所致。四肢烦疼，时发寒热，不思饮食。**熟地黄散**。

熟干地黄　人参　白芍药　白茯苓　白术各一两　续断　黄芪　桂心　五味子　当归　麦门冬　川芎各三分

上㕮咀，每服四钱，水一大盏，姜三片，枣一个，煎至七分，去滓温服，无时。

治产后蓐劳。盖缘生产日浅，久坐多语，运动用力，遂致头目、四肢疼痛，寒热如疟状，宜服**白茯苓散**。

白茯苓一两　当归　川芎　桂心　白芍药　黄芪　人参各半两　熟干地黄半两

上㕮咀，先以水二盏，入猪肾一双，去脂膜细切，以生姜三片、枣三枚煎取一盏，去肾、姜、枣，入药半两，煮取七分，去滓，食前分温二服。

治产后蓐劳，寒热进退，头目眩痛，百骨节疼酸，气力羸乏。**黄芪圆**。

黄芪　鳖甲　当归炒。各一两　桂心　续断　白芍药　川芎　牛膝　苁蓉　沉香　柏子仁　枳壳各三分　北五味　熟地黄各半两

上为细末，炼蜜圆如梧桐子大。食后粥饮吞下四十圆。

疗产后大虚，心腹急痛，血气上抢心，气息乏。**补益方**。

黄芪　白术　当归　甘草　人参各二两　生姜四两

上先以白羊肉三斤，去膜，以水一斗九升，煮肉取汁五升，后下诸药，更煎取三升，分温三服。

疗产后喘乏气羸，腹内绞痛，自汗出。

黄芪　人参　茯苓　甘草　白术　五味子　芎䓖　当归各八分　泽兰叶　陈皮各六分　麦门冬　诃子各十二分　桂心　熟干地黄各十二分

上为细末，炼蜜圆如梧桐子大，空心，温酒下三四十圆，日再服。

胡氏牡丹散　治妇人产后虚羸，发热自汗，欲变蓐劳，

或血气所搏及经候不调，及发寒热，自汗羸瘦，并宜服之。

白芍药　当归　五加皮　地骨皮　人参各半两　没药

桂心各二钱　牡丹皮三钱

上为细末，每服二钱，水、酒各半盏，如不饮酒，只用水一盏，开通钱一钱，麻油醮之，同煎七分，去滓通口服。煎不得搅，吃不得吹。

治产后蓐劳，肌肤黄瘦，面无颜色，或憎寒壮热，四肢酸疼，心烦头痛。<u>黄芪煮散</u>。

黄芪　鳖甲醋炙。各一两　桂心　当归炒　桑寄生　白茯苓　白芍药　人参　熟地黄　麦门冬去心　甘草炙。各半两

牛膝三分

上为细末，每服用猪石子一对，去脂膜，先以水一盏，入姜半分，枣三枚，煎至七分，去滓，并石子，却下药五钱，更煎至四分，去滓，空心晚食前温服。二滓并煎。

产后虚羸方论第五

《产宝》论曰：产后虚羸者，因产伤损脏腑，劳侵气血。轻者，将养满日即瘥；重者，日月虽满，气血犹不调和，故患虚羸也。夫产后气血虚竭，脏腑劳伤，若人年齿少盛，能节慎将养，满月便得平复。如产后多因血气虚弱，虽逾日月，犹常疲乏。或因饮食不节，调适失宜，为风冷邪气所侵，搏于气血，流注于五脏六腑，则令肌肤不荣，颜容萎悴，故曰虚羸。

治产后虚羸，脾胃乏弱，四肢无力，全不思饮食，心腹

胀满。人参散。

黄芪　人参　草果仁　厚朴　附子各一两　白术　当归　白茯苓　木香　川芎　桂心　甘草各半两　陈皮　良姜　诃黎勒皮各三分

上咬咀，每服四钱，水一盏，姜三片，枣一枚，煎至六分，去滓，无时温服。

治产后虚羸，短气不能食。熟干地黄汤。

熟干地黄二两　人参　北五味子　石斛　白茯苓　白术　鹿角胶　附子各一两　桂心　当归　川芎　泽兰叶　黄芪　续断各三分

上咬咀，每服四钱，姜、枣依前煎服。

《删繁》疗妇人虚劳。或本来虚寒，或产后血脉虚竭。四肢羸弱，饮食减少，血脉断绝，血脉不通。虚实依源。泽兰补虚圆。

泽兰叶九分　石膏八分　川芎　甘草　当归各七分　白芷　防风　白术　藁本　川椒　厚朴　干姜　桂心　细辛各五分

上为细末，炼蜜圆如梧桐子大。酒下二三十圆，日再。忌海藻、菘菜、桃、李、生葱、雀肉。

治产后虚羸，乏力短气。羊肾汤。

羊肾一双，去脂膜　麦门冬　羚羊角屑　北五味子　茯神　桂心　续断　黄芪　川芎　当归各半两　人参　附子炮　干姜各三分　熟干地黄一两上咬咀，先以水二大盏，煮肾至一盏；去肾，入药五钱，椒二七粒，姜钱二片，枣三枚，煎至五分，去滓，空心温服。

羊肉当归汤 治产后虚羸，乏弱无力，喘急汗出，腹中疼痛。

肥羊肉二斤 当归 白芍药各半两 桂心 附子炮 川芎 黄芪 人参 龙骨 白术各三分 熟地黄一两

上为粗末，先以水五大升，煮羊肉取汁二大盏，每服四钱，汁一中盏，姜三片，枣一枚，煎至七分，去滓温服。

治产后虚羸腹痛，宜服**黄雌鸡汤**。

小黄雌鸡一只，去头、足、翅、羽、肠、肚，细切 当归 白术 熟地黄 桂心 黄芪各半两

上咬咀，先以水七升，煮鸡至三升，每服药四钱，以鸡汁一盏，煎至六分，去滓温服，日三。

《产宝》疗产后经三腊，诸疾退后，身虚无力。

泽兰叶炒 细辛 熟干地黄各五分 黄芪 当归 防风各十八分 麦门冬去心，八分 石膏七分，煅 藁本 白芷 川芎 柏子仁 五味子 甘草各四分 桂心三分

上为细末，炼蜜圆如梧桐子大，空心，温酒下三四十圆。

《救急》疗产后羸乏不复，令肥白方。

大乌豆净拭，熬熟，如造豆黄法，去皮，捣为末，以腊月猪脂成炼者和圆如梧桐子大。酒下五十圆，日再服。一月

内肥白也。无所忌。

妇人方当归散 治产后补虚益血。

当归　羌活各一两　延胡索半两

上为细末，用猪腰子一只，切作片，以水一盏，入药末二钱，同煎至七分，同腰子吃。

佛手散 治产后血虚劳倦，盗汗，多困少力，咳嗽有痰。

当归　川芎　黄芪各一两　北柴胡　前胡各一分

上㕮咀，每服三钱，水一大盏，桃、柳枝各三寸，枣子、乌梅各一枚，姜三片，煎至六分，去滓温服。如有痰，去乌梅。

许仁则疗产后虽无疾状，但觉虚弱，兼心腹痛，欲得补气力。**当归羊肉汤**。

肥羊肉一斤，去脂。水一斗，煮取八升，去肉　当归五两　黄芪四两　生姜六两

上以肉汁煮三味，取二升五合，分为四服。若觉恶露不下尽，加桂心三两。恶露下多，觉有风，加芎䓖三两；有冷，加茱萸一两；有气，加细辛二两；有热，加生地黄汁二合。

疗产后虽无余苦，但觉气虚。

当归十二分　干地黄十分　泽兰叶八分　地骨皮　芍药各七分　黄芪　防风　续断各六分　人参　桂心各五分

上为细末，烧蜜圆如梧桐子大。温酒吞下二十圆。

疗产后虚羸。

黄雌鸡一只，去毛，背上破　生百合煨，三枚　白粳米半升

上依寻常着五味调和，缝背，合五味汁煮令熟。开腹，取百合，并饭相和汁作羹食之，肉亦食尽，略卧佳。

《产宝》疗产后虚乏，不思饮食，四肢皆倦，心腹阵痛，补虚治气。

人参　芍药　桂心　甘草　生姜各一两　当归一两半　生地黄二两

上咬咀，每服三钱，水两盏，枣二枚，煎至一盏，去滓温服，日三服。

《古今录验》疗产后诸疾羸瘦，欲令肥白，饮食和调。地黄羊脂煎方。

生地黄汁一升　生姜汁五升　羊脂二斤　白蜜五升

上四味，先煎地黄汁，令余五升，下羊脂煎减半。次下姜，次下蜜，便以铜器盛着汤中煎，令如饴状。空肚，酒一升，取煎如鸡子大。投酒中饮，日三，良。

产后风虚劳冷方论第六

夫产则血气劳伤，脏腑虚弱而风冷客之，冷搏于血气，血气不能温于肌肤，使人虚乏疲顿，致羸损不平复。若久不平复，若久不瘥，风冷入于子脏，则胞脏冷，亦使无子，谓之风虚劳损也。

治产后风虚劳损，羸瘦，不思饮食，四肢疼痛。黄

芪散。

黄芪 白术 木香 羚羊角屑 人参 当归 桂心 川芎 白芍药 白茯苓各半两 甘草一分

上㕮咀。每服三钱，水一盏，姜三片，枣一个，煎至七分，去滓温服，无时。

治产后风虚劳损，气攻心腹，四肢疼痛，不思饮食。木香散。

木香 人参 陈皮 白茯苓 白芍药 黄芪 川芎各三分 熟干地黄 当归 附子各一两 甘草一分 桂心 白术各半两

上㕮咀，每服三钱，水一盏，姜三片，枣一枚，煎至七分，去滓温服。

疗产后风虚劳损，羸瘦，四肢无力，不思饮食。人参散。

人参 黄芪 熟地黄各一两 羚羊角屑，三分 桂心 川芎 防风 当归 北五味子 白茯苓 白术各半两 甘草一分

上为粗末，每服三钱，先用水二大盏，獖猪肾一双，切去脂膜，姜、枣同煎至一盏；去猪肾，入药煎至四分，去滓，空心温服。

疗产后风虚劳损，四肢疼痛，心神虚烦，不饮食。枸杞子圆。

枸杞子 牛膝 白茯苓 人参 黄芪各一两 当归 漏芦 防风 桂心 酸枣仁 羚羊角屑 羌活 五加皮 白术

川芎各三分　熟地黄二两　甘草半两　麦门冬一两半

上为细末，炼蜜圆如梧桐子大，温酒下三十圆，荆芥汤亦可。

治产后风虚劳损，腹痛冷气，脚膝无力，面色萎黄，饮食减少，日渐羸瘦。补益白薇圆。

木香　当归　桂心　泽兰叶　牛膝　白薇　牡丹皮　枳壳　人参　川芎　厚朴　白术　续断　熟地黄　北细辛　赤石脂　龙骨　禹余粮　黄芪各一两　白茯苓　附子各三分　吴茱萸一分

上为细末，炼蜜为圆如梧桐子大，食前，温酒下三十圆。

《产宝》疗产后风虚，羸瘦劳弱，不生肌肉。

黄芪　当归　芍药　人参各二两　桂心　甘草　川芎　生姜各八分　大枣十二个

上水七升，煮取三升，分温三服。

疗产后虚劳，骨节疼痛，头痛，汗不出。

当归　人参　生姜各二两。正方二分　黄芪三两　淡豉五合　猪肾一双　粳米三合　薤白三合

上水一斗五升，先煮猪肾，取六升；后下诸药，煎至二升，分为三服。

又方

猪肾一双煮，入葱豉作臛，如常食之。

《延年》泽兰圆　主产后风虚损瘦，不能食，令肥

悦方。

　　泽兰叶熬　当归　甘草各七分　厚朴　藁本　食茱萸
芫荑　白芷　干姜　芍药各三分　石膏八分　人参　柏子仁
桂心各四分　白术五分

　　上为细末，炼蜜圆如梧桐子大，酒服十五圆至二十五
圆，日二服。忌生冷、鲊滑、猪牛肉、面、生葱、桃、李、
雀肉、海藻、菘菜。

　　《古今录验》泽兰圆　产后风虚劳损，赢弱百病必
效方。

　　泽兰叶六分　白芷　川椒　芜荑仁　藁本　北细辛各四分
　人参　白术　柏子仁　防风　桂心　厚朴　丹参各五分
川芎　当归　甘草各七分　干地黄十分

　　上为细末，炼蜜圆如梧桐子大，空心，温酒下二十圆至
三十圆，日二服。忌如前。

　　《广济》疗产后患风虚冷气，腹内不调。补益肥白悦
泽方。

　　泽兰七分　厚朴　人参　石斛　芜荑仁　续断　防风
桂心各三分　川芎　白术　柏子仁　北五味子　黄芪　远志
各四分　赤石脂　甘草　干地黄各六分

　　上为细末，炼蜜圆如梧桐子大，酒下二十圆至三十圆，
日二服。忌如前。

　　《延年》增损泽兰圆　主产后风虚劳损黄瘦方。

　　泽兰熬，七分　防风　干地黄　当归　北细辛　桂心

茯苓　苟药　人参　甘草　藁本　乌头炮　麦门冬　石斛　紫菀　川芎各五分　干姜　柏子仁　芜荑仁　厚朴　川椒各四分　白术　黄芪各六分　紫石英　石膏各八分

上为细末，炼蜜圆如梧桐子大，酒下二十圆或三十圆。

产后腹胀满闷呕吐不定方论第七

论曰：产后腹胀满闷、呕吐不定者何？答曰：败血散于脾胃，脾受之则不能运化精微而成腹胀；胃受之则不能受纳水谷而生吐逆。医者不识，若以寻常治胀，止吐药治之。病与药不相干，转更伤动正气，疾愈难治，但服抵圣汤则愈。

抵圣汤方

赤苟药　半夏　泽兰叶　人参　陈皮各一分　甘草一钱

上咬咀，每服一剂，用水一碗，生姜焙干半两，煎至半碗，去滓，分热三服。

产后呕逆不食方论第八

夫胃为水谷之海。水谷之精，以为血气，荣润脏腑。因产则脏腑伤动，有时而气独盛者，则气乘肠胃，肠胃燥涩，其气则逆，故呕逆不下食也。

治产后脾胃气寒，心胸满闷，吐逆，四肢少力，不纳饮食。丁香散。

丁香　人参　槟榔　白术　桂心　当归　厚朴　前胡各三分　甘草半两　良姜一两

上为粗末，每服四钱，水一盏，姜三片，煎至七分，去滓温服，空心。

治产后胃气不和，呕吐不止，全不纳食。宜服开胃散。

诃子肉两半　　人参一两　　甘草半两

上三味，为细末。另以半夏半分，生姜一分，薤白二七茎，水一大盏，煎至六分，去滓，分为两服。

疗产后呕逆不止。邓知县传。

橘红一两　　半夏曲　　甘草各半两　　藿香三两

上为细末，每服二钱，水一盏半，姜三片，煎至六分，无时候。

治产后更无他疾，但多呕逆不能食。

白术五分　　生姜六分

上细切，酒、水各二升，煎取一升，分三服。

产后霍乱方论第九

夫产后霍乱，气血俱伤，脏腑虚损，或饮食不消，触冒风冷所致。阴阳不顺，清浊相干，气乱于肠胃之间，真邪相搏，冷热不调，上吐下痢，故曰霍乱也。经曰：渴而饮水者，五苓散；寒多不饮水者，理中圆；大段虚冷者，加附子；来复丹亦妙见《局方》。

白术散　　治产后霍乱，吐利腹痛，烦渴，手足逆冷。

白术　　橘红　　麦门冬　　人参　　干姜各一两　　甘草半两

上为粗末，每服四钱，生姜五片，水一盏，煎至七分，去滓温服。

治产后霍乱，吐利不止，手足逆冷。附子散。

附子 白术 当归 吴茱萸 桂心 人参 丁香 橘红

甘草各半两

上为细末，粥饮调下二钱，无时候。

治产后霍乱，吐泻不止。温中散。

人参 白术 当归 草豆蔻仁 干姜各一两 厚朴二两

上为粗末，每服三钱，水煎服。

治产后霍乱吐利，腹中疠痛。高良姜散。

良姜 当归 草豆蔻仁

上等分为细末，每服二钱，粥饮调下。

诃子散、胡椒汤亦妙。方见第七卷第二论。

产后伤寒方论第一

凡产后发热，头痛身疼，不可便作感冒治之。此等疾证，多是血虚或败血作梗。血虚者，阴虚也；阴虚者，阳必凑之，故发热。且以平和之剂与服必效。如玉露散，方见十八卷第三论；或四物汤以生地黄易熟地黄，加北柴胡等分煎服；或人参当归散、秦艽鳖甲散、人参轻骨散、人参百解散、逍遥散，皆可选用。不学无闻，才见产后发热不退，便以为热入血室，便以小柴胡汤，竟不可救者。亦有用竹叶石膏汤而死者；亦有见前失而投以温剂，其热愈炽者。诸如此等，非不知罪福，皆是不观古典，杜撰臆度，枉伤人命。殊不知此等疾状，是产后去血过多而阴虚发热，亦有寒极生热。但以上件之药，以脉证选用，无不获安。若是阴阳不和，乍寒乍热，宜增损四物汤；如败血不散者，宜夺命丹、大调经散、五积散，加醋煎即效。详见二十卷第三论。

王子亨云：妇人新产，去血过多，津液燥少。阴阳俱虚，大凡有疾，如中风、伤寒、时气之类，虽当发汗，如麻黄，谨不可用。取汗毋令过多，以意斟酌。

夫人触冒寒气而为病者，谓之伤寒。产妇血气俱虚，日月未满而起早劳动，为寒所伤，则渐渐恶寒、翕翕发热，头项、肩背、骨节皆痛，至七八日乃瘥也。

妇人产后，亡血汗多，故令郁冒。其脉微弱，不能食，大便反坚，但头汗出。所以然者，血虚而厥，厥而必冒，冒家欲解必大汗出。以血虚下厥，孤阳上出，故但头汗出。所以为产妇无汗出者，亡阴血，阳气独盛，故当汗出，阴阳乃复。所以便坚者，呕不能食也。方可用小柴胡汤加生干地黄主之。

秦艽鳖甲散、人参轻骨散、神仙百解散。并见《和剂局方》。

人参当归散　治产后去血过多，血虚则阴虚，阴虚生内热，内热曰烦，其证心胸烦闷，吸吸短气，头痛闷乱，骨节疼痛，晡时辄甚，与大病虚烦相类，急宜治之。

人参　当归　生干地黄　桂心　麦门冬去心。各一两　白芍药二两

上㕮咀，每服四大钱，水二盏，先将粳米一合，淡竹叶十片，煎至一盏，去米，竹叶入药，并枣二枚，煎至七分，去滓温服。虚甚者用熟地黄。

治妇人草蓐中伤风，四肢苦烦热、头疼，与小柴胡汤。

若头不疼但烦者，**三物黄芩汤**。

黄芩半两　苦参一两　生干地黄二两

上㕮咀，每服四钱，水一盏，煎至七分，去滓温服。

治妇人产后虚羸，发寒热，饮食少，腹胀等疾，宜**增损柴胡汤**。

柴胡三钱　人参　芍药　半夏炮　甘草　橘红　川芎各三分

上㕮咀，每服四钱，水一盏，姜三片，枣一枚，煎至七分，去滓温服。

治妇人产后伤风，发热面赤，喘而头痛，宜服**竹叶防风汤**。

淡竹叶半把　防风　人参　桂枝　苦梗　甘草各半两　葛根一两半

上㕮咀，每服三钱，水一盏，姜三片，枣一枚，煎至七分，去滓温服，使汗出。颈项强，用附子炮去皮脐，剉如豆大，抄一钱同煎。呕者，加半夏煎服。

治妇人产后伤风十数日不解，头微痛，恶寒，时时有热，心下坚，干呕，汗出宜。**阳旦汤**。

桂枝　芍药各三两　甘草炙　黄芩各二两

上㕮咀，每服三钱，水一盏，姜三片，枣一枚，煎至七分，去滓温服，无时候。自汗者，去桂，加炮熟附子一枚；渴者，去桂，加瓜蒌根三两；下痢者，去芍药，加干姜三两；心下悸者，去芍药，加茯苓四两；虚劳里急者，正阳旦

汤主之，煎时入胶饴为佳。若脉浮紧，无汗发热者，莫
与也。

治产后恶露方下，忽而断绝。昼日明了，暮则谵语，寒
热往来，如见鬼状。此由为热入血室，不即治之，诸变不
测。宜服柴胡地黄汤，方见第六卷十五论中。四物汤加北
柴胡。

《千金翼》疗产后虚热头痛，身体发热，兼治腹内拘急
疼痛。<u>芍药汤</u>。

桂心三两　牡蛎　白芍药各五两　黄芩二两。《千金翼》云：
若通身发热，方加黄芩。　生干地黄五两

上㕮咀，每服五钱，水一盏半，煎至一盏，去滓温服。

《千金》<u>蜀漆汤</u>　产后疗虚热往来，心胸烦满，骨节疼
痛及头痛壮热，日晡加甚，又如疟状。

黄芪五两　生地黄一斤　蜀漆叶　桂心　甘草　黄芩各一
两　知母　芍药各二两

上㕮咀，每服五钱，水一盏半，煎至一盏，去滓温服。

产后头痛方论第二

夫人头者，诸阳之会也，凡产后五脏皆虚。胃气亏弱，
饮食不充，谷气尚乏，则令虚热。阳气不守，上凑于头，阳
实阴虚，则令头痛也。又有产后败血头痛，不可不知，黑龙
丹言之甚详。

<u>川芎散</u>　治产后头痛。

真天台乌药皮　大川芎等分

上为细末，每服三钱，秤锤淬酒调服。

芎附散　治产后败血作梗，头痛，诸药不效者。徐明仲先生传。

大附子一枚，酽醋一碗，用火四畔炙透，蘸醋令尽，去皮脐；川芎一两，并为细末，每服二钱，茶清调下。

一奇散　治产后头疼。

取当归、川芎为细末。每服二钱，水一盏，煎七分，温服。

产后咳嗽方论第三

夫肺者主气，因产后血虚，肺经一感微邪便成咳嗽。或风、或热、或寒、或湿，皆令人咳嗽也。若产后吃盐太早而咳嗽者，难治。

产后血气不通咳嗽者何？答曰：产后咳嗽，多因食热面壅纳，或热病，或有气块。发时充心痛，气急咳嗽，四肢寒热，心闷口干，或时烦燥，睡梦惊悸，气虚，肢体无力。宜服《局方》真黑神散、五积散加枣煎服。

二母散　治产后恶露上攻，流入于肺经，咳嗽，宜服此药。如伤风痰嗽，却以寻常伤风药主治。

知母　贝母　白茯苓　人参各半两　桃仁　杏仁并生，去皮尖。各一分

上为细末，每服三钱，水一盏半，煎至八分，无时温

服。如觉腹痛并服之，立有神效。

《集验》疗产后感风伤寒，咳嗽多痰，唾粘。《产宝》同。

甘草 苦梗各六分 款冬花四分 生麦门冬 生地黄各十二分 葱白一握 豉二合。旧方无葱白与豉

上哎咀，每二升煮取八合，去滓，食后分二服。

《经效》疗咳嗽多痰，唾黏气急。

前胡 五味子 紫菀 贝母各六分 桑白皮 茯苓各六分 淡竹叶二十片

上哎咀，水二升煎取八合，去滓，食后分二服。

疗产后咳嗽气喘。

百部根 苦根各六分 桑白皮二十分 干百合 赤茯苓各八分

上哎咀，水二升煮取七合，去滓，食后分二服。

产后喉中气急喘促方论第四

论曰：产后喉中气急，喘促者何？答曰：荣者血也，卫者气也。荣行脉中，卫行脉外，相随上下，谓之荣卫。因产所下过多，荣血暴竭，卫气无主，独聚肺中，故令喘也。此名孤阳绝阴，为难治。若恶露不快，败血停凝，上熏于肺，亦令喘急，但服夺命丹，方见十八卷第四论中，血去喘自定。

评曰：产后喘急固可畏，若是败血上熏于肺，犹可责效夺命丹。若感风寒，或因忧怒，饮食咸冷等，夺命丹未可均济，况孤阳绝阴乎？若荣血暴绝，宜大料煮芎䓖汤，亦自可救。伤风寒，宜旋覆花汤。性理郁发，宜小调经散，用桑白

皮，杏仁煎汤调下。伤食宜服见现圆、五积散、芎䓖汤。方见第二卷第五论。又名佛手散。

旋覆花汤　治产后伤风，感寒、暑、湿，咳嗽喘满，痰涎壅盛，坐卧不宁。

旋覆花　赤芍药　前胡　半夏曲　荆芥穗　甘草　茯苓

五味子　杏仁　麻黄各等分

上叹咀，每服四钱，水一盏半，姜五片，枣一枚，煎至七分，去滓，食前温服。有汗者莫服。

小调经散、方见本卷第十论。五积散、方见《和剂》。见现圆。方见二十一卷第一论。

参苏饮　治妇人产后血入于肺，面黑发喘欲死者。胡氏。

人参一两，别为末　苏木二两

上以水两碗，煮取一碗以下，去滓，调参末随时加减服，神效不可言。

产后口鼻黑气起及鼻衄方论第五

论曰：产后口鼻黑气起及鼻衄者何？答曰：阳明者经脉之海，起于鼻，交頞中，还出颊口，交人中，左之右，右之左。产后气消血散，荣卫不理，散乱入于诸经，却还不得，故令口鼻黑起及变鼻衄。此缘产后虚热，变生此证。其疾不可治，名胃绝肺败。此证不可治，故不出方。

《经验方》云：遇有此疾，急取绯钱一条，并产妇顶心发两条紧系中指节上即止。无药可疗，亦厌禳之一端也。

《海上方》治产后鼻衄、中风，以荆芥为末，童子小便调下二钱匕。

产后咳嗽方论第六

夫肺主于气，五脏六腑俱禀于气。产后则气血伤，脏腑皆损，而风冷搏于气，气则逆上。而又脾虚聚冷，胃中伏寒，因食热物，冷热气相冲击，使气厥而不顺则咳嗽也。脾者主中焦，为三焦之关，五脏之仓廪，贮积水谷。若阴阳气虚，使荣卫气厥逆，则致生斯病也。经云：吃噫者，胃寒所生。服药无效者，灸期门三壮必愈。期门穴乃胃之大络。穴见六卷第十五论。

丁香散　治产后心烦，咳嗽不止。

丁香　白豆蔻仁各半两　伏龙肝一两

上为细末，煎桃仁，吴茱萸汤调下一钱，如人行五里再服。

石莲散　治气吃噫，又治吐逆，心忪目晕，不思饮食。出《妇人经验方》。

石莲肉炒，两半　白茯苓一两　丁香半两

上为细末，每服三钱，米饮调下，无时候。

《产宝》疗产后咳逆三日不止，欲死。

桂心半两　姜汁三合

上同煎，取二合，以火先灸背，摩令背热时，涂药汁尽，妙。

产后咳逆方。

干柿一个

上切碎，以水一盏，煎至六分，热呷。

又方　古壁镜窠三四个，水一小盏，煎至一半，热服。
并出《产宝》。

羌活散　治咳逆。出《灵苑方》。

羌活　附子炮　茴香炒。各半两　木香　白姜炮。各一分

上五味为末，每服二钱，水一盏，盐一捻，煎一二十
沸，热服，一服止。

产后血崩方论第七

论曰：产后血崩者何？答曰：产卧伤耗经脉，未得平复
而劳役损动，致血暴崩，淋沥不止。或因酸咸不节，伤蠹荣
卫，气血衰弱，亦变崩中。若小腹满痛，肝经已坏，为难
治。急服固经圆以止之。

固经圆方

艾叶　赤石脂煅　补骨脂　木贼各半两　附子一个，炮

上为末，陈米饮和圆如梧桐子大。食前，温酒下二十
圆，米饮亦可。

评曰：血崩不是轻病，况产后有此，是谓重伤，恐不
止。咸酸不节，而能致之。多因惊忧恚怒，脏气不平，或产
后服断血药早，致恶血不消，郁满作坚，亦成崩中。固经圆
自难责效，不若大料煮芎𦱎汤加芍药；候定，续次随证，诸
药治之为得。

芎䓖汤加芍药方

芎䓖　当归　芍药等分

上咬咀，每服四钱，水盏半，煮取七分，出滓，无时热服。

治产后崩中，头目旋运，神思昏迷，四肢烦乱，不知人事。熟干地黄散。

熟干地黄　伏龙肝　黄芪　赤石脂各一两　阿胶　甘草白术　艾叶炒　川芎　人参各半两　当归三分

上咬咀，每服三钱，姜三片，煎至七分，去滓温服。

治产后崩中下血，淋沥不绝，黄瘦虚损，宜白芍药散。

白芍药　牡蛎　干姜　熟干地黄　桂心　黄芪　乌贼骨鹿角胶　龙骨各一两

上为末，食前，温酒调下二钱。

又方

熟地黄　赤石脂各一两　鹿茸　牡蛎　当归各半两

上为细末，食前粥饮调二钱。

治产后崩中，下血不止，虚羸无力。阿胶圆。

阿胶　赤石脂各一两半　续断　川芎　当归　甘草　丹参各一两　龙骨　鹿茸酥炙　乌贼骨　鳖甲炙。各二两

上为细末，炼蜜圆如梧桐子大。空心，温酒下二三十圆。

菖蒲酒　治产后崩中不止，下血。

菖蒲一两半

上细剉，以酒二盏，煮取一盏，去滓，分温三服，食前。

瑞莲散　治产后恶血崩漏，状如泉水。

瑞莲百枚，烧存性　棕榈烧存性　当归　桂心各一两　鲤鱼鳞烧　川芎各三分　槟榔二枚

上为细末，每服三钱，煨姜，酒调下。如未止，更进一服。或时血崩，无药可治，但进三服即止。

产后月水不调方论第八

夫产后月水不调者，由产伤动血气，虚损未复，而风邪冷热之气客于经络，乍冷乍热。冷则血结，热则血消，故令血或多或少，或在月前，或在月后，故名不调也。

治产后经脉不调，四肢烦疼，饮食全少，日渐羸瘦。琥珀散。

琥珀　牛膝　生干地黄　当归各一两　桃仁　赤芍药各半两

上为粗末，每服三钱，水一盏，姜三片，煎至六分，去滓温服。

治产后虚乏不足，胸心短气，腹内紧急，腰背疼痛，月水不调，食少烦渴，四肢无力。姜黄圆。

姜黄　当归　熟地黄　牡丹皮　厚朴　桂心　川芎　续断　桃仁　白术各一两　赤芍药　木香各三分　羚羊角屑一分

上为细末，炼蜜圆如梧桐子大。食前，温酒下三十圆。

产后月水不通方论第九

论曰：夫产伤动于血气，其后虚损未复而为风冷所伤。血之为性，得冷则凝结。故风冷伤于经，血结于胞络之间，故令月水不通也。凡血结月水不通，则血结成瘕，水血相并，复遇脾胃衰弱，肌肉虚者，则为水肿也。但于第一卷第六、七论中求方。

夫妇人冲任之脉，为经络之海，皆起于胞内。而手太阳小肠之经，手少阴心之经也，此二经上为乳汁，下为月水。若产后月水不通者，盖新产之后劳伤气血，或去血过多，乳汁通行，自是不通。若新产之后或一岁之内，而月经不行，此是常候，即非病也，何必通之？谚云奶假是也。若半岁而行者，或四五个月便经行者，皆是少壮血盛之人，注受极易，产乳必众。其子失乳，必四肢尫羸，肚大青筋，头大发焦，好啖泥土，病名无辜。若经血有余者，不可以药止之。若产后一二岁，月经不通而无疾苦，何必服药？或劳伤气血，冲任脉虚，气血衰少而不能行者，但服健脾胃、资气血之药自然通行。若以牛膝、红花、苏木、干漆、虻虫、水蛭等药以通之。则为害滋大。经水枯竭则无以滋养，其能行乎？初虞世所谓譬犹索万金于乞丐之手，虽捶楚并下，而不可得也。后之学者，更宜详审而疗之。自明补注。

产后四肢浮肿方论第十

论曰：产后四肢浮肿者何？答曰：产后败血乘虚停积于五脏，循经流入四肢。留淫日深，却还不得，腐坏如水，故令面黄，四肢浮肿。医人不识，便作水气治之，凡治水气，多用导水药，极虚人。夫产后既虚，又以药虚之，是谓重虚，往往因致夭枉。但服小调经散，血行肿消则愈。

小调经散方

没药　琥珀　桂心　芍药　当归各一钱　细辛　麝香各半钱

上为细末，每服半钱匕，姜汁、温酒各少许，调停服。

评曰：产后浮肿多端，有自怀妊肿至产后不退者；亦有产后失于将理，外感寒暑，风湿内作，喜怒忧惊，血与气搏，留滞经络、气分、血分，不可不辨，要当随所因脉证治之，宜得其情。小调经散治血分固效，但力浅难凭。不若吴茱萸汤、枳术汤、夺魂散、大调经散，皆要药也。

经云：产后肌浮，柑皮酒服。

加减吴茱萸汤

治妇人脏气本虚，宿挟风冷，胸膈满痛，腹胁绞刺，呕吐恶心，饮食减少，身面虚浮，恶寒战栗。或泄不止，少气羸困；及因生产，脏气暴虚，邪冷内胜，宿疾转增。

吴茱萸一两半　苦梗　干姜　甘草　麦门冬　防风　半夏　细辛　当归　赤茯苓　牡丹皮　桂心各半两

上为粗末，每服四钱，水盏半，煎至七分，去滓，食前热服。

枳术汤　治心腹坚大如盘，边如旋盘，水饮所作，名曰气分。

枳实一两半　白术三两

上㕮咀，每服四钱，水一盏半，煎至七分，去滓温服。中软即当散也。

夺魂散　治产后虚肿，喘促，利小便则愈。

生姜三两，取汁　白面三两　半夏七个

上以生姜汁搜面裹半夏为七饼子，炙焦熟为末，水调一盏，小便利为效。

大调经散　最治产后肿满，喘急，烦渴，小便不利。方见二十一卷第三论中。

又论曰：夫产后劳伤血气，腠理虚，则为风邪所乘。邪博于气，不得宣越，故令虚肿轻浮。是邪博于气，气肿也。若皮肤如熟李状，则变为水肿。气肿者，发汗即愈；水肿者，利小便瘥也。

治产后风虚，气壅上攻，头面浮肿。**汉防己散**。

汉防己　猪苓　枳壳　桑白皮各一两　商陆　甘草各三分

上为粗末，每服四钱，水盏半，姜三片，煎至七分，去滓温服，空心。

治产后遍身青肿疼痛，产后血水疾。出《妇人经验方》。

干漆　大麦蘖等分

上各为细末，以新瓦罐子中铺一重麦蘖、一重干漆，如此填满，用盐泥固济，火煅通赤，放冷研为散。但是产后诸疾，热酒调下二钱。

张氏方治产血虚、风肿、水肿。

泽兰叶　防己等分

上为末，每服二钱，温酒调下。不能饮者，醋汤调亦可。

产后腹痛及泻痢方论第十一

论曰：产后腹痛及泻痢者何？答曰：产后肠胃虚怯，寒邪易侵。若未满月，欲冷当风，乘虚袭留于肓膜，散于腹胁，故腹痛作阵，或如锥刀所刺。流入大肠，水谷不化，洞泄肠鸣，或下赤白，胠胁膜胀，或痛走不定，急服调中汤立愈。若医者以为积滞取之，祸不旋踵，谨之谨之。

调中汤方

高良姜　当归　桂心　芍药　附子炮　川芎各一两　甘草半两

上为粗末，每服三钱匕，水三盏，煎至一盏，去滓热服。

评曰：产后下痢，非止一证，当随所因而调之。既云饮冷当风，何所不至？寒热风湿，本属外因；喜怒忧思，还从自性。况劳役饥饱，皆能致病。若其洞泄，可服调中汤。赤白滞下，非此能愈，各随门类。别有正方。今录桃胶散、白头翁汤以备用，余从滞下门选之。

桃胶散　治产后痢下赤白，里急后重，疠刺疼痛等证。

桃胶瓦上焙干　沉香　蒲黄隔纸炒。等分

上为末，每服二钱，食前陈米饮调下。

白头翁汤　治产后下痢虚极。

白头翁　甘草　阿胶各二两　黄连　柏皮　秦皮各三两

上咬咀，每服四钱，水盏半，煎至七分，去滓空心服。

张氏方的奇散。治产后泻泄，恶露不行。此余血渗入大肠为泻，分过则愈。虽洞泄不禁，下青黑色物亦验。因食伤动，用**调中汤**。

荆芥大者四五穗，于盏内燃火烧成灰，不得犯油火。入麝香少许研，沸汤一两，呷，调下此药。虽微，能愈大病，宜勿忽之。

产后诸痢方。

煮薤白食之。

又方

羊肾脂炒薤白，空腹食尤佳。

又方

炙肥羊肉食之。

产后赤白痢及虚羸气痢方论第十二

论曰：产后痢疾者，由产劳伤，脏腑不足，日月未满，虚乏未复。或劳动太早；或误食生冷。若行起太早，则外伤风冷乘虚入于肠胃；若误食生冷、难化之物，伤于脾胃，皆令洞泄水泻，甚者变为痢也。若血渗入大肠，则为血痢，难治。泄，谓之产子痢是也。得冷则白，或如鱼脑；得热则赤黄，或为骤血。若冷热相搏，则下痢赤白，或脓血相杂。若下痢青色，则极冷也。若饮食不进，便利无常，日夜无度，产后本虚，更加久痢不止，无力瘦乏，愈见羸弱，谓之虚羸下利。又有产后气宇不顺，而下痢赤白，谓之气痢。治之之法，热则凉之；冷则温之；冷热相搏则调之；□者涩之；虚羸者补之；水谷不分者，当利小便。若产妇性情执着，不能宽解，须当顺其气，未有不安者也。治之各有方。

深师疗产后冷热痢。<u>黄连圆</u>。

黄连六两　乌梅三两　干姜二两

上为细末，炼蜜圆如梧桐子大，空心米饮下三十圆。忌猪肉。

《经效》治产后赤白痢，脐下气痛。

厚朴八分　当归　枳壳　诃子肉各六分　甘草五分　肉豆蔻五个　薤白三合

上水一升，煮取九合，空心，分为三服。

张文仲治产后赤白痢，腹中绞痛不可忍。

黄连四两　阿胶　蒲黄　栀子仁各一两　当归一两半　黄芩二两　黄蘗皮三两

上为细末，炼蜜圆如梧桐子大。饮下六十圆，日三夜一立定，破血止痢。

《救急》治产后赤白痢，腹中绞痛。

芍药四两　阿胶　艾叶各二两　干地黄四两　甘草　当归

各二两

上水二升，煮取八合，分两服，空心。

《必效》疗新产后赤白痢疾，心腹刺痛。

薤白切，一升　当归二两　酸榴皮三两　地榆四两　粳米五合　阿胶　人参　甘草　黄连各两半

上咬咀，以水六升，煮取一升，日三服。一方有厚朴一两，《千金方》只有前五味。

又疗产后赤白痢，腹中绞痛，不下食。

当归　石榴皮　地榆各二分　白蘘荷　黄连各十二分　黄蘗一分　犀角屑四分　黄芩　枳壳　甘草　升麻各六分　茜根八分　粳米二合　薤白一升

上为末，炼蜜圆如梧桐子大，空心，米饮下二十圆。

疗产后赤白痢疾。

黄连八分　阿胶六分　赤茯苓　当归　黄蘗各四分

上为末，炼蜜圆如梧桐子大。粥饮吞下二十圆，空心。

疗产后下痢，赤白有血。

赤石脂　黄连　地榆各六分　当归四分　干姜　甘草各三分　厚朴十二分　葱白七茎

上水二升，煎取八合，空心，分作两用。

《广济》疗产后腹痛气胀，肋下妨满不能食，兼微痢方。

茯苓　人参　厚朴各八分　甘草　橘红　当归　黄芩各六分。一方无黄芩，有生姜

上为细末，以饮调下方寸匕至匕半，日三。

又疗产后下痢，**赤石脂圆**。大治冷痢、色青、鹜溏。

赤石脂三两　甘草　当归　白术　黄连　干姜　秦皮各二两　川椒　附子各一两

上为细末，炼蜜为圆如梧桐子大。酒下二十圆，日三，良。忌猪肉，冷水、海藻、菘菜。

深师疗产后下痢。胶蜡汤。

阿胶　当归各六分　蜡一枚，如鸡子大　粳米一合　黄连十分

上细切，以水六升，先煮米，令蟹目沸，去米内药，煮取二升；入阿胶、蜡煮令烊。分温三服。

当归汤　《千金》疗产后下痢，腹痛。

当归　龙骨各三两　干姜　附子　甘草　熟艾各一两　白术二两　川芎二两半

上八味细切，以水五升，煮取二升半，去滓，分作三服，日三，一日令尽。忌猪肉、冷水、桃、李、雀肉、毒物。

《广济》疗产后赤白痢，脐下绞痛。

当归　芍药　地榆　龙骨　黄连　艾叶　甘草　厚朴各八分　黄芩　干姜各六分

上㕮咀，以水八升，煮取二升半，去滓，分温三服即瘥。忌生冷、油腻、海藻、菘菜、猪、鱼肉。

又疗产后赤白痢，脐下气痛。

当归八分　厚朴　黄连各十二分　肉豆蔻五枚　甘草六分

上㕮咀，以水五升，取二升，去滓，分温三服。

《千金》疗产后余寒，下痢，便脓血赤白，日数十行，

腹痛，时时下血。**桂枝汤**。

桂心　干姜　甘草各二两　赤石脂十两　当归三两　附子一两，炮　蜜一升

上细切，以水七升，煮取三升，入蜜再煎一二沸，去滓，分服一升，日三。

《必效》疗产后痢，日五十行者方。

取木里蠹虫粪，炒令黄，急以水沃之。稀稠得所，服之瘥止。独孤祭酒讷方。

疗产后虚羸，下痢脓血，腹痛。

黄连　芍药　甘草　当归　干姜　人参各八两　艾叶三分

上㕮咀，水七升，煮取二升，分为三服。忌猪、鹿肉。

治产后下痢不禁止，困乏气欲绝，无问赤白，水谷不分。

黄连　厚朴各三两　芍药　黄蘗各二两

上水六升，煮取二升，分温二服。

治产后羸困，赤白痢疾，心腹绞痛。

薤白　石榴皮　黄连各三分　当归二两　地榆三分

上水七升，煮取二升半，分为三服。

疗产后气痢不止方。

青木香三分　诃子酥炙黄，去核，八分

上为细末，空心，米饮调下方寸匕。一方有缩砂仁，三味等分为细末，入蜜一匙，米饮调下二钱。

疗产后水痢。

枳壳四分　厚朴　茯苓　黄连各六分　当归三分

上水一升，煮取八合，空心，分为三服。

疗产后水痢。

黄连六分　乌梅五分　石榴皮　赤石脂　当归各四分　干姜三分

上为细末，炼蜜为圆如梧桐子大，空心，米饮下三十圆。

疗产后血痢。

艾叶三分　阿胶十分　黄连七分　芍药　黄蘗　甘草各六分

上为细末，粥饮调下方寸匕。

疗产后下痢脓血相杂。

赤石脂　五色龙骨　黄连各十分　白术五分　阿胶　黄芪各六分　黄蘗四分

上为细末，饮服方寸匕。

治一切积滞。化气消食，补益真气，硇砂煎圆。产后逐败血，补虚至善。

硇砂拣过，明，无石者，别研如粉　金铃子去皮，核　天雄用无灰酒煮五七百沸，候软刮去皮　当归各净称二两　巴戟　槟榔　舶茴香炒　木香　附子炮　沉香各一两　阿魏半两，米醋磨成膏，入诸药　肉苁蓉一两

上为细末，以无灰酒煮白面，糊圆如梧桐子大，每服三十圆，空心，日午温酒下。此方家家有。予家妇人尝病蓐中下痢，日久甚困笃，百方不瘥。士人李潜善医，曰：蓐中痢与他痢不同，常痢可用苦涩药止之。蓐中痢生于血不足，投

涩药则血愈不行，痢当更甚。为予作硇砂法，云此药最能治产后痢。先以桂元小下之，次投硇砂圆，日九十圆。利顿，减半，次日逐愈。硇砂圆，产后虽无疾，亦宜服之，能养血气，去积滞。

桂元方 沈内翰方

硇砂　桂心　甘遂　丁香　木香　芫花以硇砂炒焦。以上等分　巴豆去心皮，不去油，减半

上为细末，面糊圆如绿豆大，每服二圆、三圆，温水下，加减更量虚实。潜，名医也。云此圆取积最胜，不以久近，皆能消化。

又许仁则秘方。

神曲末五合，炒　枳壳　白术各六分　人参四分　赤石脂十分

上为细末，米饮调下方寸匕。

疗产后骤血不止。**续命汤**。

白蜜一匙　生姜一片

上同煎，候蜜色赤，投童子小便一升，去姜更煎两沸，分为三次，顿服之。

疗产后血痢，小便不通，脐腹痛。

生马齿苋

上捣取汁三大合，煎一沸，下蜜一合调，顿服。

疗产后血痢不止。

臭樗根六分

上为末，水和圆如枣核大，面担作馄饨，无度，煮二七

个，热吞之。

疗产后下血不止。

桑耳炙　芍药炙　地榆　茜根　牛角腮　阿胶各六分　艾叶　鸡苏各四分　白龙骨十二分

上㕮咀，以水二升煮取八合，分三服。

产后痢疾作渴方论第一

论曰：产后下痢作渴，夫水谷之精，化为血气津液，以养脏腑，脏腑虚燥，故痢而渴。若引饮则难止，反溢水气。脾胃既虚，不能克水，水自流溢，浸渍皮肤则令人肿，但止其渴，痢则自瘥。

《必效》疗产后痢，而渴饮无度数。

麦门冬十二分　乌梅二十个

上细剉，以水一升，煮取七合，细呷。

《经效》疗产后久痢，津液竭，渴不止。

龙骨十二分　厚朴　茯苓　黄芪　麦门冬　人参各八分
生姜六分　大枣十四个，并细剉

上水一大升，煮取七合，空心分两服。

《古今录验》疗产后痢日久，津液枯竭，四肢浮肿，口干舌燥。

冬瓜一枚

上以黄泥裹，厚五寸，煨令烂熟去皮，搅汁服之瘥。

产后大便秘涩方论第二

论曰：产后大便秘涩者何？答曰：产卧水血俱下，肠胃虚竭，津液不足，是以大便秘涩不通也。若过五六日，腹中闷胀者，此有燥屎在脏腑，以其干涩，未能出耳。宜服麻仁圆，以津润之。若误以为有热而投以寒药，则阳消阴长，变证百出，性命危矣。

麻仁圆方

麻仁 枳壳 人参各四分 大黄二分，焙

上为末，炼蜜圆如梧桐子大，空心，温酒下二十圆。未通渐加圆数，不可太过。

评曰：产后不得利，利者百无一生。去血过多，脏燥大便秘涩，涩则固，当滑之。大黄似难轻用，唯葱涎调蜡茶为圆，复以葱茶下之，必通。仆常以《局方》四物汤，以生干地黄易熟地黄，加青皮去白，煎服效。

疗产后五七日不大便，切不宜妄服药，先宜用麦糵散方。

大麦芽不以多少

上炒黄为末，每服三钱，沸汤调下，与粥间服。

阿胶枳壳圆　治产后虚羸，大便秘涩。

阿胶　枳壳等分

上为末，炼蜜圆如梧桐子大，别研滑石末为衣，温水下二十圆。半日以来，未通再服。

许学士云：妇人产后有三种疾。郁冒则多汗，汗则大便秘，故难于用药。唯麻子仁、苏子粥最佳，稳当。

紫苏子　大麻仁

上二味各二合净洗，研令极细，用水再研，取汁一盏，分二次煮粥啜之。此粥不惟产后可服，大抵老人诸虚风秘皆得力。

《千金》疗产后热结，大便不通。蜜兑法。

白蜜五合，慢火煎，令如硬饧，以投冷水中，良久取出，捻如拇指大，长二寸，内谷道中，即通。

产后大小便不通方论第三

论曰：产后大小便不通者，肠胃本挟于热，因产血水俱下，津液燥竭，肠胃痞涩，热气结于肠胃，故令大小便不通也。

《千金》疗产后淋沥。**葵根汤**。

葵根二两，干者　通草二两　车前子一升　乱发灰　大黄
桂心各一两　冬瓜汁七合　生姜六两　滑石末别研，一两

上九味切，以水七升煮取二升半，去滓，下滑石末，分三服。

以愚考之，既有大黄，亦可治大便不通，故录于此。更宜斟量虚实而投之。

《集验》疗产后津液燥竭，大小便不通。

芍药　大黄　枳壳　麻仁等分

上为细末，炼蜜圆如梧桐子大，空心，热水下二十圆。一方有甘草、山栀仁。

桃花散　治产后大小便秘涩。

桃花　葵子　滑石　槟榔等分

上为细末，每服二钱，葱白汤空心调下。

产后遗粪方第四

《广济》疗产后遗粪方。

取故燕窠中草，烧为末，以酒调下半钱，亦治男子。

《集验》方。

矾石枯　牡蛎熬

上等分为末，酒服方寸匕，日三。亦治男子。

又疗产后遗粪不知出时方。

白薇　芍药

上各等分为末，酒服方寸匕。

产后诸淋方论第五

论曰：产后诸淋，因产有热气客于脬中，内虚则起，数热则小便涩痛，故谓之淋。

又有因产损，气虚则挟热，热则搏于血，血即流渗于胞中，故血随小便出，而为血淋。淋者，如雨之淋也。

《三因论》曰：治诸产前后淋秘，其法不同。产前当安胎，产后当去血。如其冷、热、膏、石、气淋等为治，则一但量其虚实而用之。瞿麦、蒲黄最为产后要药，唯当寻其所因，则不失机要。

茅根汤 治产后诸淋，无问冷、热、膏、石、气结，悉主之。

白茅根八两 瞿麦穗 白茯苓各四两 葵子 人参各二两 蒲黄 桃胶 滑石 甘草各一两 紫贝十个，烧 石首鱼头中石二十个，烧

上剉为散，每服四大钱，水一盏半，姜三片，灯心二十茎，煎至七分，去滓温服。亦可温服。亦可为末，木通煎汤调下二钱。如气壅闭，木通、橘皮煎汤调服。

《集验》疗产后患淋，小便痛。

通草三两 大枣二十枚 葵子一升 白术一两 榆白皮五两 石韦 黄芩各二两

上以水八升，煮取二升半，空心服，温呷。《千金》有甘草、生姜。

疗产后小便淋涩不通。

葵子一合 朴硝八分

上水二升，煮取八合，下硝，分两服。

《千金》疗产后淋。**滑石散**。

滑石五分，研 通草 车前子 葵子各四分

上为末，以浆水调服方寸匕至二匕为妙。

疗产后小便不通。张不愚方。

陈皮一两，去白

上为末，空心温酒调二钱，一服便通。

疗卒不得小便。

杏仁十四个，去皮尖

上炒为末，和饮顿服，立通。

《古今录验》疗产后劳伤热，大小便赤涩。

鸡苏一分　通草十分　冬葵子三合　芍药　滑石　芒硝各八分　生地黄十二分

上水三升，煮取八合，下芒硝，空心分三服。

疗脬转，小便不通八九日。

滑石十二分　寒水石八分

上水二升，煮取八合，空心分三服。

《经效》疗气结成淋，小便热淋引痛，或如豆汁，面色萎黄。

贝齿三个，为末　葵子一合，碎　石膏十二分　滑石八分

上水一升，煮取八合，下猪胆汁半枚合煎三四沸，空心温服。

疗产后小便涩痛，或血淋者。

瞿麦　黄芩　冬葵子各二两　通草三两　大枣十二枚

上以水七升，煮取二升半，分作二服。

疗产后血淋。

车前子　瞿麦各四两　黄芩三两　郁金末一两

上水六升，煮取二升，下郁金末，分三服。

《广济》疗产后卒患淋，小便磣痛及至尿血。

冬葵子一升　通草三两　滑石末，别处四两　石韦去毛，三两　茯苓　黄芩各二两

上水九升，煮取三升，入滑石末，空心服。忌热面、醋物。

疗产后淋，小便痛及血淋。

白茅根五两　瞿麦　车前子各二两　冬葵子二合　鲤鱼齿一百个，为末　通草三两

上水二升，煮取一升，入齿末，空心服。

治产后小便不通，腹胀如鼓，闷乱不醒。盖缘未产之前，内积冷气，遂致产时尿胞运动不顺。用盐于产脐中填，可与脐平。却用葱白剥去粗皮，十余根作一缚，切作一指厚，安盐上，用大艾炷满葱饼子大小，以火灸之。觉热气直入腹内，即时便通，神验不可具述。出《产乳集》。

治产后小便不通。木通散。

木通　大麻仁　葵子　滑石　槟榔　枳实　甘草各半两

上为粗末，每服三大钱，水盏半，煎至七分，去滓温服。

产后小便数方论第六

夫产后小便数者，此由脬内宿有冷气。因产后发动，冷气入腹，虚弱不能致其小便，故数也。

《千金翼》治产后小便数及遗尿。桑螵蛸散。

桑螵蛸三十个，炒　鹿茸酥炙　黄芪各三两　牡蛎煅　人参

厚朴　赤石脂各二两

上为末，空心，粥饮调下二钱。《外台》方无厚朴、石

脂、有甘草，生姜。

《集验》疗产后小便数兼渴。瓜蒌汤。

桑螵蛸　甘草并炙　黄连　生姜各二两　瓜蒌根　人参各

三两　大枣五十个

上细切，以水七升煮取二升半，分三服。忌猪肉，

冷水。

产后小便不禁方论第七

《广济》疗产后小便不禁。

以鸡尾毛烧作灰，细研，温酒调方寸匕服，日三。

又方

桑螵蛸半两，炒　龙骨一两

上为细末，食前粥饮调下二钱。

《千金翼》疗产后遗尿，不知出。

白薇　芍药

上等分为细末，以酒服方寸匕，日三服。

固脬散　治妇人临产时伤手，胞破，小便不禁。

黄丝绢自然黄者，不用染成者。三尺，以炭灰汁煮极化烂，用清

水洗去灰令尽，入黄蜡半两，蜜一两，白茅根二钱，马屁勃末二钱

上用水一升，再煎至一盏，空心顿服。服时饮气，服之不得作声，如作声无效。

产后小便出血方论第八

夫产后损于血气，血气虚而挟于热，血得热则流散，渗于脬内，故血随小便出。

治小便利血方。

乱发净洗，烧成灰，研细为末

上米饮调服方寸匕。一方有滑石等分。每服一钱，生地黄汁调下。

疗产后大小便不利，下血。

车前子　黄芩　蒲黄　生地黄　牡蛎　芍药各六分

上为细末，空心，米饮服方寸匕。忌面、蒜。

崔氏疗产后血渗入大小肠。

车前子草汁一升　蜜一大合

上相和，煎一沸，分为两服。

产后阴脱玉门不闭方论第九

《三因论》曰：妇人趣产劳力，弩咽太过，至阴下脱若脱肛状。及阴挺下出，逼迫肿痛，举动房劳能发作清水续续，小便淋露。

硫黄散　治产后劳伤阴脱。

硫黄　乌贼骨各半两　五味子一分。《千金翼》用三铢。一方

无之

上为细末，研令极细，糁患处，日三易。

当归散治阴下脱。方见八卷第十八论。

《千金》方治产后阴下脱。

以铁精粉上推，内之。

又灸脐下横纹二七壮。

《广济》疗产后阴肿下脱内出，玉门不闭。《产宝》只有此一方，无论。

石灰一升，炒令能烧草

上热汤二升，投灰汤中，适温冷，澄清坐水中，以浸玉门，斯须平复如故。

当归散　治产后阴下脱方。《传心方》

当归　黄芩　牡蛎煅。各二两　芍药一两一分　蝟皮烧存性，半两

上为细末，每服二钱，空心，温酒调服，米饮调服亦可。忌登高举重。

《集验》疗妇人产后虚冷，玉门不闭、宽冷方。《千金》同。

蛇床子　硫黄各四分　菟丝子五分　吴茱萸六分

上为细末，以汤一升，投药方寸匕，以洗玉门，日再用。

陈氏**玉龙汤**　治妇人产后用力太过，产门恶出。

以四物汤入真龙骨末少许煎，空心连进二服。麻油汤熏洗。

熨法。《集验》疗妇人产后阴下脱方。

单炒蛇床子一升，乘热以帛裹熨患处。亦治产后阴中痛。

桃仁膏　治产后阴肿妨闷。

桃仁去皮尖，别研为膏　枯矾　五倍子

上等分为细末，以膏子拌匀敷之。

樗枝散　治产后子肠下出，不能收拾。不论年深者皆治之。

樗枝取皮焙干，一握

上用水五升，连根葱五茎，汉椒一撮，同煎至三升，去滓倾在盆内乘热熏，候通手淋洗。如冷，倾入五升瓶内，再煎一沸，依前用。一服可用五度用。洗了睡少时。忌盐藏、鲊酱、湿面、发风毒物及用心力、房劳等事。

《古今录验》疗产后阴下脱方。

鳖头二个，阴干　葛根一斤。当作一两

上二味为末，酒服方寸匕，日三服。

皂角散　治产后魟。

皂角树皮　川楝树皮各半斤　皂角核一合　石莲一合，炒，去心

上为粗末，用水煎汤，乘热以物围定熏，通手洗于净房中，就熏洗处铺荐席，才熏洗了，以帛挹干，便吃玉露通真圆，热酒下二圆，便仰睡。方见通用方中。

《古今录验》疗产后阴下脱方。

川椒一斗① 吴茱萸二升 戎盐半鸡子大

上为末，以棉裹，如半鸡子大。内阴是，日一易，二十日愈。

妇人阴蚀五疳方论第十

凡妇人少阴数而滑者，阴中必生疮，名曰䘌疮。或痛或痒，如虫行状，淋露脓汁，阴蚀几尽者，此皆由心神烦郁，胃气虚弱，致气血留滞。故经云：诸痛痒疮，皆属于心。又云：阳明主肌肉，痛痒皆属于心。治之当补心养胃，外以熏洗坐导药，治之乃可。

《千金》疗阴蚀疮方。

当归 芍药 甘草 芎䓖各二两 地榆三两

上细切，以水五升煮取二升，去滓熏洗，日三夜一。

又方

蒲黄一升 水银一两

上二味研匀，以粉上。

又方

肥猪肉三十斤

上以水三硕，煮熟去肉入盆中浸之，冷即易，不过三两度。

崔氏疗阴蚀。洗溻汤方。

甘草 干漆各一两 黄芩 干地黄 当归 芍药各二两

---

① 斗：原脱，据四库本补。

龟甲五两

上细切，以水七升煮取一半，去滓。以绵帛内汤中，以溻疮处，良久即易，日二度。每溻汤可行十里许即衰，干捻取甘湿散薄敷疮上，使遍，可经半日又以汤溻，溻讫如前敷药。余家婢遇此疾，就甘家疗不瘥。蚀处作两疮，深半寸。余于涓子方中捡得此甘草汤方，仍以自处蚺蛇胆散。不经七日，疮乃平复，甚效。凡救十八人，手下即活。遇斯疾者，请广流布传之。

甘湿散　又名蚺蛇胆散。疗痔虫阴蚀方。

蚺蛇胆真者　青木香末　石硫黄　雄精　麝香各四分。临时分之，多少入用圆，麝香辟蛇毒。若先以相和，蛇胆即无力也。旧用五月五日虾蟆。

上五味等分，分为末，更细研。有患取如三棋子，和井花水，日再。服讫先令便利了，即以后方桃枝熏下部讫。然后取药如棋子，安竹管里，吹入下部中，亦日再度，老少量减。其熏法每日一度，不用再为之，良。

又疗痔虫食下部五脏方。

取桃东南枝三七枚，轻打头，使散，以棉缠之，又捣石硫黄为末，将此绵缠桃枝熟，捻转之，令末少厚，又截一短竹筒，先内下部中，仍以所捻药桃枝熟，然熏之。

文仲疗阴蚀欲尽者方。

虾蟆　兔屎

上等分为末，敷疮上，良。

《古今录验》疗妇人阴蚀，其中烂伤，脓水淋漓臭秽。

狼牙汤。

狼牙三两

上咬咀，以水四升，煮取半升，去滓，内苦酒，如鸡子中黄大。沸汤一杯消尽，夜适寒温，以绵缠筋头大，如茧濡汤以沥疮中，日四五度，即瘥。

产后乳汁或行或不行方论第十一

论曰：凡妇人乳汁或行或不行者，皆由气血虚弱，经络不调所致也。乳汁勿令投于地，虫蚁食之，令乳无汁。若乳盈溢，可泼东壁上佳。或有产后必有乳，若乳虽胀而产后臀作者，此年少之人初经产乳，有风热耳。须服清利之药则乳行。若累经产而无乳者，亡津液故也，须服滋溢之药动之。若是有乳，又却不甚多者，须服通经之药以动之，仍以羹臛引之。盖妇人之乳，资于冲脉，与胃经通故也。有屡经产而乳汁常多者，亦妇人血气不衰使然也。大抵妇人素有疾，在冲任经者，乳汁少而其色带黄，所生之子怯弱而多疾。

《三因论》曰：产妇有二种乳脉不行，有气血盛而壅闭不行者，有血少气弱涩而不行者。虚当补之，盛当疏之。盛者当用通草、漏芦、土瓜根辈；虚者当用成炼钟乳粉、猪蹄、鲫鱼之属，概可见矣。

<u>漏芦散</u> 疗乳妇气脉壅塞，乳汁不行及经络凝滞，奶乳胀痛，留蓄邪毒；或作痈肿。此药服之，自然内消，乳汁通行。

漏芦二两半　蛇蜕十条，炙　瓜蒌十个，急火烧令焦，存性

上为末，温酒调下二钱，无时候。服药后即以猪蹄羹投

之。《经验方》有牡蛎，并烧存性。

一方只用牡蛎煅为末，酒调下二钱。

又方

葵菜子炒香　缩砂仁各等分

上为细末，每服二钱，热酒调下。滋益气脉、荣卫，行津液。上蔡张不愚方，常用极有验。

疗乳妇气少血衰，脉涩不行，乳汁绝少。

成炼钟乳粉，研，浓煎漏芦汤，调下二钱。

《产宝》疗产后乳无汁。

土瓜根　漏芦各三两　甘草二两　通草四两

上水八升，煎取二升，分温三服。忌如常法。

一方加桂心并为末，饮服方寸匕。

一方

以猪夷如食法，煮清粥，食之验。

《灵苑方》下乳汁立效方。

粳米　糯米各半合　莴苣子一合并淘净　生甘草半两

上煎汁一升，研前药令细，去滓，分作三服，立下。

又方

漏芦一方二分　蛴螬各三分　瓜蒌根　土瓜根各四分

上为细末，酒调方寸匕，日三服。

一方无土瓜根，有钟乳，沙糖水调服。

又方

通草十分　钟乳粉　麦门冬各六分

上为细末，食后，酒服方寸匕。日三两服，效。《千金方》同，有理石。二方出《产宝》。

一方

土瓜根为末，酒调方寸匕。日三两服，效。

一方

猪蹄一只　通草四两

上以水一斗，煮作羹食之，最妙。

涌泉散　疗乳无汁。成都教授单酿方。亦治乳结痈肿。

穿山甲洗，一两，灰炒令燥

上为细末，酒调服方寸匕。

下乳方。

大麻仁去壳，二合　生鰕三枚

上同研烂，去滓，用酒、水各一盏，瓦罂薰至一盏半有余，食后临卧温服，仍用被覆睡，乳即通流。刘柳溪传。

又方

《必用方》云：漏芦、瓜蒌皆要药。或云：多食猪蹄羹，瓜蒌取子净洗，炒令香熟，捶碎，取仁研细，瓦上摊浥，令白色，研为细末，温酒调下一钱，服了合面卧少时。未效再作。

一方　瓜蒌一枚熟捣，以白酒一斗，煮取四升，去滓，温饮一升，日三。

崔氏疗乳汁不下。

鼠肉五两　羊肉六两　獐肉八两

上三物作臛啖之，勿令食者知。

《千金》疗乳无汁。**漏芦汤**。

漏芦　通草各八分　钟乳四分　黍米一升

上先将米渍一宿，研取汁三升，煮药三四沸，去滓作饮食。《经心录》同。余荆布因产前食素，得疾羸弱，产后乳脉不行已七十日，服诸药无效。婴儿甚苦，偶有人送赤豆一斗，遂如常煮豆粥食之，当夜乳脉通行。阅《本草》，赤小豆能通奶乳，谩载之。

产后乳汁自出方论第十二

论曰：产后乳汁自出，盖是身虚所致，宜服补药以止之。若乳多温满急痛者，温帛熨之。《产宝》有是论，却无方以治之。若有此证，但以漏芦散亦可。

亦有未产前乳汁自出者，谓之乳泣。生子多不育，经书未曾论及。

产后吹奶方论第十三

夫产后吹奶者，因儿吃奶之次，儿忽自睡，呼气不通，乳不时泄，蓄积在内，遂成肿硬。壅闭乳道，津液不通，腐结疼痛。亦有不痒不痛，肿硬如石，名曰吹奶。若不急治，肿甚成痈。产后吹奶，最宜急治，不尔结痈逮至死者，速与服皂角散、瓜蒌散，敷以天南星散，以手揉之则散矣。出《指迷方》。

瓜蒌散方

乳香一钱，研　瓜蒌根末一两

上研令均，温酒调二钱服。

天南星散

天南星为末，用温汤调，以鹅翎涂之。

皂角散方

歌曰：

妇人吹奶意如何？皂角烧灰蛤粉和；

热酒一杯调八字，须臾揉散笑呵呵。

治奶结硬疼痛。出《经验方》。

百药煎为细末，每服三钱。酒一盏，煎数沸，热服。

疗乳硬作痛：

嫩桑叶生采，研。以米饮调，摊纸花贴病处。

产后妒乳方论第十四 妇人、女子乳头生小浅热疮，搔黄汁出方附

夫妒乳者，由新产后儿未能饮之，及乳不泄或乳胀，捏其汁不尽，皆令乳汁蓄结，与血气相搏，即壮热，大渴引饮，牢强掣痛，手不得近是也。初觉便以手助捏去汁，更令旁人助吮引之，不尔或作疮有脓，其热势盛，必成痈也。

吹奶、妒乳、乳痈，其实则一，只分轻重而已。轻则为吹奶、妒乳，重则为痈。虽有专门，不可不录。

疗产后吹奶作痈。

葵茎及子

上捣筛为散，酒服方寸匕，即愈。

又方

鸡屎为末，酒服方寸匕，须臾三服愈。

又方

皂荚十条，以酒一升，揉取汁，硝石半两，煎成膏敷之。

疗产妇乳初结胀不消，令败乳自退方。

瓜蒌一个，半生半炒　大粉草一寸，半生半炙　生姜一块，半生半煨

上同剉，用酒一碗，煮取一盏，去滓服之。其痛一会不可忍，即搜去败乳。临卧再一服。顺所患处乳侧卧于床上，令其药行故也。

疗乳肿，次第结成痈方。

上以马溺涂之，立愈。

妇人女子乳头生小浅热疮，搔之黄汁出方附

《集验》论曰：凡妇人、女子乳头生小浅热疮，搔之黄汁出，浸淫为长，百种疗不瘥者，动经年月，名为妒乳病。妇人饮儿者，乳皆欲断，世论苟抄乳是也。宜以赤龙皮汤及天麻汤洗之。敷二物飞膏飞乌散佳。始作者，可敷以黄芩漏芦散及黄连胡粉散，并佳。

赤龙皮汤方

槲皮切，三升

上以水一斗，煮五升。夏用冷水，秋冬温之。分以洗乳，亦洗诸深败烂久疮，洗毕，敷膏散。《千金》同。

天麻草汤方

天麻草切，五升

上以水一斗半，煎取一斗，随寒温分洗乳，以杀痒也。此草叶如麻叶，冬生夏着花，赤如鼠尾花，亦以洗浸淫黄烂热疮、痒疽、湿阴蚀疮、小儿头疮，洗毕，敷膏散。《千金》同。

飞乌膏散

用烧朱砂作水银上黑烟名细粉者，三两，熬令焦燥　矾石三两，烧粉

上二味以绢筛了，以甲煎和之，令如脂，以敷乳疮，日三。作散者不须和，有汁自着可用散，亦敷诸热疮、黄烂浸淫汁疮、蜜疮、丈夫阴蚀、痒湿，诸小儿头疮、疳蚀，口边肥疮、蜗疮等，并以此敷之。《千金》同。

又黄连胡粉膏散方

黄连二两　胡粉十分　水银一两，同研令消散

上三味，捣黄连为末，三物相和合，皮裹熟挼之，自和合也。纵不成一家，且得水银细散入粉中也。以敷乳疮、诸湿痒、黄烂肥疮。若着甲煎为膏。《千金》同。

乳痈方论第十五

夫妇人乳痈者，由乳肿结聚，皮薄以泽，是成痈也。足阳明之经脉则血涩不通，其血又归之，气积不散，故结聚成痈。《千金》云：年四十以下治之多愈，年五十以上宜速治之即瘥。若不治者，多死中年。又怀胎发乳痈肿及体结痈，此必无害也。盖怀胎之痈，病起于阳明。阳明者，胃之脉也。主肌肉，不伤脏，故无害也，诊其右手关上脉沉，则为阴虚者，则病痈、乳痈，久不瘥则变为瘘。

　　开庆间，淦川嘉林曾都运恭人吴氏，年已五十而病奶痈，后果不起，以此知圣贤不妄说也。

　　《产宝》论曰：产后宜勒去乳汁，不宜蓄积。不出恶汁，内引于热，则结硬坚肿，牵急疼痛或渴思饮，其奶手近不得。若成脓者，名妒乳，乃急于痈，宜服连翘汤。利下热毒，外以赤小豆末，水调涂之便愈。或数捏去乳汁，或以小儿手摩动之，或大人含水嗍之，得汁吐之，其汁状如脓。若产后不曾乳儿，蓄积乳汁，亦结成痈。

　　疗产后妒乳并痈。**连翘汤**。

　　连翘子　升麻　芒硝各十分　玄参　芍药　白蔹　防己　射干各八分　大黄十二分　甘草六分　杏仁八十枚，去皮尖

　　上以水九升，煎取三升，大黄饮下，硝分三服。

　　又方

　　蒲黄草

　　上熟捣敷肿上，日三度，易之。并叶煎汁饮之。亦佳。妒乳及痈并瘥。

　　又方

　　以地黄汁涂即愈。

　　又疗诸痈不散，已成脓，惧针，令自决破方。

　　取白鸡内翅第一翎各一茎，烧末服之，即决。

　　又方

　　取白丁香研涂，干即易。

　　又疗乳痈，初得令消。

　　赤小豆　茼草

上等分为细末，苦酒和，敷之愈。

又疗乳痈初觉有异。

黄芩　甘草　防风　赤芍药　黄芪各五两　通草十分　桑寄生　麦门冬各六分　大枣五枚

上细切，以水一升煮取九合，去滓，入乳糖六分，分为四服。

疗乳痈或疮久不瘥，脓汁出，疼痛欲死不可忍。

鹿角二两　甘草半两

上为细末，用鸡子白和于铜器中暖温，敷患处，日五七易，即愈。

一方只用鹿角石上磨，取浓汁涂之，干即易。

一方鹿角烧作灰，酒调抹立愈。

治乳痈。

鹿角屑一两

上为细末，以猪胆汁调下一钱，不过再服，神验。以醋浆水服之亦得。《集验方》以猪颔下清汁。

张氏<u>橘香散</u>　治乳痈未结即散，已结即溃，极痛不可忍者。药下即不疼，神验不可云喻。因小儿吹奶，变成斯疾者，并皆治之。

陈皮浸去白眼，干面炒微黄，为细末，麝香研酒调二钱。初发觉赤肿疼痛，一服见效。每服有效。

疗乳痈，诸般疖、痈、疽。

橘红半两　阿胶粉炒　粉草灸。各一两

上㕮咀，分为二服。每服用泉水一碗半，煎至盏半，去滓温服。

疗奶痈并无名痈疖。

鼠粪不以多少，烧存性二分，入轻粉二十文，研停，麻油调涂。如有头即溃，无头即消。又疗火疮。

疗乳头裂破。

以丁香为末，水调敷立愈。又以蛤粉、胭脂等分，新水调敷。

陈日华方一醉膏 治奶痈。

石膏不以多少，煅通赤，取于地上，碗覆出火毒，细研。每服三钱，温酒调下，添酒尽醉，睡觉再进一服。《千金》疗乳无汁，以水煮服。

金黄散 治奶痈。出《妇人经验方》。

川大黄 粉草各一两

上为细末，以好酒熬成膏，倾在盏中，放冷摊纸上，贴痛处，仰面卧至五更。未贴时，先用温酒调一大匙，就患处卧，明日取下恶物。相度强弱用药，羸弱不宜服。

疗发背乳痈，四肢虚热，大渴。

生地黄六两 黄芩 芍药 人参 知母 甘草各二两 升麻 黄芪 麦门冬 瓜蒌各三两 大枣十二枚

上以竹叶切三升，以水一斗二升，煮取九升，去竹叶，内药煮取三升，渴则饮之。

疗妇人发乳，丈夫发背，烂生脓血后，虚成气疾。

黄芪 麦门冬 地黄 人参 升麻 茯苓各三两 当归

芍药　远志　甘草各一两　大枣十个

上水二升，煮取一升，分温三服。若有是证，局中排脓。内补十宜散亦妙。

《产乳》疗妇人乳痈已穿未穿出脓，大止痛，敛疮口。

以芙蓉花烂研如痴。若无花，只取根上皮，先用竹刀刮去粗皮，但用内一层嫩白皮，研如痴，却入蜜少许调停，看疮大小，如未穿即留中孔，如已穿即塞其孔，其脓根自然浥出尽，不倦频频更换。此方大治一切痈疽、发背，立见神效。脓出尽，却用后药敷。

又敛疮口。干脓散。

乌贼骨　黄丹　天竺黄各二钱　轻粉二匕　麝香一字　老降真骨三钱

上研为细末，干掺疮口，不数日干。

又方

降真节二钱　天竺黄　露蜂房各一钱　麝香　轻粉各少许

上为末干掺。

又方

乳香　没药　黄丹各一钱　龙骨二钱　真坏子三钱　血竭半钱　麝香一字　降真节一钱

上为细末干掺。

《产宝》疗乳痈方。

黄檗一分

上为细末，以鸡子白调停涂之，干则易，立愈。

又方

苧根捣，敷之愈。

《必效方》疗妇人乳痈。**丹参膏**。

丹参　白芷　芍药各二两

上㕮咀，以苦酒淹经宿，以猪脂半斤，微火煎之，白芷黄为度，膏成，去滓敷之。

治奶发痛不可忍。先人国器经效方。

水杨柳根新采者一握，捶碎，以好酒同甘草、乌梅，煎至七分，去滓，时时温服。

治妇人乳痈、奶劳。**神效瓜蒌散**。李嗣立方。

瓜蒌一个，去皮焙，研为末。如急用，只烂研。子多者有力　生粉草半两　当归酒洗，去芦，焙，半两　乳香一钱　通明没药一分。二味并别研

上用无灰酒三升，同于银石器中慢火熬取一升，清汁分作三服，食后良久服。如有奶劳，便服此药，可杜绝病根。如毒气已成，能化脓为黄水；毒未成，即于大小便中通利。疾甚，再合服，以退为妙。妇人乳痈方甚多，独此一方神效无比，万不失一。癸亥年，仆处五羊赵经略听判阃夫人年七十岁，隔一二①年，左乳房上有一块如鹅卵大，今忽然作楚，召余议药。仆云：据孙真人云：妇人年五十岁以上，乳房不宜见痈，见则不可疗矣。幸而未破，恐是气瘤，谩以五香连翘汤去大黄煎服。服后稍减则已。过六七年后，每遇再有肿胀时，再合服，必消减矣。

五香连翘汤方见二十卷第二论。

---

① 二：原脱，据四库本补。

拾遗方

乌喙圆 治肠覃病。因寒气客于肠外，与胃气①相搏。正气不荣，系瘕内着，恶气乃起。其生也，始如鸡卵，久久乃成，状如怀胎，按之坚，推即移，月事时下，故曰肠覃。亦治乳余疾，大小便不利；并食有伏虫，胪胀，痛疽，毒肿，久寒邪气。

乌喙炮去皮尖，二钱　半夏汤洗七次，四钱　石膏煅　藜芦炒　牡蒙　苁蓉酒浸。各一钱　干姜炮　桂心各一钱三字　巴豆六七个，研膏

上为末，蜜圆如绿豆大，每服三五圆。食后酒饮，任下。亦治男子疝痛。

木香散 治妇人脾气、血气、血蛊、气蛊、水蛊、

---

① 胃气：《灵枢·水胀》作"卫气"。

石蛊。

木香　沉香　乳香研　甘草炙。各一分　川芎　胡椒　陈皮　人参　晋矾各半两　桂心　干姜炮　缩砂各一两　茴香炒，两半　天茄五两，赤小者干称

上洗，焙为末，空心，日午，温陈米饮调下二钱。忌羊肉。

石茎散　治妇人血结胞门，或为癥瘕在腹胁间，心腹胀满，肿急如石水状。俗谓之血蛊。

石茎一两　当归尾　马鞭草　红花炒　乌梅肉各半两　蓬莪术　三棱并炮　苏木节　没药　琥珀别研。各一分　甘草炙，一钱

上为末，浓煎苏木酒，调下二钱。不饮酒，姜、枣煎汤调亦得。

大腹皮饮　治人妇人血瘕，单单腹肿。

大腹皮　防己　木通　厚朴姜制　瓜蒌　黄芪　枳壳麸炒　桑白皮炙　大黄蒸　陈皮　青皮　五味子各等分

上㕮咀，每服称一两，水一碗，煎至六分盏，去滓，入酒一分温服，不以时候。

大黄甘遂汤　治妇人小腹满如敦敦状，小便微难而不渴。由产后为水与血并，结在血室也。

大黄四两，蒸　甘遂炮　阿胶炒。各二两

上剉散，每服三钱，水一盏，煎七分，去滓温服，其血当下。

竹茹汤 治妇人汗血、吐血、尿血、下血。

竹茹　熟地黄各三两　人参　白芍药　桔梗　川芎　当归　甘草炙　桂心各一两

上㕮咀，每服四钱，水一大盏，煎至七分，去滓，不以时服。

膏发煎 治妇人谷气实，胃气下泄，阴吹而正喧，阴中出血。

头发灰　猪脂

上调停，绵裹如枣核大，纳阴中。

产后肠头如以针刺，连谷道；又如痔痛，小便如淋状，或寒热。此产时用力，气并肠间，亦由阴虚，阳邪乘之，毒气攻冲，恐成肠痈。宜瓜子汤。

薏苡仁四两　桃仁去皮尖　牡丹皮　瓜蒌子各一两

上为粗末，每服五钱，水二盏，煎至一盏，去滓温服。

固真丹 治元脏久虚及小肠肾余，膀胱疝气，五般淋疾，精滑精漏，小便白浊及妇人赤白带下，漏下血崩，子宫血海虚冷等疾，并皆治之。高司法方。续添。

制苍术法：洗去土，米泔浸，逐日换新泔。春五日，夏三日，如秋七日，冬十日，切作片子，焙干。称一斤，分四处

苍术四两入茴香一两，盐一两，同炒，令术黄为度

苍术四两入川乌一两，炮裂去皮尖。切作片子，并川楝子一两，和皮核擘开同炒，令术黄为度

苍术四两入红椒一两，去目并合口者。破故纸一两同炒，令术黄为度

苍术四两用好醋、好酒各半升，一处同煮二三十沸，取术焙干

上一处为末，用煮药酒、醋打面糊为圆如梧桐子大，每服二十圆。男子温酒或盐汤下，空心食前。妇人醋汤下。药性温，无毒，小便频数为效。

大效内补圆 治受气虚弱及五劳七伤。脏腑积冷，痃癖，癥块，虚胀或经脉不调，痼冷，赤白带下，口苦舌干，面色萎黄，黑皯，心烦惊悸，头目眩晕，不美饮食，痰涕粘涎，手足百节热疼无力，肌肉消瘦，子息断续。服一月，当妊娠百病皆愈。

萆薢四两　牛膝　五加皮　白术各二两　川乌炮　枳实炒

丹参各一两

上为细末，炼蜜圆如梧桐子大，温酒下二十圆，空心，日午、晚食前各进一服。

南岳魏夫人济阴丹 治妇人血气久冷，无子及数经堕胎，皆因冲任之脉虚损，胞中宿挟疾病。经水不时暴下水止，月内再行，或前或后，或崩中漏下。三十六疾，积聚癥瘕，脐下冷痛，小便白浊。以上疾症，皆令孕育不成，以致绝嗣。此药治产后百病，百晬内常服。除宿血，生新血，令人有孕及生子充实。亦治男子亡血诸疾。

桃仁去皮尖，双仁，麸炒　木香炮　茯苓　京墨烧。各一两
秦艽　甘草　人参　桔梗炒　石斛酒浸，炒　蚕布烧　藁本各
二两　当归　桂心　干姜炮　细辛　牡丹皮去心　川芎各半两

川椒去目及闭口，炒去汗　山药各三两　泽兰叶　熟地黄洗，

酒蒸，焙　香附子炒。各四两　苍术米泔浸去皮　大豆卷炒。各半升　糯米炒，一升

上为细末，炼蜜圆，每两作六圆，每服一圆，细嚼，温酒送下，淡醋汤调亦可，空心，食前服。

治面部生疮，或鼻脸赤、风刺、粉刺，用尽药不效者，惟有此药可治，神效不可言。每以少许，临卧时洗面令净，如面油用之，数日间，疮肿处自平，赤亦消。如风刺、粉刺，一夕见效。但①涂药勿近眼处。

生硫黄　香白芷　瓜蒌子仁　腻粉各半钱重　全蝎七枚。去翅足　蝉蜕五枚，洗　芫青各七枚。去翅足

上为细末，麻油，黄蜡约度。如合面油多少，熬滚取下，离火，入诸药在内。每用少许，涂面上。林提点方。

乌鸡煎　治妇人百病。

吴茱萸　良姜　白姜　当归　赤芍药　延胡索　破故纸　川椒　生干地黄　刘寄奴　蓬莪术　橘红　青皮　川芎各一两　荷叶灰四两　熟艾二两

上为末，醋煮面糊圆如梧子大，每服三五十圆。汤使于后。

月经不通，红花苏木酒下。白带，牡蛎粉调酒下。子宫久冷，白茯苓煎汤下。赤带，建茶清下。血崩，豆淋酒调棉灰下。胎不安，蜜和酒下。肠风，陈米饮调百草霜下。心

① 但：原残阙，据正德本补。

疼，菖蒲煎酒下。漏胎下血，乌梅温酒下。耳聋，腊点茶下。胎死不动，斑蝥三十个煎酒下。脚、腰痛，当归酒下。胎衣不下，芸苔研水下。头风，薄荷点茶下。血风眼，黑豆甘草下。生疮，地黄汤下。身体疼痛，黄芪末调酒下。四肢浮肿，麝香汤下。咳嗽喘满，杏仁桑白皮汤下。腹痛，芍药调酒下。

产前后痢白者，干姜汤下；赤者，甘草汤下；赤白杂者，二宜汤下。常服温酒、醋汤，任下，并空心，食前服。

《产乳集》将护婴儿方论

凡新生儿，坐婆急以绵缠手指，缴去儿口中恶物，令尽，不可迟。若咽入腹中，必生诸[①]疾。《圣惠方》《宝鉴方》谓之玉唧疾。先断儿脐带，可只留二寸许。更看带中，如有小虫，急拨去之，留之必生异病。或以线系扎定，然后洗儿，不然则湿气入腹，必作脐风之疾。须是坐婆谙练，收生手段轻疾，方得其宜。即绷裹了，取生甘草一寸捶剉，用水一合煎浓汁，用绵篆子蘸，令儿呷之，当吐出恶汁尽半合不妨。今人止以浓煎黄连并甘草汁，以绵篆子蘸，令儿呷。三日以来，以退恶物，大便下，谓之脐屎。此乃忌吐故也。好辰砂一字，研细以熟蜜调，置儿口中吮之，以去惊邪，然后饲乳。自此饲乳之后，须依时量多寡与之，勿令太饱，恐成呛奶，久则吐奶，不可节也。三朝洗儿可用虎头骨、桃枝、猪胆，金银煎汤洗之，则儿少惊。寻常澡浴，用猪胆汁化入汤，即不

① 必生诸：原残阙，据四库本补。

生疮疥。每日频就无风处，看儿上腭并两颊内，有白泡如膜起者，速以指甲刮破，更生更去之。《保童必效》谓之鹅口。无，即不须妄动。更看舌下，恐生重舌，皆由儿在胎中，母吃炙煿、肥腻、饮酒、服热药所致。《保童必效》方自有药治之。三日烙脐带或灸之外，不可别加火艾，恐成惊痫。旧灸儿脐有二七壮者，今以七壮为中。又天寒时，儿用父母旧衣作衣服，不可用新棉绢，只用旧者。若太温暖，则令儿筋骨软弱。若天色和暖无风，可令奶婆抱孩儿频见风日，则血壮气刚，肌体硬密，堪耐风寒，不致疾病。又择乳母，须精神爽健，情性和悦，肌肉充肥，无诸疾病，知寒温之宜能调节乳食。奶汁浓白，则可以饲儿。不得与奶母大段酸咸饮食。仍忌才冲寒或冲热来便喂儿奶，如此则必成奶癖，或惊痏、泻利之疾，切须忌之。夜间不得令儿枕臂，须作一二豆袋，令儿枕兼左右附之，可近乳母之侧，盖覆衣衾，须露儿头面。一向仰卧恐成惊疾，须时得回动之。夏月须凉簟。如夜间喂奶，须奶母起身坐地抱儿喂之，如阴阳交接之际，切不可喂儿奶，此正谓之交奶也，必生癖。或换易衣绷，三月房中不可太暖。奶母不可频吃酒，恐儿作痰嗽、惊热、昏眩之疾。至于变蒸，次第奶乳所伤，夜啼、潮热之类，自有专于小方脉者，此略见之。若能调和奶食，并看承爱护如法，则别无疾病，亦不须令儿常服汤药，此尤宜审之也。见《杨氏婴儿论》《巢氏病源》《婴童宝鉴方》、程甫《备要方》。

初生浴儿良日：寅卯酉日大吉，壬申、丁巳、癸巳大凶。

木瓜圆 疗儿初生下，口中秽恶不尽，入喉中即便吐，自后才啼声，一发则又咽下，因生异疾矣。

木瓜 麝香 腻粉 木香 槟榔末。各一字

上水，面糊圆如小黄黍米大，每服一二圆，甘草水下，不拘时候。

疗儿初生，下盘肠，刺痛，面青色，啼哭不止。延胡索散。

延胡索一钱 乳香 木香各半钱

上为细末，水一大盏，煎七分，无时与服少许。

方 剂 索 引

一画

一母圆……………………… 三一二

一字神散………………………… 三八八

一奇散…………………………… 四八〇

一物白鲜汤……………………… 四二七

一物独活汤……………………… 四二七

二画

二仁圆…………………………… 二〇三

二圣大宝琥珀散…………………… 六二

二圣散……………………………… 六二

二母散…………………………… 四八〇

二香散…………………………… 二七三

三画

丁香柿蒂汤……………………… 二一七

丁香圆…………………………… 一七七

丁香散 ………………………… 一六一，

四七三，四八三

七子散…………………………… 二三四

七生圆…………………………… 九九

七宝散……………… 三三〇，四一八

七珍散…………………………… 四一六

人参黄芪散……………………… 三一三

人参丁香散……………………… 二七二

人参七味圆……………………… 一六二

人参当归汤……………………… 四五五

人参当归散……………………… 四七七

人参汤…………………………… 四二四

人参豆蔻散……………………… 二〇五

人参荆芥散……………………… 一二五

人参散 ……………… 三一一，三三一，

四六六，四七〇

人参紫金圆……………………… 一八九

人参橘皮汤……………………… 二七一

人参鳖甲散……………………… 四六二

八仙饮子………………………… 二三

八仙散…………………………… 一八四

八味圆…………………………… 三四一

八物白术散………………………… 七六

九宝汤…………………………… 一五五

三生饮…………………………… 七〇

三物黄芩汤……………………… 四七八

三建丹⋯⋯⋯⋯⋯⋯⋯ 二一二

三黄熟艾汤⋯⋯⋯⋯ 二一一

三脘散⋯⋯⋯⋯⋯⋯⋯ 一九一

三棱煎⋯⋯⋯⋯⋯⋯⋯ 一八〇

三痹汤⋯⋯⋯⋯⋯⋯⋯ 七九

四画

干地黄汤⋯⋯⋯⋯ 二五，一四五

干姜甘草汤⋯⋯⋯⋯ 一七〇

干姜柴胡汤⋯⋯⋯⋯ 一四六

干脓散⋯⋯⋯⋯⋯⋯ 五二二

干漆圆⋯⋯⋯⋯⋯⋯⋯ 一七八

干漆散⋯⋯⋯⋯⋯⋯⋯ 一七三

寸金散⋯⋯⋯⋯⋯⋯⋯ 三八一

大八风汤⋯⋯⋯⋯⋯⋯ 八四

大五柔圆⋯⋯⋯⋯⋯⋯ 二〇二

大半夏汤⋯⋯⋯⋯⋯⋯ 一五八

大地黄圆⋯⋯⋯⋯⋯⋯ 二九七

大当归方⋯⋯⋯⋯⋯⋯ 四〇四

大豆酒⋯⋯⋯⋯⋯⋯⋯ 四三五

大豆紫汤⋯⋯⋯⋯⋯⋯ 四二五

大枣汤⋯⋯⋯⋯⋯⋯⋯ 三四九

大岩蜜汤⋯⋯⋯⋯⋯⋯ 四四〇

大香甲圆散⋯⋯⋯⋯⋯ 一三三

大效内补圆⋯⋯⋯⋯⋯ 五二七

大效虎骨散⋯⋯⋯⋯⋯ 九二

大效油煎散⋯⋯⋯⋯⋯ 一二九

大效琥珀散⋯⋯⋯⋯⋯ 一八五

大调经散⋯⋯⋯⋯⋯⋯ 四六〇

大黄甘遂汤⋯⋯⋯⋯⋯ 五二五

大黄饮子⋯⋯⋯⋯⋯⋯ 三二五

大黄散⋯⋯⋯⋯⋯⋯⋯ 二二三

大麻仁圆⋯⋯⋯⋯⋯⋯ 二〇一

大腹皮饮⋯⋯⋯⋯⋯⋯ 五二五

大腹皮散⋯⋯⋯⋯⋯⋯ 一〇七

万病圆⋯⋯⋯⋯⋯⋯⋯ 一七

小风引汤⋯⋯⋯⋯⋯⋯ 七三

小柴胡汤⋯⋯⋯⋯⋯⋯ 一四六

小调经散⋯⋯⋯⋯⋯⋯ 四八八

小续命汤⋯⋯⋯⋯⋯⋯ 四二五

小蓟汤⋯⋯⋯⋯⋯⋯⋯ 三二

千缗汤⋯⋯⋯⋯⋯⋯⋯ 一五四

乞力伽散⋯⋯⋯⋯⋯⋯ 一二八

川山甲散⋯⋯⋯⋯⋯⋯ 一七六

川乌头圆⋯⋯⋯⋯⋯⋯ 一三九

川芎当归汤⋯⋯⋯⋯⋯ 二九一

川芎当归散⋯⋯⋯⋯⋯ 九八

川芎散⋯⋯⋯⋯ 九八，四七九

子芩散⋯⋯⋯⋯⋯⋯⋯ 一一五

飞乌膏散⋯⋯⋯⋯⋯⋯ 五一七

马勃方⋯⋯⋯⋯⋯⋯⋯ 三〇九

马兜铃散⋯⋯⋯⋯⋯⋯ 三〇八

马鞭草散⋯⋯⋯⋯⋯⋯ 一三〇

开胃散⋯⋯⋯⋯⋯⋯⋯ 四七四

天仙藤散⋯⋯⋯⋯⋯⋯ 四四四

天灵盖散·············· 一一九

天南星圆·············· 一五七

天南星散········ 七七，五一五

天麻草汤·············· 五一七

天麻圆·············· 四二二

木瓜圆·············· 五三一

木瓜煎········ 一〇三，三三一

木香乌荆圆·············· 二一八

木香圆········ 一三一，三四九

木香煮散·············· 七一

木香散 ···· 一〇七，一九二，
二〇六，四七〇，五二四

木通散 ············ 一九一，
一九三，五〇五

五皮散·············· 三四七

五灵脂圆·············· 一八〇

五灵脂散·············· 三三

五香连翘汤·············· 四三六

五香散·············· 二〇五

五加皮浸酒方·············· 二二四

不换金散·············· 一八四

太乙神精丹·············· 八九

太和汤·············· 二二八

止汗散·············· 四二三

止渴饮·············· 三三二

内补圆·············· 三五五

内灸圆·············· 二三六

水府丹·············· 一八〇

水银方·············· 三八七

贝母汤·············· 一四九

见现圆·············· 四五七

牛膝汤········ 三〇三，四〇六

牛膝散 ···· 二六，一〇六，四〇七

气针圆·············· 一八九

升麻散 ············ 三一二，
三二二，三二六

仓公下气汤·············· 二九八

仓公散·············· 九〇

丹参膏·············· 五二三

丹参散·············· 五九

乌鸡方·············· 三二八

乌鸡煎·············· 五二八

乌鸡煎圆·············· 六五

乌药散·············· 一八一

乌贼鱼骨圆·············· 二四

乌蛇圆·············· 七七

乌蛇散·············· 七八

乌雄鸡汤·············· 二六二

乌喙圆·············· 五二四

六神圆·············· 二一一

文仲安胎寄生汤·············· 二八二

一醉膏·············· 五二一

火府丹·············· 一九四

巴豆圆·············· 一七三

五画

玉龙汤·············· 五〇八

玉真圆 …………………… 九九

玉粉丹 …………………… 二〇七

玉露通真圆 ……………… 六一

玉露散 …………………… 三九八

甘竹茹汤 ………………… 四五五

甘湿散 …………………… 五一一

甘遂散 …………………… 三三八

艾叶酒 …………………… 三四三

艾汤 ……………………… 二六三

石子汤 …………………… 四六二

石灰散 …………………… 一八八

石韦汤 …………………… 一九六

石韦散 …………………… 一九三

石茎散 …………………… 五二五

石莲散 …………………… 四八三

石膏汤 …………………… 三二六

石膏散 …………………… 一二三

龙齿圆 …………………… 八六

龙骨散 …………………… 三〇四

四七汤 …………………… 一五八

四生圆 ………………… 九三，一六九

四白散 …………………… 一〇八

四味汤 …………………… 三九七

四味阿胶圆 ……………… 二〇八

四顺汤 …………………… 一六三

四顺附子汤 ……………… 二一二

四逆加猪胆汁汤 ………… 一六四

四神散 …………………… 九八

四满圆 …………………… 一五二

生干地黄散 ……………… 一九九

生地黄汤 ………………… 四三六

生地黄圆 ………………… 一三八

生地黄散 ………………… 一三七

生姜橘皮汤 ……………… 二一七

生熟饮子 ………………… 四六一

失笑散 …………………… 四四一

白垩散 …………………… 一六五

白术汤 …………………… 二九一

白术圆 …………………… 三〇三

白术酒 …………………… 三一四

白术散 … 九〇，一九二，二七一，
　　　　　三〇二，三二一，三二二，
　　　　　三三一，三四九，四七四

白头翁汤 ……… 二一〇，四九一

白芍药散 ………………… 四八五

白芷散 …………… 四二，一六五

白芷暖宫圆 ……………… 四七

白芥子散 ………………… 八二

白附子散 ………………… 一〇〇

白茅花 …………………… 三〇九

白矾圆 …………………… 四三

白矾散 …………………… 二二二

白茯苓散 ………………… 四六三

白僵蚕散 ………………… 七七

白薇汤 …………………… 九〇

白薇圆 …………… 二五，二三八，

二三九，四七一

白薇散…………………… 三四三

瓜子汤…………………… 五二六

瓜蒂散…………………… 一五八

瓜蒌汤………… 一一五，五〇六

瓜蒌根汤………………… 四五八

瓜蒌散…………………… 五一五

半夏生姜汤……………… 二一六

半夏汤…………………… 二七〇

半夏茯苓汤……… 二七五，二七六

半夏散………… 一〇七，一三四

汉防己散………………… 四八九

宁志膏…………………… 八七

加味参附汤……………… 二一二

加减小续命汤…………… 七二

加减四物汤………… 五三，三一八

加减吴茱萸汤……… 一三，四八八

加减理中圆……………… 一六三

发灰散…………………… 一九九

六画

似辟瘟丹………………… 一四三

地肤大黄汤……………… 三四一

地骨皮散………………… 一三六

地黄羊脂煎……………… 四六九

地黄汤…………………… 二三八

地黄圆………… 四八，四〇三

地黄酒………… 三四三，四〇三

地黄通经圆……………… 二八

地黄散…………………… 四四三

地黄煎………… 一二七，三九八

地黄煎圆………………… 一二三

地榆散…………………… 三三五

地榆汤…………………… 二一九

芍药汤 ………… 二六九，三二一，
　　　　　　四三九，四七九

芍药知母汤……………… 九三

芎劳汤加芍药…………… 四八五

芎劳散…………………… 九一

芎辛汤…………………… 九九

芎附散…………………… 四八〇

百合散…………………… 三〇八

夺命丹…………………… 四〇六

夺命圆…………………… 二九〇

夺命散…………………… 四一三

夺魂散…………………… 四八九

至圣汤…………………… 一八六

当归白术汤……………… 一四六

当归芍药散……………… 二九二

当归羊肉汤……………… 四六八

当归汤 ………… 一四五，二八九，
　　　　　　四四八，四九四

当归没药圆……………… 九二

当归茯苓散……………… 三二一

当归散 …… 一六，四九，一四〇，

一八八，一九九，二二五，二九五，

二九七，三三九，四〇一，四五〇，

四六八，五〇八

当归葵子散…………… 三八六

当归煎圆…………… 一八七

朱贲琥珀散…………… 八七

朱砂圆…………… 四〇二

朱翰林白术煎…………… 六三

竹叶汤…………… 三一〇，

三二三，四五八

竹叶防风汤…………… 四七八

竹沥汤…………… 七四，七九

竹茹汤…………… 一六一，

三一〇，五二六

竹茹圆…………… 三九

竹茹酒…………… 二八七

竹根汤…………… 四五五

伏龙肝散…………… 四三，一六六

延胡索散 ………… 一八三，一八六，

四四四，四四七，五三一

延胡散…………… 四五九

庆云散…………… 二三五

交加散…………… 六一

产后醋墨方…………… 三九七

羊肉当归汤…………… 四六七

羊肉汤…………… 四四八，四四九

羊肾汤…………… 四六六

安中汤…………… 二六六

安胎止痛汤…………… 二八二

安胎当归汤…………… 二六七

安胎饮…………… 二七四

安胎铁罩散…………… 二八〇

许仁则半夏圆…………… 一六二

阳旦汤…………… 四七八

防己汤…………… 三四七

防风汤………… 七九，八五，一一四

防风如神散…………… 二一八

防风散………… 八八，三一四

防风葛根汤…………… 三一六

如圣无比散…………… 三九

如圣散………… 三五，一二八

如圣膏…………… 三八一

如神开骨膏…………… 三八〇

如神汤…………… 一〇四

如神散…………… 三六

红花当归散…………… 一七

红蓝花酒…………… 四一三

七画

补药圆子…………… 三八

麦蘖散…………… 五〇〇

麦门冬汤………… 二六七，三二〇

麦门冬散………… 一三五，三一〇

麦煎散………… 二二，一二一

进食散…………… 一四一

走马散·······················七八

赤小豆散···················四五六

赤石脂圆···················四九三

赤石脂散···················三三五

赤龙皮汤···················五一七

赤芍药散···················一四〇

护胎方·····················三二六

劫劳散·······················二一

芸苔散·····················四四三

花蕊石散···················四〇七

苁蓉圆·······················二四

苍术圆·······················一〇九

苏木汤·····················三一九

杏子散·····················一五四

杏仁汤·····················二六九

杏仁圆·····················三四〇

豆蔻分气饮·················二〇五

豆蔻饼·····················二一五

豆蔻圆·····················二〇五

连翘汤·····················五一九

牡丹圆·······················三〇

牡丹散····· 二六，一八五，四六四

牡丹煎·····················一六五

牡蛎圆·······················三〇

牡蛎散·····················四三八

何首乌散···················九五

皂角散··········· 五〇九，五一五

佛手散·········· 五七，四六八

坐导药·····················二三五

含化圆············ 一一六，一四九

肠风黑散···················二一九

羌活酒·····················四二七

羌活散·····················四八四

没药圆 ·····················一七九，

四四〇，四五四

没药散··········· 一八三，一八五

沉香牡丹圆·················四六

沉香琥珀煎·················六四

沉香鳖甲散·················二〇

诃子散·····················一六四

诃黎勒散···················二九八

补中圆·····················六二

补肺汤············ 一一七，一五〇

补胎方·····················二六三

补益方·····················四六四

阿茄陁圆···················三二

阿胶汤············ 二六六，三一九

阿胶枳壳圆·················五〇〇

阿胶圆·····················四八五

阿胶散············ 二九〇，二九四

阿魏圆·····················一八一

陈日华抽刀散···············一八二

陈氏二神圆·················一八二

附子八物汤·················九四

附子防风散·················七六

附子酒·····················九五

附子理中汤·············· 七一
附子散·············· 四七五
附术散·············· 七六
鸡舌香散·············· 一八一
鸡苏圆·············· 一一四
鸡苏散·········· 一六七，一九四
鸡屎醴·············· 四二八

八画

备急丹·············· 四三九
孤凤散·············· 四一六
青竹茹汤·············· 一四五
青饼子·············· 一七〇
青蒿散·············· 一二三
青蒿鳖甲煎圆·············· 一二四
抵圣汤方·············· 四七三
苦参圆·············· 三四一
茅花汤·············· 一六六
茅香饮子·············· 二三
茅根汤·············· 五〇三
苧根汤·············· 二九七
刺蓟散·············· 一六六
枣膏圆·············· 一五四
矾石散·············· 二二四
肾着汤·············· 三四七
明月丹·············· 一二二
易产滑胎方·············· 三五五

固经圆·············· 四八四
固真丹·············· 五二六
固脬散·············· 五〇六
知母汤·············· 四六〇
知母圆·············· 三〇五
知母散·············· 三一二
金不换散·············· 一五〇
金华散·············· 三五
金花散·············· 二〇
金沙散·············· 一九四
金钗煎·············· 六〇
金沸草散·············· 一五八
金城太守白薇圆·············· 二三八
金黄散·········· 四五四，五二一
乳香方·············· 三八〇
乳香散·············· 四二
卷柏圆·············· 三〇一
卷荷散·············· 四四三
河车圆·············· 一一七
油煎散·············· 一二八
泻心三黄汤·············· 一四五
泽兰汤·········· 二〇，四四二
泽兰补虚圆·············· 四六六
泽兰圆·········· 四七一，四七二
泽兰散·············· 一三〇
泽泻散·············· 三四六
定命散·············· 一八五
定喘汤·············· 一四九

参苏饮·············· 七〇，四八二

参香散····················· 二一四

九画

荆三棱散················ 四五一

荆芥散 ········ 三四，一二七，

一三七，四二七

荆芥煮散················ 一二七

荜茇圆····················· 二九

草豆蔻散 ··········· 一四一，

一八九，二九四

草果饮子················ 四六一

草果散··················· 三三四

茱萸圆··················· 二三九

茱萸酒··················· 四四六

茱萸鹿茸圆················· 四九

茯苓散··················· 三四六

茯苓圆·········· 八二，二七六

茯苓散····· 四四，二七六，四二一

茯神汤··················· 二六五

茯神散····· 八六，一四二，四一八

荡胞汤··················· 二三五

胡椒汤··················· 一六五

枳术汤··················· 四八九

枳壳散··················· 一二四

枳实散··················· 三二〇

柏子仁圆·········· 二〇，八一

柏子仁散················ 四一七

柏叶散···················· 四二

栀子大青汤·············· 三二一

栀子仁饮················ 三二六

栀子仁饮子·············· 三二五

枸杞子圆················ 四七〇

厚朴圆··················· 三三四

厚朴散··················· 三三六

牵牛子散················ 二〇〇

牵牛圆··················· 二〇一

骨碎补散················ 一〇五

钩藤汤··················· 二七九

钩藤散···················· 九七

香术散··················· 二九三

香甲散·········· 一二六，一二九

香朴圆··················· 二〇四

香茸圆··················· 二一三

香桂散··················· 四四七

香薷散··················· 一六四

顺气饮子················ 二八二

保气散··················· 三五六

保生汤··················· 二七三

禹余粮圆··················· 三〇

追气圆··················· 一八八

追风散··················· 一〇二

胜金圆·········· 五九，四〇一

胜金散··················· 三八五

独圣汤··················· 四三七

独圣散……………… 三四，四四七

独行散……………… 四一二

独活汤………………… 八〇

独活酒………………… 四三二

独活寄生汤…………… 一〇四

急风散………………… 一〇二

养正丹………………… 九六

养正膏………………… 一一八

养胎人参圆…………… 三〇二

养真圆………………… 二三七

姜粉散………………… 四〇二

姜黄圆………………… 四八六

姜黄散……… 一四，四八，四四六

前胡汤………………… 三一九

前胡散………………… 三二六

洗溻汤………………… 五一〇

济危上丹方…………… 四二二

济阴丹………………… 五二七

神术散………………… 二一一

神仙解语丹…………… 七八

神圣北葶圆…………… 一八七

神曲圆………………… 一四一

神应散………………… 三五

神秘汤………………… 一五四

神效瓜蒌散…………… 五二三

神授汤………………… 一五五

神寝圆………………… 三五五

退阴散………………… 二一七

柔脾汤………………… 一六八

十画

秦艽散……… 一三五，三二三

秦艽汤………………… 二八二

秦桂圆………………… 二三七

都梁圆………………… 一〇三

荷叶散………………… 四三九

桂元方………………… 四九七

桂心白术汤…………… 七六

桂心圆………………… 四五一

桂心散………………… 三〇三

桂枝加葛根汤………… 七五

桂枝汤………………… 四九五

桂枝红花汤…………… 一四四

桂枝桃仁汤…………… 二七

桂香圆………………… 二〇四

桔梗饮子……………… 一一五

桔梗散………………… 三〇八

桃仁芍药汤…………… 四四五

桃仁汤………………… 四三六

桃仁圆……… 一四二，一七六

桃仁散 ……… 一四，一三一，
一七六，四五一

桃仁煎…… 一八，一七五，三九七

桃仁膏………………… 五〇九

桃花散………………… 五〇二

桃胶散…………… 一九三，四九一

根黄方…………………… 三三五

破故纸散………………… 四三

柴胡方…………………… 二七七

柴胡石膏汤……………… 三二〇

柴胡半夏汤……………… 一五七

柴胡汤…………………… 二六八

柴胡散 ………………… 一三七，
　　　　　　　　三一一，三二二

逍遥散…………………… 一二四

胶艾汤…………………… 二八三

胶蜡汤…………………… 四九四

狼牙汤…………………… 五一一

凌霄花散………………… 四五二

高良姜散………………… 四七五

资血汤…………………… 二一

益母草散………………… 四二

益智子散………………… 一六一

烧裈散…………………… 一四五

消热饮子………………… 三二四

海蛤散…………………… 一四七

海螵蛸散………………… 二二八

流气饮子………………… 八三

涌泉散…………………… 五一四

调中汤 ………… 二一五，二六六，
　　　　　　　　四九〇，四九一

调经散…………………… 四一七

通气散…………………… 二九六

通灵圆…………………… 九一

通经圆…………………… 一九

通神散…………………… 二〇〇

桑白皮汤………………… 二二七

桑白皮散………………… 一〇八

桑螵蛸散………… 一九七，五〇五

十一画

菴䕡子散………………… 一八九

理中圆…………………… 三九八

排风汤…………………… 六八

控涎丹…………………… 八二

黄龙汤…………………… 三二〇

黄芩芍药汤……………… 一四四

黄芩汤…………………… 三四二

黄芩汤洗方……………… 二二六

黄芩散 ………… 三三〇，四五八

黄芪汤…………………… 二八〇

黄芪圆 ………… 一二〇，四六四

黄芪煮散………………… 四六五

黄芪散 ………… 一三四，一三六，
　　　　　　一四八，三〇二，四六九

黄连汤 ………… 二六四，三一一

黄连阿胶散……………… 三三五

黄连胡粉膏散…………… 五一八

黄连圆…………………… 四九二

黄雌鸡汤………………… 四六七

菖蒲圆·····················一八六

菖蒲酒·····················四八五

菖蒲散·····················二二二

菊花汤·····················二六五

硇砂圆 ·····················一七三，
　　　　　　　　　　　　　一七七，一七九

硇砂煎圆·········一三二，四九六

蛇蜕方·····················三八〇

银苧酒·····················二八〇

猪肚圆··········一一八，一三五

猪苓汤·····················二一七

猪苓散·····················三三八

猪肾汤·····················二七〇

麻仁圆·····················五〇〇

麻黄汤洗方··············二二二

麻黄根散·················四二三

麻黄散 ·····················三〇八，
　　　　　　　　　　三一五，三二二

鹿角散·····················三二八

鹿茸圆·············四一，一九七

鹿茸散··········一九七，一九九

商陆赤小豆汤············三四七

旋覆花汤·········一五七，一五九，
　　　　　　二六八，三二〇，四八二

羚羊角散·····················九一

清魂散·····················四一一

深师续命汤·················八五

寄生汤·····················二八一

续命汤·····················四九七

续命煮散·····················八一

续断汤··········八四，三四四

续断圆·····················三〇

续嗣降生丹·················二四一

十二画

遇仙丹·····················三八一

琥珀地黄圆·················四一九

琥珀圆··········一二六，一七八

琥珀散 ·····一六，二八，三二，
　　一八三，一八七，四〇三，四八六

款冬花散·····················三〇七

趁痛散·····················四三四

煮肝散··········一三二，一三三

煮附圆·····················三七

葳灵散·····················一八八

葛根汤··········七五，三一六

葛根饮子·····················三二四

葛根散·····················三一三

葱白汤·····················一九六，
　　　　　　二六八，三一九

葱白散·····················一七一

葱白芦根汤·················三二四

葱豉安胎方·················二七九

葶苈圆·····················五〇

葵子汤··········二七〇，三三八

葵子散 ·············· 三四一

葵根汤 ·············· 五〇一

椒仁圆 ·············· 四九

椒红圆 ·············· 一四一

硫黄圆 ·············· 一〇〇

硫黄散 ·············· 五〇七

雄朱散 ·············· 八九

雄鸡汤 ·············· 二六四

雄黄圆 ·············· 三一七

雄黄散 ·············· 二二六

紫石英圆 ······ 一三，一三一，

　　　　　二三六，二三九，三〇一

紫苏饮 ·············· 二八八

紫苏散 ·············· 一〇八

紫金圆 ·············· 四四八

紫金散 ·············· 四六

紫酒 ·············· 二九六

紫菀汤 ·············· 三〇九

蛤蚧圆 ·············· 一四九

黑龙丹 ·············· 三九九

黑神圆 ·············· 一七三

黑神散 ·············· 三二七，

　　　　　三九五，四四五

黑散子 ·············· 四〇二

筒骨煎 ·············· 一二一

舒经汤 ·············· 八二

温中散 ·············· 四七五

温金散 ·············· 一一五

温经汤 ·············· 二七，四五

滑石散 ·············· 一九五，五〇三

滑胎枳壳散 ·············· 三五四

滋血汤 ·············· 六五

犀角地黄汤 ·············· 一六九

犀角散 ·············· 一〇七，一三六

十三画

蓲叶散 ·············· 一九六

瑞金散 ·············· 一八四

瑞莲散 ·············· 四八六

搐鼻香 ·············· 四三

蓬莪术圆 ·············· 一七七

蓬莪术散 ·············· 四五三

蒺藜汤 ·············· 二〇二

蒲黄散 ·············· 四四五，四五六

槐花散 ·············· 一六二

槐子圆 ·············· 三〇六

榆白皮散 ·············· 三五六

蜀椒汤 ·············· 四四一

蜀漆汤 ·············· 四七九

催生神效七圣散 ·············· 三八四

锡粉圆 ·············· 三八七

催生丹 ·············· 三八〇

催生汤 ·············· 三二八

催生如圣散 ·············· 三七九

催生如神散 ·············· 三七九

催生如意散 …………… 三八三

催生兔血散 …………… 三八二

催生柞木饮子 ………… 三七八

催生神妙佛手散 ……… 二八六

催生神妙乳珠丹 ……… 三八四

愈风散 ………………… 四二六

煞鬼圆 ………………… 一二〇

鲤鱼汤 ………………… 三四七

熟干地黄汤 …………… 四六六

熟干地黄圆 …………… 一三二

熟干地黄散 …………… 四八五

熟艾汤 ………………… 三三五

熟地黄汤 ……………… 三四四

熟地黄散 ……………… 四六三

十四画

蔓荆子散 ……………… 九七

槟榔散 ………………… 一九二

酸枣仁散 ……… 一〇五，一四〇

磁石圆 ………………… 二五

膏发煎 ………………… 五二六

漏芦汤 ………………… 五一四

漏芦散 ………… 九二，五一二

缩砂散 ………………… 三六

缩脾饮方 ……………… 三三二

十五画

增损四物汤方 ………… 四五九

增损泽兰圆 …… 三九七，四七二

增损茵芋酒 …………… 八四

增损柴胡汤 …… 四六三，四七八

樗枝散 ………………… 五〇九

蝎附散 ………………… 一〇二

十六画

薤白汤 ………………… 四五五

薏苡仁散 ……………… 一〇八

橘皮汤 ………………… 一五一

橘皮干姜汤 …………… 二一六

橘皮竹茹汤 …………… 二一七

橘香散 ………………… 五二〇

醒脾饮子 ……………… 二七二

獭肝圆 ………………… 一一九

十八画及以上

礞石圆 ………………… 一七八

鳖甲圆 …… 一八，一二五，四五二

鳖甲散 ………………… 二二〇

鳖甲煎 ………………… 一二〇

鳖甲煎圆 ……………… 二二

麝香圆 ………… 九三，一七〇

蠲痛散 ………………… 一八五